山西名医名派经验传承资源库

中医名家临证实录丛书（第二辑）

中医家承传心录

薛文运 编著

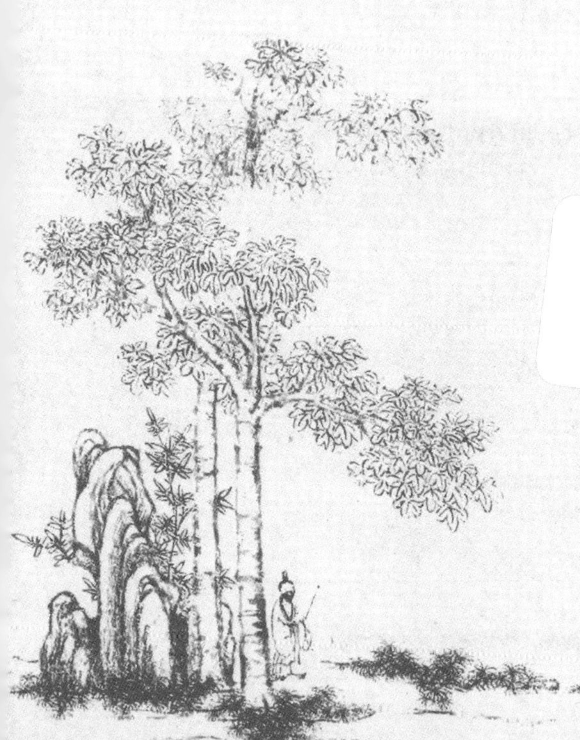

山西出版传媒集团

图书在版编目（CIP）数据

中医家承传心录 / 薛文运编著. — 太原：山西科学技术出版社，2024.4

ISBN 978-7-5377-6349-3

Ⅰ. ①中… Ⅱ. ①薛… Ⅲ. ①中医临床—经验—中国—现代 Ⅳ. ①R249.7

中国国家版本馆CIP数据核字（2024）第013603号

中医家承传心录
ZHONGYI JIACHENG CHUANXINLU

出版人 阎文凯
编著 薛文运
策划编辑 翟昕
责任编辑 杨兴华
助理编辑 文世虹
封面设计 杨宇光

出版发行 山西出版传媒集团·山西科学技术出版社
地址：太原市建设南路21号 邮编：030012
编辑部电话 0351-4922078
发行部电话 0351-4922121
经销 各地新华书店
印刷 山西海德印务有限公司

开本 880毫米×1230毫米 1/32
印张 13.5
字数 280千字
版次 2024年4月第1版
印次 2024年4月山西第1次印刷
书号 ISBN 978-7-5377-6349-3
定价 68.00元

出版者的话

1. 本书用药配伍和药物剂量为作者个人的临床经验，读者一定要在专业医生的指导下辨证应用，不可盲目照搬书中内容。

2. 书中出现的对中、西两种医学各有褒贬的论述为作者个人观点，不代表出版社观点。

山西科学技术出版社

序

晋南已故地方名医薛遵化，毕业于山西省首所医学专科学校——山西川至医学专科学校。因其校教授并重中西，故其学子业后行医多施中西两法于临床。

薛老先生早年从业时侧重于西医，在日常工作中恭勤临床，业绩满满。其所著《医疗逻辑》与《中西医结合证治手册》，多获医学界好评。但在其后年复一年的临床工作中，关于疾病的治疗常令薛老困惑。薛老曾谓：临床之难不唯认病，更困难者在于药治。传统所谓的“不治之症”抑或“无药可治”的种种说辞，只是对医者的免责，有碍于医学的进步。

鉴于上述的感悟认识，薛老先生坚守自己“是病皆可医”的理念，从其所依所爱，临床上渐专注用中药治病，而在其应诊过程中，尤多重视的是方剂的自研与择用，于此多有创新。

薛老先生日常诊务繁忙，为使临床案录有序，针对所谓的重症顽疾，他刻意规范了临床治程，依疾病诊断、辨证药治、治程记述、疗效评估、经验总结。如此载录，繁而不乱，其文字所记，不但方便临床，更能裨益后人。

薛老先生四子文运，天资聪颖，秀外慧中，受家庭环境影响，幼时即喜读中医学。成年从医后，为进一步充实、提高自己的业务能力，曾先后赴西安、北京进修学习，现已成为当地有名望的医生。文运为完成其父遗愿，特将其留存的多卷原始临床资料，汇集整理，择录精选，历经数年夜以继日的辛勤工作，终撰编成本书，是以为序。

薛秦

2023 年 10 月 16 日

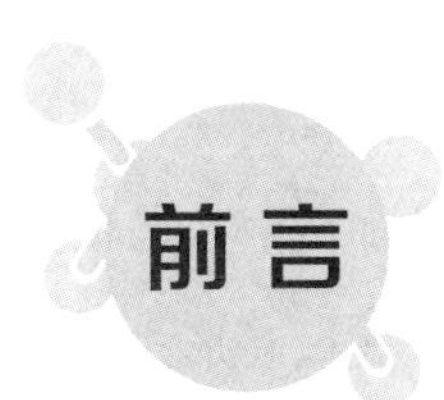

前言

先父薛遵化尽管已经仙逝20余年，但晋南医界与民间仍流传有他老人家的故事。

先父从医60余载，毕生致力于中西医临床工作。他治学严谨，学贯中西，以其精湛的医道，声蜚晋南医界与乡里，深得病家的信赖和欢迎。20世纪五六十年代先父在运城地区人民医院（现称为运城市中心医院）工作期间，曾多次应邀外出讲学或出诊。他老人家于诊断治疗之时每有蹊径，用药多有独到发挥，验之于临床，疗效卓著。他非常重视临床资料的积累工作，远年及临近年份的病案（患者病情、医疗检查、检验数据悉具）均加以保存。然以往治案迭经散佚，终成憾事。

先父退休归里后治疗以中医中药为主，对于所遇疑难病、常见病中治不得当或治不及时而拖延日久者，有的危在顷刻、群医束手，有的久治无效、缠绵不已。经先父精心推究，或借前医之鉴而改弦易辙，或反前医之道而出方挽救，每获佳效。

本书中所列病案多为1984年以来有据可查者。所辑内容，以阐发历年经过验证的方药为重点，案前略述证因梗概，案末酌加按语及药物释义，虽看似芜杂凌乱，寡于章法，未循传统医案撰写形式，但多有参照《岳美中医案集》之体例。虽照虎未必成画作，但已悉心竭力矣。

本书介绍先父运用中西医两法治疗疾病的经验，突出有三：

1. 西医诊断明确。①其中，西医缺乏较好的治疗手段，而以中医中药辨证施治得获佳效。如阿狄森氏病、席汉氏综合征、多发性硬化症、股骨头病变、脊柱结核、萎缩性胃炎等。②西医有治疗手段，先父独具匠心，创新用药。如巧用水合氯醛治呃逆，尤其是用丙酸睾酮治疗肩周炎、骨质增生及腰椎间盘突出症效果斐然。

2. 西医诊断不明确，以中医中药治疗屡获佳效，而临床报道较少者。如苓桂术甘汤治疗胃脘痛（心下、脐上痛）、橘枳姜汤治疗胸痹、竹叶石膏汤治疗发热、益气养血化瘀除湿法治疗冲脉病。

3. 经验特别。①以西医诊法指导使用中药方剂。如甘麦大枣汤的特殊应用指征等。②中医方药的特别用法。中药：用超大剂量黄芪为主，治疗中风及失眠。方剂：桂附地黄丸治疗牙痛及肝硬化、肝腹水，固冲汤治疗乳汁外溢、乳汁过多，四逆汤治疗口渴多饮，竹叶石膏汤治疗发热，人参养荣汤治疗心肌炎等。

以上经验，既想给中西医结合之路加瓦，又想为祖国医学疗疾有佳效添砖，而且想为弘扬中医文化提供一份助力。

薛文运

2023 年 8 月 20 日

目录

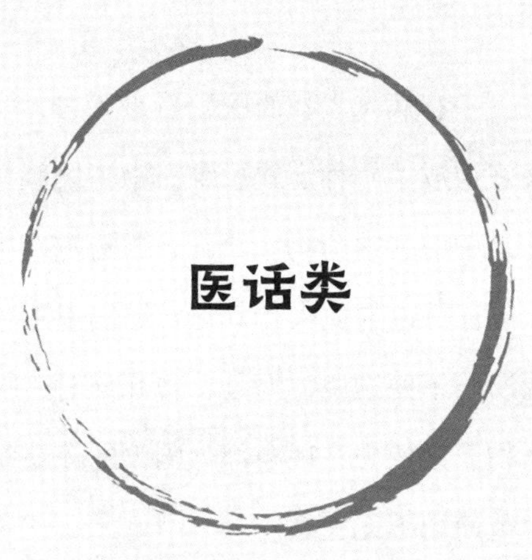

医话类

谈“中医不是慢郎中”

现今之人，一有病先去找西医，看来看去，实在不行了才去找中医，这好像成了一种定式思维。中华民族繁衍昌盛五千年，不就靠的是中医和中药吗？西医、西药进入中国仅仅有数百年的时间，因何得以如此大行其道？原因形形色色，众多仁智之见因篇幅所限不便细说，但是，曾几何时，抗生素却成为家庭的必备药物。余认为，现今部分国人的体质每况愈下，与抗生素的非规范使用不无关系。

中药来自大自然，是大自然对人类的恩赐。一方水土养一方人，一方物产育一方人。人类也是大自然之杰作，作为自然之人，享受自然之物天经地义，理所当然。数千年来，中医和中药之使用对国人健康起到了非常重要的作用。余在此真诚地奉劝人们一句：有病别忘了中国还有中医！

时下，还经常有人说，看急症找西医，看慢病找中医，因为中医治病来得慢。此论有失偏颇！还是让事实来回答吧！现以三例发热病患为例，请大家看看，中医治病快慢情况到底如何。

1. 袁某，男，26 岁，稷山县人。因高热数天前来就诊。患者素体健壮，数天前感冒发热，自服消炎药及退热药不效，体温逐渐上升至 39℃以上，无奈之下，在某诊所输液治疗，因高热不退，两天之内竟输液三次，虽用了大量的抗生素与激素，但高热退后复升。患者前来仍要求输液，言说欲早些痊愈，在余父耐心劝说下，勉强接受中药治疗。依据其临床表现，辨为大青龙汤证。予原方 1 剂，水煎服。并嘱服药后要发汗，如一服汗出，则余药不必再服。随后其母告知，服药当晚体温仍高，曾一度质疑中药疗效，但汗出后于后半夜逐渐好转，次晨体温正常，上午即愿意参加工作。

依照西医之说，感冒大多因病毒所致。而在中医看来，感冒多为感受外来邪气，其中以风寒之邪为多。邪气侵入人体，初在“皮毛”。病从皮毛入，当从皮毛出，体若燔炭，汗出而散。本例患者即因药后得以出汗，病从皮毛出之而愈。感冒后怕冷、无汗，最佳办法即是先发汗，其法可以是喝姜汤、喝开水，也可以用热水泡脚泡手……只要出透汗，身上不冷了，就能好很多。出汗之后要注意保暖，不要即刻外出，以免再次感受风寒。发汗最好在晚上，这样发汗的时间能长一些，但一般不超过两个小时。同时，注意发汗的力度切勿太强，当以手足心及背部有汗、全身潮湿为度，不可令汗多而致大汗淋漓。

2. 邢某，17 岁，运城市某中学高三学生。因发热 9 天不退，在运城市某医院住院治疗，但体温一直不退，波动在

38.5～39.8℃。患者正值高考前的冲刺阶段，一家人心急如焚，得一友人之荐来诊。家属同时带来了一叠化验单，并告知现在医院的诊断是传染性单核细胞增多症，每天用抗生素输液治疗。因其为住院病人，友人及家属见余父面有难色，再三恳求施以援手，余父勉为其难地应允后，将患者辨为桂枝汤证。方药：桂枝15克，炒白芍15克，炙甘草10克，生姜15克，大枣（擘）4枚。1剂，水煎服，余依桂枝汤法将息。

二诊：服药1剂，翌日体温正常。家属及患者大喜过望。患者曾对其父母说，中医这么神奇，三个手指头摸摸，开点儿药就能管用，早知如此，就不用遭这么多罪了，并表示将来要学中医。患者服药后当天一直有汗，情绪很好，纳谷转香。依余父之本意欲停药观察，在家属的再三恳求下，又为患者开了1剂药，因其脉象右关略洪，遂处以方药：桂枝10克，白芍10克，炙甘草6克，生石膏10克，生姜10克，大枣（擘）3枚。

按：月余后某日，余在某商铺门口，有位妇人从对面商铺过来，热情地向余打招呼，见余神情诧异，该妇人随即讲起其子发热不退，在余父处治疗之事。攀谈中得知，患者热退后即强行出院，很快就回了学校。关于传染性单核细胞增多症一事，因孩子不发热了，感觉一切正常，亦因为学习紧张，没时间深究……余当时还是提醒这位妇人，应当择日做相关检查，以免延误病情。

3. 芮城县一老翁，年八十余。某年正月初四来诊。患者发热30余天，年前即在当地医院住院治疗，诊断不明。因将年尽月终，病情稍好后老人家即要求回家。一则因囊中羞涩，二则因年迈，怕有个三长两短难回故土。因逢春节，其入赘他乡之次子回家探亲，催促老父亲再次住院治疗，可老人家坚决不肯，并表示再要叫住院就拒绝治疗。无奈之下，经多方打听，最后老人同意寻余父诊治。

患者由其次子用小平车从家里拉来。老人家向来体健，月余前因外出受寒，当晚即恶寒发热，在本村卫生所查得体温39℃，当即行输液、打针治疗，次晨体温有降，但至午后复又高热，随即又行输液治疗，如此反复数日，因体温反复不退，故住院治疗。经检查化验，除白细胞增高外，余无阳性发现，诊断为高热待诊。体温大多在后半天增高明显，住院期间体温曾一度降至38℃以下，但一直不正常，回家后仅数日，体温又见增高，以致卧床不起。

观其面白微红少泽，神志昏糊，神情倦怠，语声极低微。体温39.4℃，微似有汗，时有恶寒但不甚，盖厚了又觉热。食欲较差，近月余除输液治疗外，每日仅能喝少许流食，稍多食即恶心，但少有呕吐。口干，有时索饮但量少。小便色淡黄，大便二三日一行，量较少。舌质淡红，苔薄白，中心少苔，脉数无力，两关稍弦。年迈之人，发热月余，饮食少进，体力不支，四诊合参，当属少阳阳明合病，拟竹叶石膏汤加减。方药：竹叶10克，生石膏30克，人参（另煎取汁）10克，麦冬10克，半夏6克，柴胡15克，黄芩6克，炙甘草6克，生姜10克，粳米30克。1剂，水煎服。

因年迈体弱，加之病情较重，嘱先服药1剂，周时观之，次日再计。

二诊：次晨，其幼子兴冲冲赶来，诉其老父亲服药后，体温虽仍不正常，但已明显下降，食欲亦有所增加，尚能挣扎坐起。嘱继服上方2剂，以流食为主，免生他变。

三诊：其子诉其老父亲体温正常，为免老人家舟车劳顿，余随其子出诊。患者依偎在床上，面带喜色，虽人弱清瘦，但精神明显好转，舌淡红，苔薄白，脉象缓弱。后以竹皮大丸加减调之。

按：此翁发热愈后，又能里外劳作。数年来，曾多次问及本村来诊患者，均言及老人健在，且仍能劳作，约于10年后谢世。

中医不是慢郎中。中医也好，西医也罢，其治疗的对象均为人体，亦均有其优势治疗病种。疗效是硬道理，口碑是军功章，中医人应努力提高诊治水平，续写为中华民族的繁荣昌盛和身体健康保驾护航的宏伟篇章。

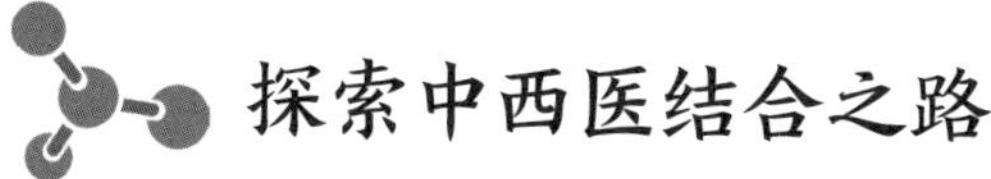

探索中西医结合之路

在从医之路上，余父从未停止过对中西医结合的探索。他老人家学贯中西，求学在校时即按课程安排，先学中医，继而学西医。

余父认为，中西医结合是发展传统医药学之重要途径。无论是基于科学体系自身的发展规律，还是医疗领域寻求最优效益的需求，均决定了在我国实行中西医结合是历史的必然。加强国际合作研究，重视中西医结合基础和临床研究中存在的一些问题，借助现代多学科的研究方法与技术，提倡不同学科之间的交流、合作与融合，以及鼓励西医工作者学习中医等都是发展中西医结合的重要途径和手段。应抓住机遇，谋求发展，使中西医结合工作更上一个台阶。

一、中西医结合的有利因素

关于这一点，余父认为有以下三个有利因素：

第一，中医和西医是在不同历史条件下发展起来的，分别受到当时当地的社会经济、科学文化、哲学思想的影响，因此形成了各自的理论体系。但二者的研究对象都是人体，于差别中又有统一。

第二，中医学和西医学的分类方法不同，但研究对象相同。

第三，中西医从两个不同的侧面看问题，往往把相同的疾病说成相异的病名，两者虽然有病因与证候、本质与现象之间相互区别的差异性，但仍有相互联系的同一性。只要异中寻同，就可以找出中西医的结合点。

余父认为，中西医结合应从侧重考虑外因作用转移至重视机体内因方面。补气药黄芪有抗病毒、抗感染作用，对上皮细胞的生长有促进作用，对机体的免疫（体液免疫、细胞免疫）也有促进作用。根据“固本应急”的原则，可把黄芪和外源性干扰素联合用于预防感冒，名方玉屏风散（由黄芪、防风、白术三味药组成）可考虑使用。

当年，医务工作者响应国家号召，走中西医结合之路，余父亦是积极响应者。1960 年 3 月 17 日，《人民日报》发表了一篇题为《中医好，西医也好，结合起来更好——记运城人民医院中西医合作治病的成就》的文章，记者在该文中说道：“内科薛遵化大夫以前学了四年中医……在中西医合作治病方面也做出了成绩。他用西医对药理的分析方法分析了过去中医也不常用的一个处方——侯氏黑散，发现这付（付，应为“服”，原文如此）中药的成份（份，应为“分”，原文如此），对于血拴（拴，应为“栓”，原文如此）性脑溢血（应为“脑出血”，原文如此）病还有理疗（理疗，应为“治疗”，原文如此）作用。于是，就给一位脑溢血（应为“脑出血”，原文如此）病人服用，结果治好了病。薛大夫用西医的理论解释了这个处方的科学根据，事实证明他的分析是对的。以后又连续治了十几例，疗效都很好。”

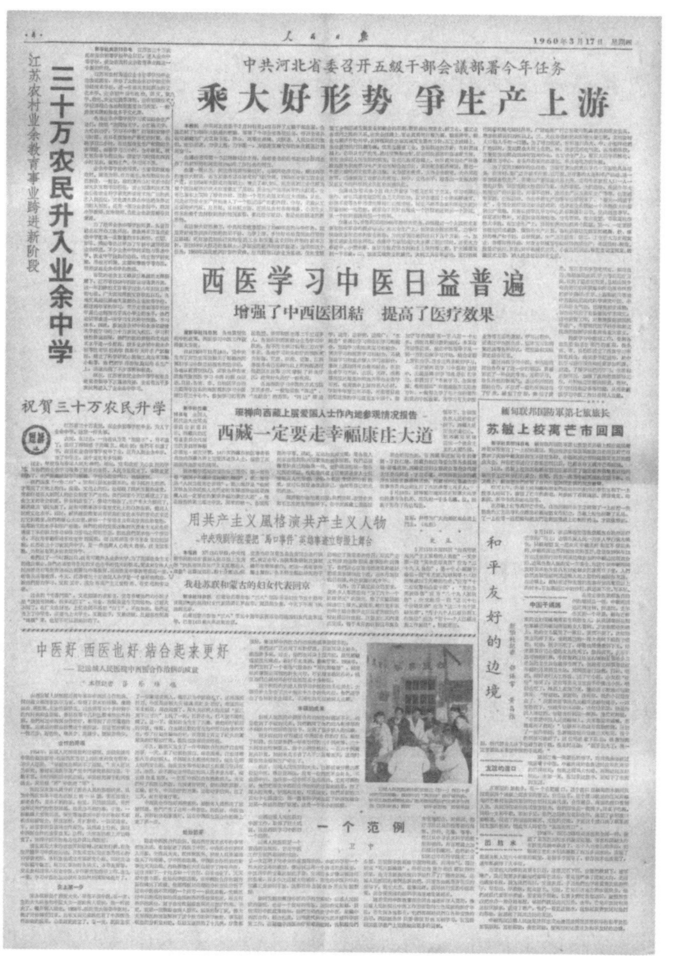

人民日报　1960年3月17日　星期四

中共河北省委召开五級干部会議部署今年任务

乘大好形势　爭生产上游

江苏农村业余教育事业跨进新阶段

三十万农民升入业余中学

西医学习中医日益普遍

增强了中西医团結　提高了医疗效果

祝賀三十万农民升学

班禅向西藏上层爱国人士作内地参观情况报告

西藏一定要走幸福康庄大道

緬甸联邦国防軍第七旅旅長

苏敏上校离芒市回国

用共产主义風格演共产主义人物

——中央戏剧学院要把“馬口事件”英雄事迹立即搬上舞台

我赴苏联和蒙古的妇女代表回京

和平友好的边境

中医好　西医也好　結合起来更好

一个范例

由于参与中西医结合研究和探索者众多，中学西，西学中，迭出仁智之见。相关论点、学说层出不穷，大家各抒己见，有鉴于此，余父心存焦虑，他认为以下四种方法是不正确的：

1. 中医、西医机械相加，治疗疾病时，既用西药，又用中药，简单叠加。

2. 形式主义地用西医的框框去套中医，把中医西医化。

3. 僵化了辨证论治原则。在西医辨病的基础上，按中医的脏腑虚实分型，则使不论何病都是心虚、肾虚、肝虚等。五脏之中再分阴阳虚、气血虚，使各种疾病都套上了同样的框框。在此基础上，简单地靠分型来对号入座，而分型简单，一型一方，用药固定。

4. 疾病是运动变化的，随着正邪相争，症状会发生变化，所以，型也是可变的。

二、关于中医的辨证论治与西医的辨病论治

（一）中医的精髓是辨证论治。余父认为这很有特色，其内容包括两个方面

1. 通过对一系列症候群的分析、归纳，从而认识疾病的病因和病机，辨明主要或基本的“证”，然后依照此“证”制订相应的治疗原则，拟定治疗方案。在这一点上，中医所辨的“证”与西医诊断的“病”实为同义词，如太阳中风即类同西

医的“病”，治用桂枝汤，一病一方。

2. 在“1”的基础上，针对个体的特异性，再依其各个阶段的主要矛盾具体施治，即分型论治，如桂枝汤的加减各方证。第 2 点必须在第 1 点的基础上才能进行，否则就不是辨证论治。

关于辨证论治与对症处理的异同。余父认为，二者有着本质的不同。对症处理是临床上应急措施中的权宜之计。中医的辨证论治，是将人类疾病从共性与个性、病原与诱因、治标与治本、分阶段与全过程进行甄别的分析方法，较之西医，对于疾病的诊断方法更丰富，对病人的认识更全面。反之，将病看成是一成不变的，固执一病、一方、一药，是形而上学的观点。

（二）西医对于疾病的诊断，即辨病，很有特点

西医对疾病的了解以病原学为基础。辨病论治、异病异治、同病同治，是它的主要特点。

在中医学或西医学的基本理论指导下，可以辨别不同性质的疾病。

人们对客观事物的认识，总是由简单到复杂，由粗略到具体。在古代，人们开始认识到危害人体的疾病是多种多样的，于是产生了辨病思想，如辨疟病、辨水气病等。

中医所说的病，实质上以突出的临床症状和体征为依据。其运用的是临床纵向归类联系的一种方法，像崩漏、黄疸等，

于中医来说都是病。

余父认为，以西医的病名、病理、治疗去规定中医的证型和方药的做法是错误的。这样做，就会丢掉中医的精髓，最后也就只剩下几个中药方剂而已，更不能使中西医的理论达到真正融合而产生出质的飞跃。

面对临床诸多疾病，西医关注共性，从而诊断为某病；中医从整体出发，关注个体的特殊性，从而得出某证的辨证结果。

西医辨病就是发现矛盾的共性。例如，伤寒。西医认为是伤寒杆菌侵袭小肠下段淋巴组织，细菌在淋巴结内繁殖，使肠壁发生充血、坏死、溃疡等一系列病变，致病菌产生内毒素而引起全身毒血症状。在病因、病理方面，每个伤寒病人皆同，这是矛盾的共性。用地榆、白花蛇舌草、小檗碱治疗，就是针对伤寒发病的共性的，属于“辨病施治”。但是它还不能消除由细菌内毒素作用所引起的全身病理反应，这种反应由于每个病人机体内在条件不同，故表现出种种不同的个性。消除这些病理反应有助于改进机体组织器官的功能，提高机体的抗病能力，加速疾病的痊愈。因此，必须同时进行辨证论治，才能收到较好疗效。

规律性即共性。人类疾病的发生发展都有一定的规律性，这就是疾病的共性。但是，人的体质有强弱，年龄有大小，病情有轻重，加之气候有寒热，地区有燥湿，所以，同一疾病又有各自的特殊性，这就是疾病的个性。例如，治疗腺病毒肺炎，既要分析其病原是腺病毒引起肺部感染出现发热、咳嗽、气喘等常见症状的共性一面，又要分析其诱因有风寒犯肺和风热犯肺引起发热恶寒或发热不恶寒等不同症状的个性一面。因而，初起治疗就有辛温宣肺和辛凉清肺之别。纵观腺病毒肺炎发展的各阶段及其全过程，余父归纳出宣透、表里两解、清热养阴和生津固脱四法。

余父认为，辨病与辨证的结合，即西医辨病和中医辨证的结合，是中西医结合的重要方法。“病”是从局部观察中得来的，是病因、病理变化的反映；“证”是从整体观察中得来的，是多种复杂因素相互联系的综合反映，故有时显得笼统。辨证与辨病结合，既对一个病的病因和特异的病理有深入认识，又不失时机地看到机体抗病反应时种种变化着的机能状态。准确地辨病，可提高辨证的预见性；辨证地治疗，又弥补了现代医学的不足。取长补短，才能提高医疗质量。

三、临床诊治注重人、病、型、证的资料采集与辨别

人：所谓“人”，是对患者目前身体状况的宏观认识，亦即尽可能地全面了解和把握患者身体健康水平的基本情况，包括处于特殊生理时期如经期、产后、术后等。尤其是对患者体质的把握，以及对患者既往病史的采集，以了解患者身患疾病的西医诊断名称和治疗方案。

病：主要指西医对于疾病的诊断。经仪器检查和化验检测等手段，其结果翔实有据，故西医的诊断病名患者更容易接受，其所诊断疾病的运动、发展、变化轨迹清晰且规范。

型：指对于西医所诊断疾病的中医分型论治。可使西学中之初学者尽快掌握辨证论治，便于临床应用。例如，肾炎的中医分型论治，适用于普遍规律，能在一定程度上发挥中医理法方药的特点。

证：即经过中医四诊所采集的症候群。症候群统称为“证”，辨证论治就是辨别这些症候群。证有主证、兼证之分，即区别主要矛盾和次要矛盾。使用经方要善于抓住主证。主证就是临床上遇到的所有症候群中应归于主要矛盾方面的症状。例如，桂枝汤证，它的主证是恶风、发热、自汗出，其中以自汗出为辨证关键，而头痛则是兼证。只要主证俱在，就可以使用桂枝汤，不必管头痛、恶寒与否。

运用矛盾的法则，治病必求其本。治病以胃气为本。就是要透过疾病的现象，找出疾病的本质，从而抓住疾病的主要矛盾。从实际出发，具体问题，具体分析。

在临床辨证时，要以望、闻、问、切四诊为依据，结合病人的体质、时令气候和地区的不同，脉证互参，综合分析，然后区别不同证候，采用不同的治法。并根据疾病的轻重缓急，采用急则治标、缓则治本的指导思想。

证的转化：疾病的转化（矛盾的转化）常常表现为证的转

化。例如，乙型脑炎是热性病，但如寒凉太过，能使之由“热中”变为“寒中”。如某院一脑炎患者，经过中药寒凉之剂、冬眠疗法、冰袋降温等处理后，出现四肢发厥、神志不清等危险症候。此时，已由热证转化为寒闭之证，用辛温开窍之苏合香丸才是正当治法。

治疗长期高热患者，不应只看到高热这个现象，盲目地去退热，而应对患者的主要临床表现及病史进行全面具体的综合分析。根据矛盾法则做出判断，就可明确寒湿化热是主要矛盾。再结合气候、节气的客观情况，先予清热利湿。立秋后，气温由热转凉，昼热夜凉，此时发作高热者，寒湿是疾病的本质，是主要矛盾，蕴热是标，是次要矛盾，就应以散寒除湿为主，兼清蕴热为辅。

西医物理诊断的必要性与可贵性
——余父有扎实过硬的物理诊断基本功

人类的医疗活动始于感官判断。中医将其称为四诊，即以“望、闻、问、切”之法而司外揣内，善于整体辨治、宏观调控；西医将其称为物理诊断，名“视、触、叩、听”，依此微观视察形态，重在局部脏器治疗。中医自从有了四诊之后，其诊断技术并无实质改观，难能可贵的是，大量为医者积极探索，力求从西医的各种化验检测与仪器检查结果中寻找延伸的四诊之法，即微观辨证。西方医学在技术革命之后，采用了一些技术设备，初始如叩诊锤、听诊器等，这些设备让人的感官判断更加直观，后来大量采用的检查、检验也是这些原始技术的推进和器官功能的延伸，这些诊察手段对疾病的信息收集和诊断意义更大。

感官判断是医生的基本功。中医赖以诊治疾病的四诊，仍在发挥不可替代的作用。遗憾的是，随着现代新的医疗诊断技术的发展和医疗安全责任的不断升级，很多以现代医学为主要诊疗手段的医生，几乎放弃了传统的诊断手段——视、触、叩、听（嗅）！而这正是西医的基本功，实际上医学生在接受医学教育的时候已经被告知或强调，通过感官判断疾病是医生的基本功，虽带有原始本位思想，但是十分重要，至今无法被替代。

中华人民共和国成立后，余父至退休前一直在运城地区人民医院（即现今的运城市中心医院）工作，其精湛的物理检查技术在医界被传为美谈。他老人家认为，每一位西医大夫都应该熟练掌握物理检查（视、触、叩、听）技术。

1. 视诊

视诊是医师用眼睛观察病人全身或局部表现的诊断方法。视诊可用于全身一般状态和许多体征的检查，如年龄、发育、营养、意识状态、面容、表情、体位、姿势、步态等。局部视诊可了解病人身体各部分的改变，如皮肤、黏膜、眼、耳、鼻、口、舌、头颈、胸廓、腹形、肌肉、骨骼、关节外形等。特殊部位的视诊需借助于某些仪器如耳镜、鼻镜、检眼镜及内镜等进行检查。

2. 触诊

触诊是医师通过自己的手接触患者被检查部位时的感觉来进行判断的一种诊断方法。它可以进一步检查视诊发现的异常征象，也可以明确视诊所不能明确的体征，如体温、湿度、震颤、波动、压痛、摩擦感，以及包块的位置、大小、轮廓、表面性质、硬度、移动度等。触诊的适用范围很广，尤以腹部检查更为重要。

3. 听诊

听诊包括听身体各部分发出的任何声音，如语声、呼吸声、咳嗽声和呃逆、嗳气、呻吟、啼哭、呼叫发出的声音，以及肠鸣音、关节活动音及骨擦音，这些声音有时可为临床诊断提供直接有用的线索。

4. 叩诊

叩诊是用手指叩击身体表面某一部位，使之震动而产生声响，根据震动和声响的特点来判断被检查部位的脏器状态有无异常的一种方法。

余父的物理诊断技术，依病家之言，几达出神入化之境，不少同行亦赞扬其技术堪称一绝，尤其是叩诊技术。记得在给余讲解叩诊时，他强调叩诊多用于确定肺尖宽度、肺下缘位置、胸膜病变、胸膜腔中液体之多少或气体之有无、肺部病变大小与性质、纵隔宽度、心界大小与形状、肝脾的边界、腹水之有无与多少，以及子宫、卵巢、膀胱有无胀大等情况。另外，用手或叩诊锤直接叩击被检查部位，诊察反射情况和有无疼痛反应也属叩诊。

叩诊检查心脏浊音界大小，是医生检查患者有无心脏扩大的一种常用物理手段。通过叩诊心脏浊音界，可以得知心脏的实际大小。令余记忆犹新的是，余父对于心脏病心脏形态发生改变后心脏浊音界大小的叩诊结果接近于当时的仪器检查。比如，高血压性心脏病因左心室扩大所致之靴形心、心包积液所致之梯形心，以及风心病二尖瓣狭窄左心房扩大所致之梨形心，其叩诊之后的心脏浊音界用蓝笔做标记并测量出数据，此后与胸部 X 线拍片或透视结果比对时，仅有 1 厘米的误差。

1963 年 10 月 26 日，新华社记者莎荫与迈南以“这里有了革命的新常规——一所县医院里的新人新事”为题，报道了运城地区人民医院的医疗事迹，其中对余父的描述为：“一次，门诊部来了一个四十岁的女病人。一进诊疗室，就跟大夫薛遵化说：‘（我）就是肠胃不好，你开点健胃药吧！’薛大夫正准备开处方，但是，当他展开处方笺的时候，一个革命医务工作者的责任感警告了他：‘你不应该忽视任何一个微小的病症，因为这种不负责任会导致一个人的死亡！’于是，他搁下笔，跟病人说：‘还是让我给你详详细细检查一下吧！’经过了半个多小时的详细检查，终于发现这个自称是‘胃病’的病人，却患着远比胃病严重得多的病——心肌梗死和动脉硬化。当薛大夫把诊断结果告诉了病人后，病人感动地说：‘要不是你，我就把自己耽搁了。’后来，这位患者经过了两个星期的治疗，病情停止发展，症状缓减以后，她高兴地到处说：‘如今的医生，对病人可算尽心了！’”

余父凭借精湛的物理检查技术，取得了良好的医疗效果与社会效益。在余父行医的年代，以及余年轻行医时，在接诊患者之初，无不先要进行物理检查，当心中有了初步判断后，才开具申请单做针对性检查。当检查结果与医生的判断相一致时，医者心中的感觉是愉悦的；而当检查结果与医生的主观判断相左时，医者无不因尴尬而面红，因为这说明自己的四诊技术不过关，判断有误。

人类创造了高科技，发明和制造了机器，人可以驾驭科技，机器的操作和解读也需要人。我们必须明确：高科技只是手段与工具，是为呵护病人服务的，应强调有所掌控，不能无所节制；不能将工具异化为目的，仅仅为了高科技而高科技。应该是人控制机器，而不是机器控制人！医生更不能受控于机器！

余父赞成这样的观点，医学是人学，散发着人性的温情，尊重生命，敬畏生命是应有之义，而冷冰冰的机器绝对做不到这一点。视、触、叩、听和问诊是医生的基本功，是每个医生必须掌握的基本技能。随着现代科技的发展，医生可以借助科技力量进一步提升技能，而不是相反。医生不能眼睁睁看着视、触、叩、听和问诊成为现代科技的牺牲品，与其等到那时再来保护，何如现在就花大气力努力掌握与传承呢？

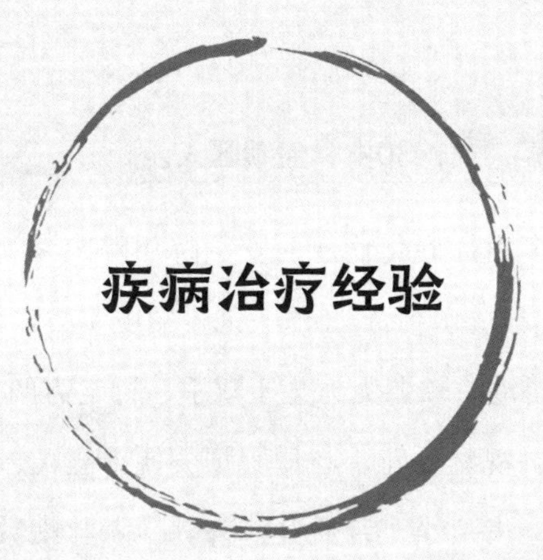

疾病治疗经验

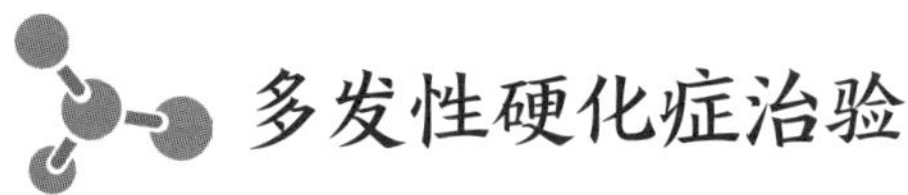

多发性硬化症治验

案　石某，女，30岁，盐湖区人。

患者因多发性硬化症从西安某院住院归来就诊，面红丰满，呈“满月脸，水牛背”（服大剂量糖皮质激素已40余天），双足麻木、抖动、软弱无力甚于双手，行走需两人全力搀扶。口干不多饮，视物昏花，心悸心烦，便干溲黄，背部痤疮累累。舌体大，齿痕小，舌质红，苔剥，六脉细数，有时迟数不一。

证属气阴两虚，以阴虚为主。治宜滋阴益气、柔肝息风，佐以通络。

百合15克，夏枯草10克，酸枣仁15克，生地黄10克，当归10克，赤芍10克，炙甘草5克，沙参10克，山药15克，生龙牡（先煎）各20克，灵磁石（先煎）30克，炒远志6克，鸡血藤20克，木瓜10克，丝瓜络10克。

3剂。每日1剂，水煎两次兑匀，均分，早、晚温服。

二诊：心悸缓解明显，视物昏花略有改善。病前至今大便难，但不干。舌质红，有齿痕，舌苔剥，脉左细弱、右缓。心肝之阴得滋，中焦气弱失运。治仍遵前法，同时扶脾助运。

一诊方加生白术20克，怀牛膝10克，佛手6克，肉苁蓉15克。

3剂。每日1剂，煎服法同一诊。

三诊：心情急躁，双下肢乏力，手木，大便仍不利，舌体大，苔剥，六脉细数。值此阴血亏虚，虚风内动之际，治宜滋肾填精、养肝息风、健脾通络，多法并举。

生熟地黄各12克，龟甲（先煎15分钟）30克，当归10克，女贞子12克，枸杞子12克，沙苑子12克，杜仲12克，怀牛膝15克，生牡蛎（先煎15分钟）30克，续断12克，木瓜12克，鸡血藤20克，肉苁蓉30克，香橼10克，黄柏6克，知母6克。

3剂。每日1剂，煎服法同一诊。

四诊：泼尼松已减量至5毫克/天。急躁明显改善，右手麻木已除，双下肢仍麻木（左甚），但双下肢较前有力，大便较利。脉右弦数，左细数，尺弱。

仍守三诊方，6剂。每日1剂，煎服法同一诊。

五诊：上下台阶虽慢，但可独立完成，患者及全家信心倍增。舌嫩苔剥，脉细数，两尺弱。

三诊方加豨莶草10克，路路通10克。

3剂。每日1剂，煎服法同一诊。

六诊：泼尼松已停服。今日B超示：左下肢血栓明显好转。舌剥部位缩小，苔薄白，脉细数，两尺仍弱。

嘱第五诊方继用6剂。每日1剂，煎服法同一诊。

七诊：下肢麻木明显减轻，左下肢较有力，大便通顺，但服用钙片后大便干。舌红，苔薄白，左脉细弱。

嘱五诊方继用6剂。每日1剂，煎服法同一诊。

八诊：便溏，纳可，体力较好，面色转常，满月脸消失，背部痤疮亦明显好转。舌红，苔薄白，脉两尺弱。

熟地黄24克，山茱萸12克，炒山药12克，茯苓10克，牡丹皮10克，泽泻10克，制附子3克，肉桂3克，砂仁（后下）5克。

6剂。每日1剂，煎服法同一诊。

经以上调理两月余，患者逐渐康复，每日行走距离由数百米增至数千米，月经亦来潮，现患者已完全康复。

按：泼尼松长期大量使用，可导致阳气偏亢而阴血受损，而停用泼尼松后，又可出现阳虚之象，本例之表现即较为典型。验之于临床，凡阳气不虚者，短期输液用糖皮质激素类药后，可导致一过性心烦、失眠，停用后可复原；而平日阳气不足者，用糖皮质激素类药对情绪、睡眠则无影响。

多发性硬化症属常见的中枢神经系统特发性炎性脱髓鞘疾病之一，其病灶多分布于视神经、脑室周围白质、胼胝体、脑干、小脑、颈段脊髓白质等，随着病情进展，最终可导致患者肌肉协调性丧失、视力减弱和功能丧失。该病的病因不明，属疑难病之列。西医多用大剂量糖皮质激素冲击疗法，对早期患者之治疗有截断之效，但长期使用则有种种弊端。中医尚无特效疗法，有待同仁在临床中探索创新。

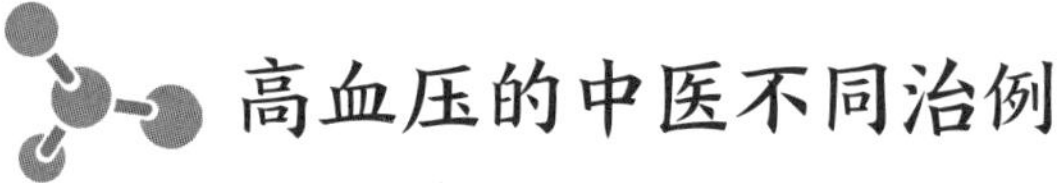

高血压的中医不同治例

案1 王某，男，30岁，万荣县人。

初诊：1989年5月27日。

患者头痛、头昏月余，常于下午4时左右头痛、头昏发作，至晚7时许自止，因之不能坚持工作。患者体丰，胃纳特盛，常喜饮水，来诊恰值申时，亦即头昏、头痛发作之时，近日易觉疲乏，伴多汗，汗后微觉恶寒，舌淡红，苔薄白而干，六脉洪大。血压150/98mmHg。证属肺胃热盛，津气不足，当治从阳明。方选白虎加人参汤。

生石膏40克，知母15克，炙甘草5克，党参10克，粳米30克。

3剂。每日1剂，水煎两次兑匀，均分，早、晚温服。

二诊：6月2日。

服药3剂，头昏、头痛好转，进食量与饮水量均减，出汗仍多，精神有所好转，下午可坚持工作。舌淡红，苔薄白，脉左沉细，右虚弦。遵医嘱做尿检及空腹血糖均正常。血压

110/88mmHg。药既见功，原法继进。

处以一诊方去党参，加人参、西洋参（另炖）各5克。

3剂。每日1剂，煎服法同初诊。

三诊：6月6日。

头昏、头痛解除，精神好转，出汗减少，纳食饮水正常，唯大便偏溏，每日一行。血压110/80mmHg。舌淡红，苔薄白，脉缓，右弦。

人参（另炖）3克，西洋参（另炖）3克，知母8克，生石膏20克，炙甘草3克，炒山药30克，粳米30克。

3剂。每日1剂，煎服法同初诊。并嘱注意观察血压及血糖。

按：本案之要，一为头痛、头昏择时而发，一为血压异常。当一诊测得血压高时，患者非常诧异，自谓年纪轻轻何以患高血压？又经反复测量，证实的确是血压高。因中医无高血压之病名，故以头痛论治。头痛一症，临证当首辨外感与内伤。先贤之"有一分形寒怕冷，便有一分表证"乃言其常，本案之恶寒，乃汗出腠理开泄不胜风邪，热盛气耗而气不固表所致，并非表证使然。申时为下午3~5时，乃阳明经经气旺盛之时。患者纳食、饮水俱多，乃足阳明胃经热盛所致，诚所谓"胃热则消谷善饥"，复当经气旺盛之时，阳明之热上冲则头痛、头昏。据患者之脉证，当属肺胃热盛，津气不足之证，方用辛寒折热兼益气生津的白虎加人参汤，一诊头痛缓，再诊头痛除。

一般而论，年轻男性之血压高属阳证者多，当慎用人参。本案依据中医辨证，一诊用了党参，二、三诊改用了人参和西洋参，症随药转之后，不仅临床症状减轻，而且血压亦随之下降。此充分表明，临证之要，重在辨证论治。一见血压高，动辄重镇潜阳、清肝泻火则误矣。

案2 牛某，男，54岁。

初诊：1990年5月25日。

患者右下磨牙痛两周余，入夜尤甚，常致难眠。平日易觉疲乏无力，夜尿频而不利，素有便溏。舌体大，质淡暗，苔白，六脉虚大。证属脾肾阳虚，治当脾肾双补。方用金匮肾气丸合理中丸。

熟地黄24克，炒山药12克，山茱萸12克，牡丹皮9克，茯苓9克，泽泻9克，桂枝3克，制附子3克，党参9克，炮姜6克，炒白术9克，炙甘草6克。

3剂。每日1剂，水煎两次兑匀，均分，早、晚温服。

二诊：5月30日。

病人就诊时要求查血压，询之，方知其患高血压病5年余，近日因服中药，自行将降压药停服，以免药物发生交互作用。当查得血压为120/74mmHg时，患者甚为惊讶，因其喜好医道，想不到服用党参、附子后血压未升反降，并诉数年来虽一直服西药，但血压从未如此正常过，真是喜出望外。服药

3剂，牙痛显减，便溏好转，仍觉疲乏，夜尿依然。舌淡红，苔薄白，六脉虚大。前法继进，稍事增减。

熟地黄24克，炒山药12克，山茱萸12克，牡丹皮9克，茯苓9克，泽泻9克，肉桂（后下）3克，制附子3克，炮姜6克，炒白术9克，炙甘草6克，益智仁15克，乌药6克。

3剂。每日1剂，煎服法同初诊。

三诊：6月3日。

服上方3剂，牙痛止，疲乏减，大便成形，夜尿减少一次。舌淡红，苔薄白，脉缓。血压124/70mmHg，仍未服用降压药。

效不更方，予以二诊方6剂。每日1剂，煎服法同初诊。

四诊：6月12日。

夜尿1～2次，精神明显好转。嘱服金匮肾气丸以竟全功。

按：《金匮要略·血痹虚劳病脉证并治第六》谓："夫男子平人，脉大为劳，极虚亦为劳。"根据本案患者之证候及脉象，当属虚劳。虚劳即"虚损、劳伤"之简称。"虚"为气血虚衰，不能荣于五脏；"损"为脏腑元真之气亏损；"劳"为劳倦伤脾，房劳伤肾，劳则耗气，实际上是因病致虚。本案患者以牙痛为主症，伴疲乏便溏，夜尿频数，六脉虚大。显系脾肾两虚，治以脾肾双补，疗效显然。服中药期间，一直停用西药降压，但原有之高血压亦降至正常。有斯证，用斯药，重在明了病机，俟体内阴阳平衡，则血压当升则升，当降则降，此即《素问·至真要大论》所谓之桴鼓相应、拔刺雪污也。

案3 贠某，男，37岁，平陆县人。

初诊：1986 年 3 月 28 日。

一周前于献血时检查发现血压 140/96mmHg，随即出现烦躁易怒，心神不安，入睡困难。其父曾患有高血压病，并于数月前因脑出血而亡，故其心理负担较重。患者眶下青暗，满脸倦容，溲赤口苦。平日易便干，素有口腔溃疡。舌偏红，苔薄白，脉弦有力。血压 150/100mmHg。证属肝胆郁热，上扰心神。治当清泻肝胆、镇心安神。

柴胡 40 克，半夏 20 克，黄芩 15 克，炙甘草 5 克，炒枳壳 10 克，珍珠母（先煎 15 分钟）30 克，代赭石（先煎 15 分钟）10 克，生姜 6 克，大枣（擘）3 枚。

3 剂。每日 1 剂，水煎两次兑匀，均分，早、晚温服。

二诊：4 月 2 日。

睡眠改善，心神渐安，心烦口苦有减，服第二剂药后出现便溏。舌红，苔白薄腻，脉弦。血压 140/90mmHg。继用前法，佐以顾护中焦。

柴胡 40 克，半夏 20 克，党参 10 克，炒白术 10 克，黄芩 10 克，炙甘草 6 克，珍珠母（先煎 15 分钟）20 克，灵磁石（先煎 15 分钟）30 克，生姜 6 克，大枣（擘）3 枚。

3 剂。每日 1 剂，水煎后，合并两次煎液再煮 15 分钟，适寒温，均分，早、晚温服。

三诊：4 月 6 日。

便溏改善，睡眠仍未复常。舌红，苔薄白，脉细弦。血压130/84mmHg。

柴胡20克，法半夏10克，党参10克，炒白术10克，黄芩10克，炙甘草6克，珍珠母（先煎15分钟）20克，灵磁石（先煎15分钟）20克，酸枣仁12克，生麦芽20克。

3剂，每日1剂，煎服法同初诊。

四诊： 4月11日。

血压130/84mmHg。无明显不适，睡眠正常。嘱继续观察血压，调整心态，节饮食，慎起居，劳作有度，停药将息。

按： 口苦失眠，心烦脉弦，证属肝胆郁热无疑，初诊治以清泻肝胆，镇心安神，诸症有减，复诊因有便溏，除继用前法外，并予参、术顾护中焦至后二诊，终至患者睡眠改善，血压得降，诸症得平。

高血压病为临床所常见，而中医无此病名。以上三案所举病例，虽然均有高血压病，但临床表现各异，分别为申时头昏头痛、夜尿频多伴牙痛和失眠心烦易怒。治之之法分别采用清热益气生津、温补脾肾、清泻肝胆兼补益中焦之法，不但临床症状得以改善，而且血压亦随之而降。中医之于临床，重在辨证论治，面对现代医学的众多检查及化验结果，要做到眼中有西医，心中无西医，处方用药不要受西医检查结果之扰，当遵医圣张仲景“观其脉证，知犯何逆，随证治之”之旨，才能取得较好的临床效果。

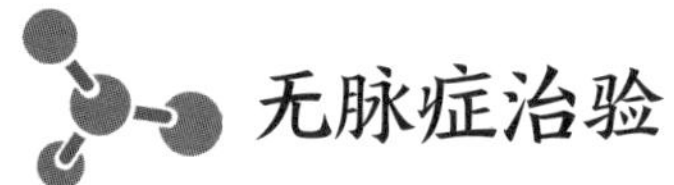

无脉症治验

案　李某，女，15岁，芮城县人，学生。

初诊：1984 年 10 月 16 日。

患者左肩抽痛 1 周余，重则可牵及左下肢，运动后加重。双手冰凉、发绀月余，伴神疲乏力，畏寒，多睡。14 岁月经初潮，经量偏多，经期先后不定。舌淡红，有少许齿痕，苔薄白。脉右沉细、左细微而伏。拟诊：周围血管神经症，无脉症。证属阳虚寒盛，瘀血阻络。拟用阳和汤化裁。

熟地黄 30 克，麻黄 3 克，白芥子 6 克，肉桂（后下）3 克，炮姜炭 2 克，炮附子 6 克，炙甘草 5 克，黄芪 60 克，党参 15 克，酒当归 6 克，桂枝 10 克，石斛 6 克，炒白芍 15 克，小麦 30 克，大枣（擘）10 枚。

3 剂。每日 1 剂，每剂水煎两次兑匀，均分，早、晚温服。

二诊：10 月 19 日。

服上方效佳，多睡明显改善，左肩抽痛近日未作。前方继进，稍增活血药味。

熟地黄30克，麻黄3克，白芥子6克，桂枝10克，干姜3克，炮附子6克，炙甘草5克，黄芪60克，党参15克，酒当归6克，石斛6克，炒白芍15克，鸡血藤15克，益母草15克，小麦30克，大枣（擘）10枚。

3剂。每日1剂，煎服法同一诊。

三诊：10月26日。

自从服中药以来，左肩抽痛未再发作。双手发绀亦好转。全身症状改善亦明显，面色略增红润，神态中少女之朝气渐显。脉之应指有改善，仍细、伏。继以前法增损治之。

熟地黄20克，麻黄3克，白芥子6克，桂枝10克，干姜3克，炮附子6克，炙甘草5克，黄芪30克，酒当归6克，党参15克，石斛10克，炒白芍15克，益母草15克，小麦30克，大枣（擘）10枚。

3剂。每日1剂，煎服法同一诊。

四诊：1985年1月3日。

左肩抽痛，身颤，经以上治疗后两月未犯，昨晚又作。询及因由，一则因天气寒冷，二则可能与近日以冷水洗衣有关，脉之应指仍细、伏。虚寒之体，本应注重防劳防寒，无奈旧恙未痊，又因寒而增重。仿前法再进，并嘱当以保养为先。

熟地黄30克，麻黄3克，白芥子6克，肉桂（后下）3克，炮姜炭2克，炮附子3克，炙甘草3克，黄芪60克，党参10克，山药30克，炒白术6克，炒白芍15克，石斛10克，玉竹10克，炒神曲12克，菟丝子12克。

3剂。每日1剂，每剂水煎两次兑匀，均分，早、晚温服。

按：本例患者最终失联，虽未能治愈，但阳和汤之应用对于患者症状之改善颇有效。无脉症是一种侵及全身大动脉的疾病，根据血管的病变部位不同，可分为四类，即头臂型、胸-腹主动脉型、混合型、肺动脉型，且多见于青年女性，严重者常可致残，甚至死亡，故重在早诊早治。

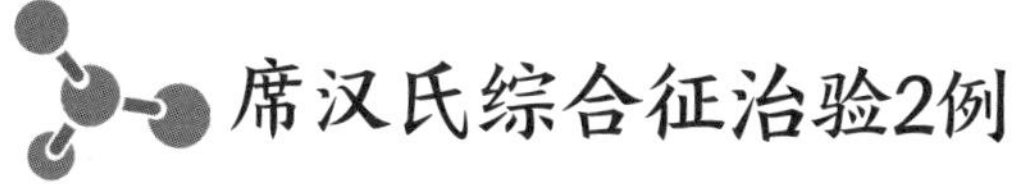

席汉氏综合征治验2例

案1　李某，女，39岁，芮城县人，农民。

初诊: 1985 年 7 月 14 日。

患者形体干瘦，自 9 年前生产后至今，经常疲乏无力，结扎后尤甚，且伴全身麻木，以手足为甚。食欲不好，进食后经常恶心。细询因由，1976 年生第 3 胎时因出血多曾有晕厥发生（由农村接生婆接生），晕厥持续一半晌（具体时间不详）。次年行输卵管结扎术。近 4 年月经闭止。近年又常现颈项强痛，晨起及劳累、受风冷后加重，活动失灵。大便少而干，排出不易。舌红瘦，少苔，脉细弦无力，血压 80/50mmHg。拟诊: 席汉氏综合征。

生熟地黄各 10 克，制何首乌 15 克，山药 15 克，山茱萸 10 克，牡丹皮 10 克，泽泻 10 克，茯苓 10 克，续断 10 克，杜仲 10 克，女贞子 12 克，菟丝子 10 克，肉苁蓉 15 克，仙灵脾 12 克。

6 剂。每日 1 剂，水煎两次兑匀，早、中、晚均分 3 次温服。

二诊：7月21日。

药后食欲改善，大便不干，白带增多，颈项强痛略有轻减。仍觉疲乏无力，身上木，手足心热、乏力。舌红瘦，可见少许薄白苔，脉沉细弦。

一诊方加地骨皮10克、太子参10克。

6剂。每日1剂，煎服法同初诊。

三诊：8月8日。

因农活繁忙，服药6剂后无法再诊。现晨起身上木，后半天不木，木以手足为甚，近日项强痛明显，前额痛，有清涕。舌痛，不可进热食及麻辣之物。舌红瘦，少苔，脉细。

二诊方加葛根12克，黄芪15克，防风6克，荆芥6克。

3剂。每日1剂，煎服法同初诊。

四诊：8月18日。

服药3剂后，现四肢木呈间断性，自立秋以来口干有增，入夜尤甚。

二诊方加麦冬15克、五味子6克。

3剂。每日1剂，煎服法同初诊。

五诊：1986年6月1日。

虽9个多月未服药，但精神气力尚好，食欲亦较好，农活及家务均干得井井有条。因夏收在即，加之最近又有些乏力，劳甚则心前区不舒服，伴身上木，手足心热，欲再服药调理。

舌红，苔薄净，脉细缓，左尺弱。

生地黄10克，制何首乌15克，山药15克，山茱萸10克，牡丹皮10克，茯苓10克，沙参12克，麦冬15克，五味子6克，女贞子12克，墨旱莲12克，菟丝子10克，肉苁蓉15克。

6剂。每日1剂，水煎两次兑匀，均分2～3次温服。

六诊：10月3日。

忙碌劳作4月余，早晚双下肢及颈项部发硬，纳食时好时差，恶心，但未作吐。自觉身上有发热感，查体温正常，手心烧，舌红苔剥，脉细略数。

太子参15克，生白术5克，炒白芍12克，莲子10克，白扁豆10克，生薏苡仁10克，生麦芽15克，生山楂15克，神曲10克，麦冬15克，玉竹12克，石斛10克，柴胡3克，炙升麻3克，佛手10克，五味子6克，牡丹皮6克，地骨皮6克，生姜3片，炙甘草3克。

6剂。每日1剂，煎服法同五诊。

七诊：10月9日。

服上方后诸症均有好转，食欲改善明显。值此秋末之际，宜以养阴为主。处以归肾丸与麦味地黄丸合方，汤剂与丸剂交替配服，以滋补肝肾。

按：该例席汉氏综合征未用激素替代疗法。本案之中医主要病机为肝肾阴虚，但观其症情，治程中亦有时偏重于补脾阴。补脾阴意在补后天，调脾胃，促运化，使水谷精微得以恢复运化与输布之能，此时所服药物方可得以良好运化与吸收，在此基础上继续滋补肝肾，使阴精充足，先天与后天相互资助，方有可能恢复生理功能。

案2 苏某，女，42岁，芮城县人，某公司职工。

初诊：1984年10月24日。

6年来经常头晕，且逐年加重，最初休息片刻即可缓解，继则一天到晚晕晕乎乎，如今晕则恶心欲吐，需卧床休息，难以起身。心境欠佳，总觉“不顺之事天天有，今年今天特别多”。询其头晕之由，源于6年前生第二胎时出血多而昏迷，持续时间不详，醒后至今经常头晕，且伴左侧手足麻木。拟诊：席汉氏综合征。患者面黄少泽，眉头紧锁，善太息，纳谷欠香，舌尖红，苔白薄滑，脉细弦，两尺弱。

泽泻50克，白术20克，党参12克，黄芪15克，茯苓10克，当归10克，生地黄15克，炒白芍10克，川芎6克，仙灵脾18克，肉苁蓉10克，制附子5克。

6剂。每日1剂，均分2～3次温服。

二诊：10月31日。

头晕好转，心情舒展，但因家庭琐事又致心情不佳，善太息，左侧手足麻木依然。脉两尺弱。

泽泻30克，白术15克，石菖蒲6克，当归10克，生熟地黄各15克，川芎6克，炒白芍10克，党参15克，茯苓10克，炙甘草3克，仙灵脾18克，巴戟天12克，枸杞子10克，肉苁蓉10克，香附10克，砂仁（后下）3克，黄芪15克。

6剂。每日1剂，煎服法同初诊。

三诊：11月11日。

头晕增重，伴恶心纳差，咽有异物感，舌苔白腻，脉弦，尺弱。

泽泻30克，白术15克，石菖蒲10克，当归10克，熟地黄12克，炒白芍15克，川芎5克，白蒺藜12克，半夏10克，天南星6克，枸杞子12克，仙灵脾15克，肉苁蓉10克，炒三仙各10克。

6剂。每日1剂，煎服法同初诊。

四诊：11月21日。

头晕显减，纳食有增，但失眠，入睡难、早醒，喉拘，耳痒，轻微恶心，自觉与近1周食羊肉、羊杂有关，而后多有抱怨。舌苔薄腻，脉细弦。

半夏15克，石菖蒲10克，厚朴10克，茯苓10克，柴胡6克，香附10克，苏叶3克，当归10克，炒白芍10克，生姜3片。

3剂。每日1剂，煎服法同初诊。

五诊：1985年1月8日。

停药月余，虽仍头晕，但很轻微，患者很是欣慰。现觉乏力，口干入夜尤甚，不喜饮，纳谷欠香，情绪又有些低落。舌尖红，苔白薄净，脉细弦。

山药30克，党参15克，白术7克，炒扁豆12克，生薏苡仁15克，石斛6克，玉竹6克，莲子肉10克，炒白芍10克，生山楂10克，神曲12克，生麦芽12克，麦冬10克，菟丝子10克，当归10克，升麻3克，柴胡3克，生姜3片。

6剂。每日1剂，水煎两次兑匀，均分，早、晚温服。

六诊：2月6日。

年关将至，难免忙忙碌碌，近日觉头昏、头晕，傍晚明显，健忘，恶心，气短。舌苔薄腻，脉弦细，右尺弱。

当归10克，川芎5克，炒白芍10克，泽泻50克，白术20克，茯苓10克，香附10克，砂仁（后下）3克，菟丝子15克，炒杜仲10克，生龙骨（先煎15分钟）15克，生牡蛎（先煎15分钟）15克，磁石（先煎15分钟）15克。

6剂。每日1剂，煎服法同五诊。

七诊：2月13日。

头晕很轻微，仍觉手有些麻，睡眠安稳。要求继续服药调理，以免年关再行叨扰。

当归10克，川芎5克，炒白芍15克，泽泻30克，白术15克，熟地黄10克，巴戟天10克，肉苁蓉10克，山药15克，山茱萸10克，黄精10克，麦冬10克，五味子6克，远志6克，茯神12克，夜交藤30克，炒酸枣仁10克。

3剂。每日1剂，煎服法同五诊。

八诊： 8月14日。

半年未曾服药。久违之月事来临，现值经净后第5天。自觉胸闷，心里发急，气短，入睡难，脉细弦。

当归10克，炒白芍12克，茯苓12克，白术6克，炙甘草3克，香附10克，砂仁（后下）3克，炒酸枣仁15克，合欢皮12克，干姜3克，薄荷（后下）3克。

按： 该例席汉氏综合征，亦未用激素替代疗法。本案之中医主要病机为气血不足，肝郁夹饮。血不足乃因产时所伤，气不足乃血虚气无所依，因虚而力不从心，因虚而郁，因虚而脾肾不足，水湿失运，以致饮邪随之而生。初诊时以头晕为主，以泽泻汤合当归芍药散加参、芪为主治疗，遂得以缓解。在两年时间内，间断历经八诊治疗，累计服药40余剂后月事来临，虽未完全复常，但与中药改善内分泌有关。

席汉氏综合征多因分娩时大出血造成垂体缺血性坏死，垂体前叶内分泌功能不足所致。以上两例均有此病史可循。腺垂体组织被破坏50%以上才出现临床症状，西医治疗席汉氏综合征的步骤与方法一般有三。①一般治疗：注意休息、保暖，给高热量、高蛋白、高维生素饮食。②对症、支持治疗。③激素替代治疗：根据所缺乏的激素种类，应用甲状腺激素、肾上腺皮质激素、雌激素及孕激素等作为替代。

席汉氏综合征在中医学中无相应病名，随本病之发生、演变及其主要证候，分别可归属“产后血晕”“闭经”及“虚劳”

等范畴。中药治疗本病确有较好效果，值得推广。究其病损脏腑，虽然孙思邈有“妇人产讫，五脏虚羸”之说，但主要涉及脾、肝、肾三脏。肾为先天之本，主生殖。产后失血，气随血脱，致使气血两虚，继而损及肾阴肾阳；脾为气血生化之源，后天之本。产后血崩，气血两虚，脾土失养，致使脾失健运。若肾阳不足，脾失温煦，脾阳亦衰，故肾阳虚与脾阳虚两者常可互见，而成脾肾阳虚之证；肝为藏血之脏，又为女子之先天。大量失血可致肾之阴血不足，肝肾同源，肾阴匮乏致肝血不足，终致肝肾阴虚，而见经少、闭经。

本病之中医病机演变及病机特点亦有迹可循，最初始于失血，随即由血及气，既病之后以气血双亏为主；随之，因病患体质及外部因素之故，可致阳虚或阴虚。阳虚以脾肾阳虚为主，阴虚则以肝肾阴虚为多。病久之后，因虚而致血瘀，因虚而致气郁，所有病患均有气血不足之见症，尤以气虚为最。

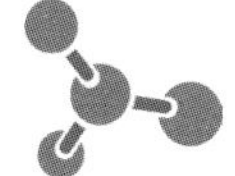

药随证转治疗血栓性静脉炎

案　刘某，男，61岁，芮城县人，某银行退休职员。

初诊： 1985年4月20日。

患者由其女搀扶来诊。数日前左足背、左小腿下段突然出现网状和柱状红肿条状物，疼痛明显，难以行走，局部皮温增高，有明显压痛，在某医院诊断以左下肢浅静脉炎，经抗炎治疗，效果不著。因慕余父之名，急来求治。其人舌质暗，苔黄腻，脉沉细滑。证属湿热下注，热灼血脉成瘀，血脉受阻，不通则痛。治当清热利湿，活血通脉。

外涂如意金黄膏如铜钱厚，一日两次。

内服四妙勇安汤加味：金银花60克，玄参20克，当归15克，生甘草6克，苍术10克，黄柏10克，川怀牛膝各10克，益母草30克。

3剂。每日1剂，每剂水煎两次兑匀，均分，早、晚温服。

二诊： 5月10日。

患者虽自行走来，但步态有异。细询之得知，患者家在外地，因家中突遭变故，一诊次日即匆匆返回老家，边办事，边治疗。因用药之初效果特好，遂自按原方药内外叠加，连续用药15天后，原左足背、左小腿下段局部网状和柱状红肿处疼痛减轻，但局部皮色变暗，有索条状物，扪之硬而痛，似管状，患者谓似“别了根竹签样”。余父详查后谓：患者年逾六旬，气血已衰，从初诊脉“细”，体态清瘦，可知其非体壮之人。虽初诊用药效佳，乃方药对证，但随着人体正邪交争，病机已经转化，此时当药随证转，而寒凉过剂、内外交攻，已现寒凉冰伏之弊。刻下舌红，舌中苔黄腻，脉沉细弦。治当扶正温通，活血化瘀，佐以清解。

黄芪15克，党参12克，制附子5克，川牛膝10克，当归12克，茯苓10克，忍冬藤15克，丹参12克，川芎10克，制乳没各6克，赤芍10克，三棱10克，莪术10克。

3剂。每日1剂，煎服法同初诊。

上方加减计20余剂，症十去其九。因患者年迈体弱，加之清热利湿，活血化瘀反复医治，肾虚在所难免，余父为其另疏一方，丸药缓图，以竟全功。

制何首乌80克，枸杞子80克，菟丝子75克，肉苁蓉60克，熟地黄60克，炒山药75克，炒牡丹皮50克，茯苓60克，建泽泻60克，仙灵脾80克，怀牛膝60克，炒丹参150克，炒杜仲60克，玄参80克，赤芍150克，草红花30克，制桃仁60克，忍冬藤80克，蜂蜜1300克。

炼蜜为丸，每丸重10克，早晚各2丸，温水送服。

按：血栓性静脉炎是指静脉内腔的炎症，同时伴有血栓形成，是一种较多见的周围血管病。其成因主要有静脉管壁损伤、血流滞缓和血液高凝状态三大因素。临床有浅层和深部静脉炎之别。血栓性浅静脉炎的诊断依据中华人民共和国中医药行业标准《中医外科病证诊断疗效标准》：①多发于下肢的浅表筋脉，尤其是横解之筋脉，其次是上肢和胸腹壁浅表筋脉。②急性期，病变筋脉表面红肿热痛，一般局限在一条筋脉上，呈索状上下蔓延。游走性者多条筋脉受累及病变呈片块状红肿，并扪及多个结节，皮肤色素沉着。③慢性期，病变筋脉呈索条状或结节状肿硬，并与皮肤粘连，表面色素沉着，牵拉时呈沟状，肢体活动时有牵扯感。发于下肢者，可有坠胀隐痛，胫踝浮肿。④患肢常有外伤、感染、静脉给药等病史。

血栓性浅静脉炎属于中医学的“脉痹”“恶脉”“青蛇毒”“赤脉”“黄鳅痈”等范畴。早在晋代，葛洪于《肘后备急方》中就有明确记载：“恶脉病，身中忽有赤络脉起如蚓状”“皮肉卒肿起，狭长赤痛名腨。”隋代巢元方于《诸病源候论·恶脉候》中进一步指出了本病的病因病机及其预后，“由春冬受恶风，入络脉中，其血瘀结所生”“久不瘥，缘脉结而成瘘”。唐代孙思邈称该病为“赤脉病”。宋代以后，对本病又有新的认识。宋代赵佶于《圣济总录·恶脉》中载有“治恶脉肿毒，毒气攻脉中，卒肿痛作结核，或似痈似疖，而非时使人头痛寒热气急者，数日不除”。明确指出本病不同于一般化脓性疾病。清代吴谦等在《医宗金鉴·外科心法要诀·黄鳅痈》中称本病为“黄鳅痈”，如“此证生于小腿肚里侧，疼痛硬肿，长有数寸，形如泥鳅，其色微红，由肝、脾二经湿热凝结而成”。历代医家对本病的认识和治疗均积累了丰富的经验。

本案治之初，其人舌质暗，苔黄腻，脉沉细滑。其证属湿热下注，热灼血脉成瘀，血流受阻，不通则痛，治当清热利湿，活血通脉。所处方药当属合拍，从“初诊用药效果特好”可鉴。

四妙勇安汤由“金银花、玄参各三两（各 90 克），当归二两（60 克），甘草一两（30 克）”组成。该方出自清代鲍相璈之《验方新编·卷二》，本无方名，现方名出自《中医杂志》，有清热解毒、活血止痛之功。方用大剂金银花、甘草以清热解毒，其中玄参清热散结兼有滋阴之用，再加当归活血和营，药味简少，量大力专，用治脱疽溃烂，热毒正盛而阴血耗伤者最为适宜。本案一诊选用本方者，乃用其清热解毒、活血化瘀之功，配以除湿之品。

病情转化在于方药未变且连续用药 10 余天之后，因寒凉过剂而阳证转阴，致使病情迁延难愈。一般而论，阴证转阳，则病入佳途；反之，阳证转阴，则病况堪忧。故而《医宗金鉴·外科心法要诀》有托里透脓汤妙方，由“人参、白术、穿山甲、白芷各一钱，升麻、甘草各五分，当归二钱，黄芪三钱，皂角刺一钱五分，青皮五分”组成，主治“痈疽，气血亏损，脓成难溃者，将溃时，紫陷无脓，根脚散大者，以托毒排脓”。《外科证治全生集》有阳和汤之治，以“熟地、肉桂、白芥子、姜炭、生甘草、麻黄、鹿角胶”温阳与补血并用，祛痰与通络相伍，可使阳虚得补，营血痰滞得除。而本案第二诊之治，与上二方有异曲同工之妙。处方中以党参、黄芪、制附子益气温阳，扶助正气，用诸活血化瘀之品直达病所，妙在用忍冬藤一味，于众温通活化之品中独树一帜，其意何如？本案缘自“湿热下注，热灼血脉成瘀”，而炉火虽熄，当防灰中有火，此亦得之于阴阳之妙，然选方用药之轻重缓急自当忖之。

谈及病证阴阳转化，忆及1997年春，一妇人由乡下甫至余诊室即瘫坐在地，气喘吁吁，喉中痰声辘辘，语声低微而断续，恳望施救。余同其家人连忙扶其坐于椅上，细询之方知，其人素有气管炎，一周前伤风感冒，旋即寒热作，咽痛甚，咳嗽痰多、质黏、色黄、量多，在本村卫生室输液用青霉素等连续治疗6天后，病情明显好转，依卫生室大夫之意，再治疗一天以资巩固。未曾想输完液回至家中，即渐觉疲乏、气短，当晚喉中痰声辘辘，气喘吁吁，天明即驾车来诊。余施以射干麻黄汤而其危得解。人均知中药有寒热之别，未曾晓西药亦有温凉之质。有关此论，早年的《中华内科杂志》有载。盖青霉素乃寒凉之物，用之适当，效如桴鼓，而脾虚之人用之，必腹胀纳差；阿托品属温热之品，用之不当，亦可令人不胜烦扰。曾遇一病患，其人口干舌燥非常，心悸、心烦不得眠，夜半在庭院中来回踱步，焦躁哭泣。详询病史，得知其因病在西安某医院诊治，余检其所用药物中有阿托品，嘱停用该药后症情缓解。世间万物皆有阴阳，中西药物同理，而阴阳转化之机巧在于“压死骆驼之最后一根稻草”，过犹不及是也。如何把握病机？除临床细致入微之四诊合参可窥玄机外，别无他途。

纵观本案前后治法，中医诊疗不可拘于一法一方一药，当根据四诊所收集之信息，对症状予以判断分析，然后根据相应证型确定对应之治疗方法。

又及：北京中医医院外科大家房芝萱先生治疗血栓性浅静脉炎用药有独到之处，凡软化索条状物必用玄参，取其养阴软坚散结之功，可用至 30 克，其配用穿山甲（现应注意使用其替代品）软坚散结效果更好；慢性期大量用忍冬藤，因瘀久亦能化热，故仍须用其清热解毒，尤能清经络中湿热之邪，且仍要用玄参、石斛养阴散结。本病若在慢性期，生黄芪用量不宜太多，要在借其推动之力，气行则血行；同时，因血得温则行，故加桂枝以温通。

本案所及为血栓性浅静脉炎，而深部静脉炎好发于下肢的小腿、胸壁静脉及股髂静脉，前者为小腿肿胀，后者以大腿肿胀为主。患肢肿胀呈筒状，伴疼痛，行走加剧，远端有压迹，皮肤呈浅灰紫色，浅静脉扩张明显。1 ~ 2 月后，患肢胀痛可渐缓和，但肿胀往往朝轻暮重，与活动有关。少数转为慢性静脉回流障碍，患肢浅静脉曲张、血栓性浅静脉周围炎，甚至瘀血性下肢溃疡感染。中医辨治效果较好。

再及，在临床中笔者发现：下肢静脉血栓易见于左下肢。究其因由，此与人之正常生理解剖有密切联系。由于腹主动脉位于脊柱之左侧，下腔静脉位于右侧，左髂静脉在腹部中央线回流至下腔静脉时，其前方是内压很高的右髂总动脉，而后方则是坚硬的脊柱，左髂静脉被夹在其中，致使股静脉回流不畅而更易使血栓形成。

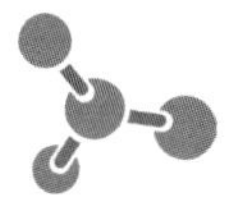

疑似冠心病之胃石症治验

案　陈某，男，65岁，芮城县人，农民。

初诊：1985年9月15日。

患者因反复解黑便两天来诊。10余天前因胸部刺痛及胸部憋闷，县城某医院拟诊：心脏供血不足。患者面色萎黄，形体瘦弱，精神紧张，表情痛苦，嗳气时作，又诉腹胀纳差，胸口隐痛，恶心反酸。余父为其行物理检查后，在其病历上留下一串记录：心脏听诊未见异常，心界正常。胃脘部隆起，抚之不适，可扪及2～3枚儿拳大小之球状物，推之可移动，触压有痛感。余父嘱其做上消化道钡餐透视检查，结果为：胃体部可见3个（约4 cm×2 cm、6 cm×4cm、6 cm×6 cm）不规则之充盈缺损，边缘清晰，加压时肿块可移动，胃壁无改变；胃内可见大量食物残渣；胃角部胃壁有龛影，大小约0.8cm×0.5cm。结论：胃石症，胃角溃疡。医院劝其手术治疗，病家质疑并谢绝，复来求治于余父。

追问病史，患者半月前曾食软枣及柿子三四个，其后即睡觉，次日晨起即觉脘腹痞塞胀痛，并伴有胸部从左向右发作性刺痛，有时向剑突下或咽部放射，右侧卧位即觉胸部憋闷，县城某医院拟诊：心脏供血不足。治疗三日，症似好转，亲友又劝其前往另一家医院，拟诊为“消化不良”，给予干酵母、莨菪碱片等，以常规药量口服旬日，病情略有改善。由于近两日发现黑便，方觉病情严重，全家亦为之紧张不已。患者素来体弱，脾胃素虚，常畏生冷，腹胀便溏，刻诊：舌体大，苔白腻，脉细弱。证属脾胃虚寒，食滞胃腑，蕴结成积。治宜温中健脾，消积化滞。方选理中汤增损。

党参 30 克，炒白术 10 克，干姜 10 克，制附子 10 克，高良姜 6 克，半夏 10 克，厚朴 15 克，炙鸡内金（研末冲服）12 克，炒神曲 20 克，炒枳实 10 克，炒莱菔子 15 克，莪术 10 克，三七粉（分吞）3 克，炙甘草 5 克。

3 剂。每日 1 剂，水煎两次兑匀，均分早、中、晚 3 次温服。

二诊：9 月 20 日。

9 月 16 日上午（已服上方汤液两次），患者上腹及脐周疼痛阵作，经揉按后稍有缓解；下午 1 时许，服上方后约半小时，腹部胀痛加重，伴干呕。3 时许患者吐出一块硬物后，觉咽部仍似有物，吐不出，咽不下。憋闷之余，患者灵机一动，因其平日喜欢喝米汤，随即喝了一小碗后，自觉咽部物体又跌落至胃中。少顷，又觉心下温温液液，似欲吐而不得，深吸气再憋气后可缓解，如此反复数次，患者又试着喝些汤汤水水后，吐出一块硬物，腹痛逐渐减轻。所吐硬物色黑褐，其中较大者似由多个小硬结组成，将其分离后，发现有的坚硬，有的较软。细思之，同样是胃石，其硬度因何如此不同？经追问病史得知，患者生于柿乡，从有“暖柿子”（生柿子经热水浸泡后，不涩即可食，本地称为“暖柿子”）开始，便陆续有柿皮、柿丸、柿饼等可食，患者便接续开吃。因平日便溏，患者食用柿类后大便可成形，故常食之。半年前，无明显诱因偶觉胸口及胸骨下段后方不适，曾就诊于县城某医院，怀疑心脏疾患，心电图检查提示心脏供血不足，经中西药治疗周余，症状略见好转。由此推断，患者长期食用柿类，加之脾胃素弱，胃内早有小胃石存在，所造成之胃部症状，即被素体胃弱、胃部不适所掩，旧石越积越硬，新石与旧石互结聚积，由小变大，终成大患。

然而，服用一诊方药后，虽然疗效尚好，但方药并非催吐之剂，因何初服腹痛加重且伴呕吐？余求教于余父。其曰：国之御外驱敌者，国力为王；人之御外祛邪者，正气为先。患者脾胃素虚，加之年逾花甲，气力渐为不足，因而祛邪无力，故胃石久久难除且日渐增大。经服用理中汤后，中阳得以振奋，加之午时乃一日之阳气最旺之时，天人相应，患者之中阳凭借天时之力与胃内久聚之邪奋力一战。胃石之出路，一为向下顺行至肠道，一为逆其来路奋力向上吐出。二者皆为胃之自我保护。正因如此，患者遂有以上诸症出现，此实乃正气祛邪外出之佳兆，亦为胃石之出路。若非患者笃信余父之医术，半途并未终止服药，则难有此疗效。看来，医患之间，信任是宝，信任二字，其说易而做难矣！

刻诊：疲乏，纳可，舌质淡暗胖大，苔白略腻，脉弦细。腹诊：原有之儿拳大小之球状物触诊不满意。患者脾胃素弱，复经呕吐，气力受损，中气不足以再战，虽近日大便不畅，但胃腑痰食瘀湿结滞难免下行肠道。为今之计，继宜扶正排石，仿温脾汤法。

治则：温中健脾，消积化滞，稍事通下。

党参30克，炒白术10克，干姜10克，高良姜6克，半夏10克，厚朴15克，炙鸡内金（研末兑服）15克，炒神曲20克，炒枳实10克，炒莱菔子15克，莪术10克，制附子10克，芒硝（分冲）10克，三七粉（分吞）5克，炙甘草5克，生姜3片，大枣（擘）3枚。

3剂。每日1剂，水煎两次兑匀，均分早、中、晚3次温服。若每日排便超过3次，则芒硝减量或停服。

三诊：9月25日。

初服药后24小时内，大便内可见多个小疙瘩，故虽排便4次，但便后腹部较舒适。患者自谓，除邪务尽，多排必定有益，故翌日芒硝并未减量，继续服用，仅排便3次，服至第3天，排便两次。3剂均服用原方原量，现大便未见血色，虽仍不成形，但食欲改善，纳食增加，精力好转，腹部亦较舒适。

遂嘱继服附子理中丸及香砂养胃丸调养善后。

按：患者所处之柿乡，食柿者多多，然得胃石者寡。临床所见，得胃柿石者，有仅食少许即得者，有一次食用较多而得者，有食用次日即得者，有食用后较长时间方有感知者。本例患者缘何得之？概因一次大量食用柿类食物，难免罹患胃石。曾有一邻里，空腹一口气吃了1千克生山楂果，并喝牛奶。之后数天出现不定时上腹无规律隐痛，到医院检查得知，仅4天时间，胃里竟长出了一大块山楂结石。此虽与所食之物多寡有关，但脾胃素弱，运化少力，乃为发病之根本。水谷诸物入胃，得运化则为精华，失运化则为积滞，终成胶着凝固之势，难以消除排解。

胃石症多与空腹进食柿子、山楂相关，柿子甘涩性寒，山楂酸涩性凉。寒凉凝滞，酸涩收敛，过食则损伤脾胃，或脾胃素弱，运化失司，积滞成痰，痰湿交阻，顽痰固结，瘀阻中焦，日久渐成积块，殃及胃腑，壅塞阳明，致中焦气机失调，传导失职，升降失序，清阳不升，浊阴不降，痰、瘀、湿、滞既可由此内生，亦可因之加重，瘀结胶着而成积聚。本病病位在脾胃，多属中医“积聚”“癥瘕”范畴，其病机以气机升降失常为本，痰湿瘀滞为标。胃腑之气以和降为顺，以通为用。治宜祛痰消食，理气化痰，软坚散结。余父常教导曰：胃石症初期邪实突出，若邪实不除，最易伤正，此时以治标为要；中期正气较弱，宜攻补兼施；后期以补虚为主，法以扶正祛邪。治疗当遵“六腑以降为顺，以通为用”之旨，并行通腑散结，消导破瘀，健脾化积之治则。标实证治以调畅脾胃气机为先，兼化痰瘀，择时扶正祛邪兼顾，使胃气得降，中州得运，气机通畅，五脏六腑安和。

本案方中党参、炒白术补益脾胃之气，依燕山名医张锡纯之见，三棱、莪术与参、术、芪诸药并用，气血壮旺，即可驾驭药力以胜病邪，可开胃进食，调血和血，瘀血之化亦较速（本案一、二诊方中仅用了张氏经验中的白术、党参与莪术，并未全用，是谓临床可以师其法，而不必会其意）；干姜、制附子温煦助阳，胃肠蠕动有力，炒枳实、厚朴、芒硝降胃气、通肠气、排滞气，炙鸡内金、炒神曲、炒莱菔子、半夏消积化痰导滞，诸药合用，动静配伍，消中有补，补而不滞，消不伤正，可达健脾化痰、行气消瘀、消食化积之功。

笔者临床曾获治胃柿石症验方两首，愿与同道共享。

1. 治胃柿石症方：郁金 10 克，白矾 5 克，火硝 10 克，滑石 20 克，生甘草 3 克。上药各为细末，混匀，均分 10 份。每次 1 份，每天 2～3 次，饭后 1 小时以生姜 3～5 片切碎泡水送服。体壮者可加量，体弱者当减量。一般一周即可初见成效，两周大见成效，三周可愈。功可行气化痰，通便散结。主治胃柿石症。有配服保和丸或香砂养胃丸者，得效较速。

2. 治胃柿石症方：党参 15 克，白术、鸡内金、枳壳各 10 克，槟榔、木香、炙甘草各 6 克。大便干结者，加大黄 3～6 克。每日 1 剂，水煎，分 3 次温服。小儿用量酌减。主治胃柿石症气虚气滞型，症见上腹痞满，胃脘胀痛，恶心呕吐，大便干结难出，舌淡苔白，脉弦者。

有感于胃石症对人体健康之影响，余父常用现代医学知识为病患排忧解难。他认为，对于胃石症要注重预防，医者更要掌握及时和早期诊断的技术。

关于胃石症的预防，他认为应做到以下三点：①避免空腹进食大量柿子、黑枣等。②不要过量食用山楂（现如今还应注意不要过食羊肉串），并注意戒除吞食毛发的恶习。③不要在食用柿子、黑枣、山楂等的同时食用牛奶、螃蟹、豆浆、虾类。因较高含量的鞣酸、柿涩酚在胃酸作用下易与蛋白质胶合形成大分子、不溶于水的鞣酸蛋白，后者再与柿子中的树胶、果胶和柿皮类植物纤维粘合，迅速形成胃石。

关于胃石症的诊断，余父经验丰富：当患者有食用柿子、山楂、黑枣史，食后不久出现胃部症状，包括反复上腹痛、呕吐、黑便等时，即应高度怀疑胃石症，此时即应为病人做腹诊，当病人除胃区有压痛外，在胃区触及质硬、光滑、可移动的包块时，应警惕胃石症之可能。此时即应嘱患者行进一步检查：当 X 线钡餐透视可见包块与胃壁分离，形态不一，并可在胃内游动，或胃镜发现胃石（有的同时可发现胃角溃疡）时，即可确诊胃石症。

现代医学认为，胃石属胃内异物，多因进食某些既难以消化，又不易排出的植物纤维、药物、毛发等，在胃内滞留而凝结成硬块。可分为植物性、动物性和药物性三种。植物性胃石中，主要是柿胃石和黑枣胃石；动物性胃石有食用大量烧烤羊肉串所致的羊肉性胃石；毛发性胃石系患者多有嚼食毛发的怪癖或用毛发治病的经历；药物性胃石中，除与医用硫酸钡、制酸剂和铋剂，以及部分坚硬的中药丸剂有关外，近年有用高浓度奶喂养低体重新生儿，形成乳酸性胃石的报道。

余父晚年临床虽以中医为主，但从不排斥西医的有效疗法，以下西医的特色疗法，各有千秋，各有其适应证，勿忘临床借鉴。①药物治疗：植物性及部分动物性胃石者，可服用消溶剂（柠檬酸和碳酸氢钠各等分）；胃动力欠缺者，可配服甲氧氯普胺、多潘立酮或西沙必利，促进胃蠕动以利排石。亦可配服中药保和丸等。②手法碎石疗法。③ X 线下网套碎石法。④纤维内镜下碎石。⑤体外冲击波治疗。⑥外科手术治疗。

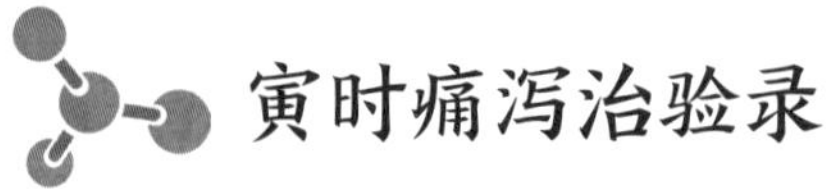

寅时痛泻治验录

案　宋某，男，35岁，平陆县人。

寅时痛泻3年余，常因之影响睡眠。屡服中西药效不佳。

患者体质较好，偏胖，肤色略黑，无萎黄。自述对服药已失去信心，不知该如何是好。腹痛即泻，泻毕痛止，每日凌晨3～4时即作，日行10余次，质地稀糜，有时呈水样便。食欲好，不畏生冷，3年来因睡眠时间较短，常觉疲乏。舌质淡红，苔白厚，脉双弦，右为甚。

证属肝旺脾虚湿盛，方选《丹溪心法》痛泻要方加味，以补脾柔肝祛湿止泻。

炒白术30克，炒白芍15克，炒陈皮12克，防风10克，茯苓15克，车前子10克。

6剂。每日1剂，水煎两次兑匀，均分，早、晚温服。

二诊：痛泻从寅初转为寅末，在早晨5时许。每日便次不减。舌质淡红，苔白转薄，脉由弦转浮。遵《伤寒论》第276条“太阴病，脉浮者，可发汗，宜桂枝汤”之旨，方药如下：

桂枝10克，炒白芍10克，炙甘草6克，生姜10克，大枣（擘）5枚。

3剂。每日1剂，煎服法同一诊。

三诊：大便有成形之时，仍为寅末必泻一次，便前稍觉腹部不适。虽便意较频，但多为欲便而不便，可抑制住便意（以前是憋不住）。此木气升发无力使然。

处以二诊方加生黄芪15克。

6剂。每日1剂，煎服法同二诊。

四诊：大便每日3~4次，每日初便在晨时，成形，腹痛显减。因患者有事外出，无法煎服中药，嘱用下方：

干姜（打碎）10克，炙甘草（捣碎）10克，每日沸水泡服。连服7~10剂。

半月后电告，腹泻已止，余无异常。

按：寅时为肺金行令之时，金气主降，而与之对应之升力在肝木。金降木升正常，则人体中气之运动圆通无碍，若有降无升则成寅时泻矣。治之之法，当助肝达木。桂枝汤乃调和木气之第一方，方中炙甘草、姜、枣调补中气。《辅行诀》有云："味辛皆属木，桂为之主……"桂枝助肝木之升，炒白芍润肝木之体，金降木升，中气转旺则木不克土，木调土运则痛泻可愈。

重症痢疾致鼻梁歪斜案

1976年秋，芮城县西陌镇一村民用小平车拉来一老妪，此人患痢疾二十余日，久治不效，病情日见加重。因近日突现鼻梁歪斜，乡里知医者及老人皆云系大凶之兆，故急来求治。患者年七十余，蜷卧于车内棉被中，面色淡灰无华，鼻准右斜而冷暗，呻吟不止而声微，四末清冷将至肘膝，舌淡红，被少许薄白苔，舌面有津，六脉沉细如丝。询其家人，知其日夜泻下数十次，量少而皆为红白黏液，且以暗红色黏液为多，食水少进。

此证属脾肾阳衰，兼以大肠湿热，确属危重。治当以回阳救逆为主，兼以清热燥湿。疏方如下：

制附子（先煎90分钟）30克，黄连6克，红人参（另炖）10克，炮姜10克，炒白术15克，炙甘草10克。

3剂。每日1剂，水煎两次兑匀，不拘时服用，并嘱药后若四末回温，病或可救。

二诊：患者服一剂后即索饮热水，二剂后四末微温，三剂尽则下痢有减，可进流食。病有起色，病家甚喜，即来复诊。

患者口干，舌红少苔，舌面乏津，遂改投乌梅丸方增减为汤，一周后愈，虽鼻梁仍有轻度歪斜，但其色已亮。

按：目为心之窗，鼻乃面之王。鼻上端连于额部，名为额，又名山根、下极、王宫；下端尖部高处名鼻尖，又名鼻准、准头、面王；额至鼻尖隆起为鼻梁，又名天柱、鼻柱。《灵枢·五色》有“五色”决于明堂之说，清代汪宏在《望诊遵经》中说：“欲观气色，先识明堂。”明堂为鼻之别称，又特指鼻准。中医素有“上诊于鼻，下验于腹”之说。鼻位于面部正中，其在短期内忽然歪斜者，确为凶兆，临证亦确有应验。患者初诊时虽痢下赤白，但因鼻梁歪斜且暗而冷，加之四末清冷，脉微欲绝，先后天二阳衰败之象显然，在此命悬一线之际，若非回阳救逆、温阳益气为主之治，恐不可救。复因其大肠湿热为致病之因，故佐以清热燥湿。方中制附子、红人参皆为药中四维（制附子、红人参、熟地黄、大黄）之一，临床用之得当，可担大任。制附子辛甘，大热，有毒（临床视其用量，一般要先煎一小时以上，以不麻口为度），功可回阳救逆，补火而助先后天之阳，且能散寒止痛，为回阳救逆之第一要药；红人参大补元气；炮姜守而不走，善固下焦，又能温中；炒白术健脾益气，炙甘草伏火补土，佐以川黄连清肠中湿热，六味合之，即为连理汤加附子，如此则命火得养而厥渐回，中阳得温而渐健运，肠热得清而痢渐止。二诊厥回可进食，继用治寒热错杂证之良方乌梅丸增损为汤，终收全功。

白内障防治经验

眼睛是人类心灵的窗户，工作、生活都离不开它。随着年龄的增长，各种眼疾不断出现，白内障更是老年朋友的常见疾患。如何保养眼睛、预防白内障，就成为人们关注的热点话题。据国家卫生健康委员会统计，我国 60 岁以上的老年人白内障发病率为 75%，70 岁以上老年人发病率高达 80% 以上。目前，我国老年白内障患者已达 3500 万人，因白内障致盲患者已近 500 万人，每年新增白内障患者 50 万人，并以每年 8% ~ 10% 的速度在增长，白内障发病情况触目惊心。

何为白内障？

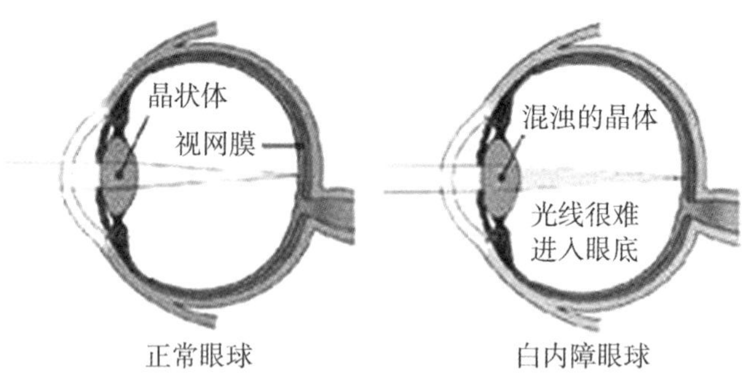

因各种原因，如衰老、遗传、局部营养障碍、免疫与代谢

异常、外伤、中毒、辐射等，引起晶状体代谢紊乱，导致晶状体蛋白质变性而发生混浊，称为白内障。此时光线因被混浊的晶状体阻扰而无法投射在视网膜上，从而导致视物模糊。多见于 40 岁以上人群。

预防和治疗白内障宜早不宜晚，而关键在于早发现。以下为白内障的早期症状：

1. 视物模糊。有时会觉得光线周围出现光圈、物体的颜色不够明亮。发展过程相当缓慢，并依晶状体最混浊的位置及其发展过程而定。

2. 单眼多视。在白内障初期，晶状体部分混浊、部分透明，光线通过晶体投射到视网膜上的物像会产生双影或多影。

3. 色觉异常。白内障初期，由于晶状体吸收水分多而肿胀，其上皮细胞隙增大而填有微粒水滴，光线透过晶状体时会发生折射而呈现彩色光晕，俗称虹视。

4. 昼盲或夜盲。若晶状体混浊先在中央部开始，白天光强、瞳孔缩小时，光线进入眼内受阻，因而出现昼盲；如晶状体混浊位于周边部，晚上暗光进入赤道部视网膜受阻，而赤道部视网膜的杆状细胞专司夜视觉，因而会出现夜盲现象。

5. 眼前暗影。白内障初期，晶状体的部分混浊位于瞳孔区，在眼前可以出现位置固定、形状不变的点状或片状阴影。它与玻璃体混浊引起的飞蚊症有所区别，后者的暗影是可动的，虽然活动范围不大，但时隐时现，形状多变。

6. 眼老视减轻。部分老年人平时需要戴老花眼镜来看书读报，但是他们忽然发现自己不需要戴老花眼镜也能看得很清楚了，有的老年人很是为之开心。事实上，这不是个好兆头，这时的眼老视减轻是因为老年白内障初发时，晶状体凸度增加，屈光近点随之发生了改变，是白内障的早期症状之一。

白内障的防治

余父于 1976 年 12 月因早期白内障、原发性高血压病，从山西运城市人民医院退休。退休前出现视力模糊，近视力有改善，不戴眼镜看书较清晰。当时眼底检查：在虹光反射背景中，有车辐状暗影。印象：老年性白内障。

目前，关于白内障的保健方法有很多，余父的办法独树一帜：

每当夜间睡醒时，以双拇指甲背蘸本人唾液，涂双下眼睑皮肤 3 次，然后闭目至起床始睁眼。每夜 1 次。

结果：余父坚持 10 年，即使在旅途中亦从未间断。在此期间，他老人家写作《医疗逻辑》40 万字，《中西医结合证治手册》60 万字，至临终前白内障不但未发展，且视力模糊消除。读书、写笔记每日尚能坚持数小时。

余父曰：诚然，衰老乃人生不可避免之自然规律，视力下降亦在所难免。但是，以上所述之方法的确有一定维持视力的功效。特介绍于此，供早期白内障患者参考。

按：《素问·宣明五气篇》云："五脏化液：心为汗，肺为涕，肝为泪，脾为涎，肾为唾，是为五液。"其义为：唾液为脾肾所化，肾为人体先天之本，脾为人体后天之本，脾胃富集五脏之精、气血之华，故唾液中含有很多有益于人体健康长寿的物质，对养生保健有着特殊的作用。古代医家曾认为，唾液充盈者必体质强壮，并根据唾液盛衰来判断疾病状况。人体每天分泌唾液 1～1.5 升，就像泉水，取用无穷。因此，唾液有众多美称，如金浆玉醴、天池之水、金津玉液、神水等。

现代医学也表明，唾液中包含了血浆中的各种成分、十多种酶、近十种维生素、多种矿物质、有机酸和激素。唾液中还有一种唾液腺激素，能刺激人体的造血机能，延缓身体各个组织器官的衰老，预防老年性疾病，有利于人的健康长寿。唾液中还有一种过氧化物酶，可以抑制致癌物质的毒性。此外，唾液还具有消炎、解毒、助消化及润肌减肥等功能。

白内障的日常保健

生活中的细节，往往是影响健康的关键性因素。降低白内障的发病率，必须从生活中的一点一滴做起。

1. 避开强光（紫外线）。强光特别是太阳光紫外线对晶体伤害较重，照射时间越长，患白内障的可能性越大。在光线比较强烈的情况下，在户外活动时，应戴有色眼镜或遮阳帽。

2. 避免机体缺水。老年人体内缺水是导致晶状体变混浊的原因之一，要养成多饮水的习惯。

3. 每次用眼时间不要太长。看书、看报、看电视等，每次用眼时间不要超过30分钟，以避免眼睛疲劳。要经常进行远眺，放松眼肌。

4. 饮食注意

（1）常饮茶。茶叶中含有一种鞣酸物质，其具有抗氧化反应作用。白内障的发生是体内氧化反应所产生的自由基作用于晶状体所致，故经常饮茶可在一定程度上防止白内障的发生。有研究表明，每日饮茶5杯，对防止白内障的发生和发展具有良好效果。

（2）多吃富含维生素C的食物。白内障是光线与氧气长期对晶状体产生作用的结果，而维生素C能减弱光线和氧气对晶状体的损害，从而防止白内障的发生和发展。为此，患有白内障的中老年人应适当多吃一些富含维生素C的食物，如西红柿、大枣、刺梨及新鲜绿色蔬菜等。

（3）多吃富含锌的食物。据相关研究，在晶状体中锌的含量较高，而患有白内障的人晶状体中含锌量明显减少。所以，缺锌很可能会导致白内障形成，因而患有白内障的人应多吃些含锌丰富的食物，如青鱼、沙丁鱼、瘦肉、花生、核桃、牡蛎等。

（4）多吃富含硒的食物。机体内的硒含量不足，可导致晶状体中的谷胱甘肽过氧化物酶活性明显下降，白内障的发病率则会明显升高。预防白内障应适当多吃一些富含硒的食物，如芦笋、蘑菇、谷物、鱼、虾等。

5. 控制血糖。糖尿病病人，其白内障比正常人来得早且发展速度快，所以糖尿病病人尤其要控制好血糖。

6. 避免外伤。工作及运动中要保护好眼睛的安全，因为眼部外伤可能导致白内障的发生。

7. 保持心情舒畅。要避免情绪过度激动，保证全身气血流通顺畅，提高机体抗病能力，这对老年性眼病的康复同样重要。

8. 减少辐射。手机在接通的最初 3 ~ 5 秒不要立即通话，看电视的距离要求是电视对角线的 7 倍。

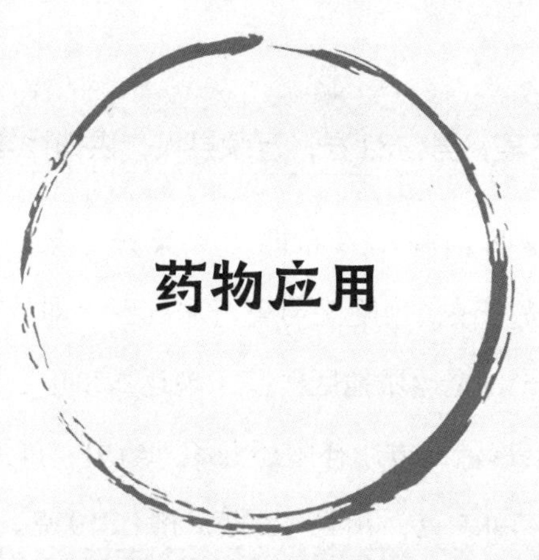

药物应用

大剂量黄芪为主治疗截瘫及半身不遂

案1　王某，男，31岁，万荣县人，供销社售货员。

患者于3日前骑车带布匹去某集镇赶集，回城后即回家，在院内洗完澡，当晚又与妻行房，翌晨即从腰以下截瘫。1958年4月5日至运城地区医院（现运城市中心医院）内科，经按气虚血瘀诊治，方用补阳还五汤。药用：黄芪120克，当归6克，赤芍4.5克，川芎12克，桃仁10克，红花10克，地龙12克。随症加减，治疗4月，无寸效，即动员去西安治疗。经住院治疗约两年，仍无寸效，乃出院。陪侍人说："你两腿麻痹，今生不知何时还能来西安，何不在西安游玩几天再回？"乃四处遍览西安名胜古迹。一日至西安东大街某中药店，问坐诊老中医能否医治，诊后告之以能治，乃服中药5～6剂，竟步履如常。遂回运城，来院看望。余父正在巡诊，忽某住院医生告该患者痊愈而归，余父即往见，该患者着革履健步趋前握手，问以服何方治愈，其将所服药方交予余父，仍乃补阳还五汤也！仅黄芪在运城医院用120克，彼用500克耳。余父常谓此例使其感受颇深。

按：此案黄芪用量之大，效果之好，余父常常津津乐道。中国传统医学中之高手在民间，此言不差。西安此民间中医高手有胆有识，绝非率意为之。中医不传之秘在于量，诚哉斯语！

案2　王某，女，50岁，运城某商店店员。

患者于1960年4月3日入院。因晨5时发现患者心慌气短，肢软无力，口角流涎，手足肿胀，左半身不遂，口角㖞斜，失语而住院。查舌苔薄白，脉弦细，诊为脑血栓，给服侯氏黑散。5剂后神清，能言语，但左半身不遂如故。乃改用补阳还五汤：黄芪500克，当归10克，赤芍15克，川芎10克，桃仁10克，红花10克，地龙12克。服4剂后能下地行走，出院半年后随访，已正常工作。

按：补阳还五汤为清代医家王清任《医林改错》中之著名方剂。其在书中谓："此方治半身不遂，口眼㖞斜，语言謇涩，口角流涎，大便干燥，小便频数，遗尿不禁。"原方组成：黄芪四两（生），归尾二钱，赤芍一钱半，地龙一钱（去土），川芎一钱，桃仁一钱，红花一钱。水煎服。方后注云："初得半身不遂，依本方加防风一钱，服四五剂后去之；如患者先有入耳之言，畏惧黄芪，只得迁就人情，用一二两，以后渐加至四两。至微效时，日服两剂，岂不是八两？两剂服五六日，每日仍服一剂。如已病三两个月，前医遵古方用寒凉药过多，加附子四五钱。如用散风药过多，加党参四五钱，若未服，则不必加。”

半身不遂一症，属中风后遗症。相当于现代医学的脑梗死和脑出血后的神经机能症。《黄帝内经》称为“偏枯”。《金匮要略·中风历节病脉证并治》中记载：“夫风之为病，当半身不遂。”表现为一侧上下肢瘫痪，不能随意运动，常伴有瘫痪侧面部口眼㖞斜，日久则有患肢枯瘦，生活难以自理。

王氏方中重用生黄芪以补元气，气行则血行，为君；当归活血补血，为臣；配以赤芍、川芎、红花、桃仁活血化瘀之品，使瘀去而正不伤；地龙长于通行经络，诸药合用，共奏补气活血通络之功，为后世医家治疗气虚血瘀所致之偏瘫时所推崇。陆懋修在《世补斋医书》中指出：“方以黄芪为君，当归为臣，若例以古法当归补血汤，黄芪五倍于当归，则二钱之归宜君以一两之芪，若四两之芪即当臣以八钱之归。今则芪且二十倍于归矣。大约欲以还五成之亏，有必需乎四两之多者。”

中风，有中经络和中脏腑之分。中经络者较轻，无神志改变；中脏腑者较重，常有不同程度之神志病变。而治之之法，依余父经验，凡有神志病变者，当先以《金匮要略》中的侯氏黑散治之。待神志病变消除后，凡辨证属气虚血瘀者，即以补阳还五汤，用大剂黄芪治之，常获佳效！临床所见，肤白偏胖之人多气虚（此亦仲圣在《金匮要略》中所谓之“尊荣人”），加之又属软瘫（硬瘫为痉挛性瘫痪），肌肉松软无力，黄芪可放胆用之。

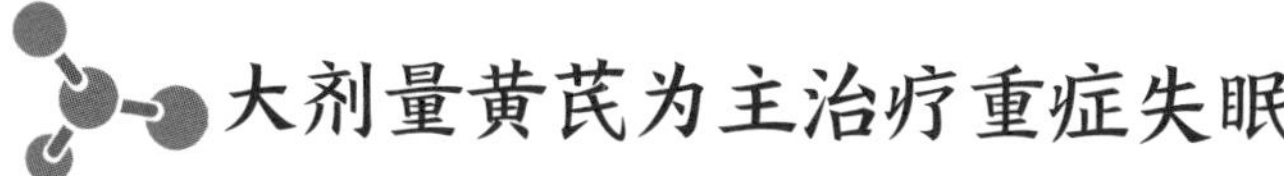

大剂量黄芪为主治疗重症失眠

黄芪为豆科黄芪属植物，始载于《神农本草经》，性微温，味甘。归脾、肺经。具有补气升阳、固表止汗、托疮生肌、利水退肿之功效。

余父临证60年，学验俱丰，其临床善用、敢用大剂量黄芪治疗各种疑难杂症，功专而效宏。其用黄芪，每剂轻则5～10克，重则可达500克。如此用量非常医所敢为，且其所治疾病亦非常医所能治，病家谓之效佳，医家闻之愕然。余若非侍诊在侧，亦不敢轻信。

案1　闫某，男，20岁，芮城县人。

初诊： 1985年10月25日。

患者失眠月余，近来常彻夜不眠，偶能小睡尚多梦，常惕惕然心悸，戚戚然善惊。查其所用方药，清心火者有之，清肝火者有之，养血安神者亦有之，皆无寸效。询其所由，缘于受其好友惊吓所致。观其面，黄白相兼而少华；望其舌，体大而色红，苔白薄润；诊其脉，细弦、双寸大而无力。此皆气血羸弱、心胆虚怯之候，余父处方如下：

生黄芪500克，麦冬120克，龙眼肉15克，炒酸枣仁15克，炙远志10克，老母鸡1只。1剂。

老母鸡与药共煮，以肉烂为度，煮好后吃鸡肉、喝药汤，每日2～3次，分3天服完。

约过周余，闫某一邻里来诊，谓闫某如此严重之失眠，服药一剂便瘥，故亦要求诊治其失眠云云。

按：失眠，古称不寐。以经常不能正常睡眠为特征，乃中医临床所习见。考不寐出自《难经·四十六难》，中医古籍中亦有“不得卧”“不得眠”“目不瞑”“不眠”“少寐”等名称。临证所见，不寐一症，轻则入睡难，或时寐时醒而复寐难，或寐而不酣；重则常彻夜不寐。盖阳入于阴则寐，阳出于阴则寤。不寐之病因、病机重在阴阳失调，主要有虚实两端：实者多为七情内伤、肝失条达、饮食失节、痰热上扰，虚者多为心肾不交、水火不济、劳倦过度、心脾两虚。

本例重度失眠案，乃受其好友惊吓所致。七情所伤，惊则气乱，然受惊吓者必因气乱而失眠乎？非也。邪之所凑，其气必虚。受惊吓而失眠者，必是正气先虚于内，而后受惊罹患。观本例之脉证，确属其然。其病机当为心胆虚怯。此类患者，平日行事谨小慎微，认真负责，唯体质偏弱，心脾常不足。本案所用方药，乃余父所常用。临证所见，本方用于失眠，病愈重则效愈佳，确有覆杯即愈之效。

曾治一例病患，系本县某局干部，因局长突发疾病殉职，县上责其暂为代职。其人工作谨小慎微，勤勉有加，但体质较弱，面白少泽，因诸事纷纭劳烦，加之工作压力大而失眠，西医诊为高度神经衰弱。初服诸安眠药有效，后又加大剂量或改换药物，非但少效，且其不良反应亦令人望而却步。初则每晚仅睡 1～2 小时，渐致彻夜不眠。性情由沉稳转见躁急不安，坐卧不宁，单位同事及家人均焦虑不安，唯恐其体力不支而步前任之后尘。综观病情，患者显系心胆虚怯，余父处以如上方药，时值夏日，患者又厌油腻，余父令余赴病家为其监制汤药，嘱其揩去药汤表面之浮油，其余如上法服之，遂愈。

余父用本案方药治疗重症失眠，亦有不用老母鸡者。1969 年秋，余父受医院委派，去汾阳为王某治疗脑出血，用侯氏黑散原方治疗两周后患者基本痊愈。当时汾阳医院院长遂举荐余父为汾阳某某治长达数年之失眠症。药用黄芪 350 克，麦冬 120 克，炒酸枣仁 30 克，龙眼肉 16 克，远志 12 克。水煎温服。一服即能通夜入睡。余父又处原方嘱续服，即返回。余父谓：案中处方亦可治癫症及重度神经衰弱，症愈重而效愈确，轻症不效。

案2　王某，男，19岁，学生。

初诊：1986 年 8 月 13 日。

患者因高考失利，遂整日急躁不安、风风火火已月余。一进家门即觉心急，进入屋内则更甚，进餐亦需在院内边踱步边进食。无奈之下曾去水库游泳，游完后全身出现凉痱子（即鸡皮疙瘩）。某医予以发表剂，又致多汗，气短，头昏，心里急躁更甚，困乏特甚时每晚可睡2～3小时。刻诊：面白少华，疲乏无力，纳少便常，舌红，苔薄白，脉虚弦。证属心脾两虚，治当益气宁神。

生黄芪500克，麦冬120克，炒酸枣仁25克，龙眼肉15克，合欢皮30克，炙远志10克，老母鸡1只。1剂。

老母鸡与药共煮，以肉烂为度，煮好后吃鸡肉、喝药汤，每日2～3次，分3天服完。

二诊：1986年8月18日。

患者来诊谓其急躁显著缓解，余症已瘥，唯纳差便溏，观其舌苔稍厚，予理中汤合陈夏六君汤加减善后而安。

按：黄芪为临床补气之佳品，广泛应用于脾胃气虚、中气下陷、表虚自汗、肺虚咳喘、气虚水停之水肿、气血不足之脓成不溃或溃久不敛等病症。随着现代医学对黄芪研究的逐步深入，发现黄芪中主要涉及多种皂苷、黄酮、多糖、氨基酸、亚油酸、生物碱、胆碱，以及硒、锌、铜等多种微量元素。其化合物具有较强的生物活性，有增强机体免疫力、保肝、利尿、抗衰老、抗应激和较广泛的抗菌作用。《中药学》中，黄芪常用量为10～15克，大剂量为30～60克。不同剂量的黄芪有不同的作用。邓铁涛教授治疗低血压综合征用补中益气汤，方中黄芪用量不超过15克；其治疗气虚痰浊型高血压病用黄芪合温胆汤，黄芪用量必在30克以上。余父认为，在治疗疑难重症时，大剂量使用黄芪可收佳效。黄芪用量500克，有益气安神除烦之功，诚所谓气有余便是火，气不足可生烦。临床所见，大概易烦者，常为阳虚气弱之人：其人心比天高，然其气较人为微，心有余而力不逮，故自负烦怨，旁及他人。在以上案例中，案1以重症失眠为主，案2以躁烦异常为甚，二者共同病机为心胆虚怯。但凡心胆虚怯之重症失眠或躁烦，均可用大剂量之黄芪为君，配以麦冬组方治疗。

麦冬又名麦门冬，为百合科植物麦门冬的干燥块根，草根有须像麦，其叶狭长似韭叶，凌冬不焦枯，故名麦冬。其性微寒，味微苦，入心、肺、胃经，有养阴润肺、益胃生津、清心除烦之功。常用于阴虚内热、津枯烦渴、肺热燥咳、痰稠气逆等症。《神农本草经》曰："麦冬久服轻身，不老不饥。"《图经本草》以新麦冬捣烂绞汁，与白蜜于银器中煎煮、搅动，待如饴糖状，温酒化服。其作者认为麦冬有补中益气、悦颜色、养心安神、延年益寿之效。黄芪为补气之尊长，益气除烦，其质燥性温；麦冬乃养阴之良相，清心除烦，其质润性寒。二味相合，宁心安神之力大增，既无温燥伤阴之弊，又无寒润损阳之嫌，可谓珠联璧合，妙极而功著。

酸枣仁有"东方睡果"之美称，为野酸枣的种仁，始载于《神农本草经》，被列为上品。其治疗失眠之功效，医界甚至国人均熟知。中医治疗失眠最为著名之方剂即医圣张仲景的酸枣仁汤。酸枣仁味甘、酸，性平。归肝、胆、心经。可补肝宁心，敛汗生津。用于虚烦不眠、惊悸多梦、体虚多汗、津伤口渴等症。《本草纲目》中有酸枣仁“熟用疗胆虚不得眠……生用疗胆热好眠”的论述。山东名老中医刘惠民先生常生熟并用，且用量较大：一般成人一次用量多在 30 克以上，甚至可多达 75 ~ 90 克者。

龙眼肉甘温，入心、脾经。善益心脾，补气血，安神。可治虚劳羸弱、失眠健忘、惊悸怔忡等症。远志苦辛，微温，归心、肾、肺经。可安神益智，祛痰消肿。用于失眠多梦、健忘惊悸、神志恍惚、咳痰不爽等症。

案 2 中用了合欢皮，该药有解郁安神之功。

中医认为，鸡肉能补肾益精、补益脾胃、补血养阴，可用于治疗阳痿、遗精、少精、食欲不振、面色萎黄或产后体虚、头晕、少乳、闭经及月经量少等。妇科名药“乌鸡白凤丸”就是以乌骨鸡为主要成分而成。尤其是老母鸡的补益作用更高，对于病久体虚的人颇为适宜。

综上，案中方药治疗重症失眠确有疗效。临床应注意：

1. 非重症或顽固失眠者慎用。

2. 非心胆虚怯者不可用。

3. 平日消化力弱者，可适当选加陈皮、山楂、砂仁等，或将药汤上之浮油适量清理。

有鉴于上案2之“整日急躁不安，风风火火已月余。一进家门即觉心急，进入屋内则更甚，进餐亦需在院内边踱步边进食”，余遂忆及山西汾阳名医赵明锐先生在《经方发挥》中用黄连阿胶汤治疗之两例“心中烦”患者，可与案2互参。赵氏所示案1为“心中烦”重证，为一19岁乔姓女孩。患发热病后，患者发生心中烦，躁扰不宁，睡卧不安，忽坐忽起，忽在炕上乱滚，无宁止时，狂呼怒骂，但神志十分清楚，绝非神昏谵语。如此日夜不休，凡九日九夜，头晕，口苦，身热面赤，舌质红绛、少苔、津枯，脉浮数。遂投以黄连阿胶汤，日服一剂，共4剂后，诸症悉愈；案2为“心中烦”轻证，此例患者为30岁刘姓女工。无明显原因突发心烦，仍能坚持工作，唯觉心中烦闷。数日后，渐至行为不能自主，无论何地，坐不及5分钟即起身走开，整天不由自主地乱走，但神志很清楚。尤其是“脉、舌皆属正常，也无任何兼证”，但服黄连阿胶汤2剂痊愈。

按：以上所治之案2，以躁烦异常为甚，其病机为心胆虚怯，其证类“至虚有盛候”，治用大剂黄芪复方；而赵氏所治，案1为心烦重症，其舌红绛少苔乃心肾之阴受损，阴虚阳亢，水枯火炎之候，治用黄连阿胶汤理所当然。关键是案2：其为心烦轻症，除行为不自主、随时暴走外，脉舌无异常，且无兼证，若非赵氏灵机巧辨，我等难以悟及用黄连阿胶汤。余将心烦数案并列于此，以广开思路，以明于临床。

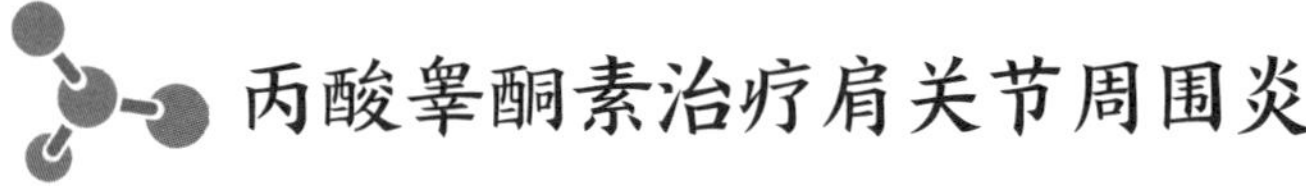

丙酸睾酮素治疗肩关节周围炎

余幼年时（20 世纪 60 年代初），记得母亲（约莫 50 岁）每天要带着一个药盒，去当时县城街上的某药店，找一个姓单的医生打针，好长时间一直如此。渐至年长，才知道母亲当时患有肩关节周围炎，所用药名叫丙酸睾酮素，每天肌肉注射 100 毫克，连续注射 100 针，母亲的肩膀痛彻底痊愈，至 88 岁寿终亦未再犯。处方是父亲所开，后来，每当父亲从运城回来，总有很多人找他看病，余亦隐隐约约记得有些人所患疾病与母亲类同，父亲亦为他们处以丙酸睾酮素。

父亲曾忆及当年临床用丙酸睾酮素的经历。他老人家认为《实用内分泌治疗学》很实用，学习了这本书之后，他率先将丙酸睾酮素应用于临床，用于治疗肩关节周围炎。其典型症状就是肩关节疼痛、活动受限。可见肩关节自发痛及压痛、怕冷、梳头困难等，可以并发失用性肌萎缩。有时生活中一不留神牵动了受累关节，突发之疼痛可似撕裂样，令人难以忍受，生产与生活明显受限。五十岁左右的成年男女均可罹患本病，而以女性为多。经丙酸睾酮素治疗，疗程一月至三月不等，绝大多数表现为初用好转，继用治愈。

临床应用丙酸睾酮素治疗肩关节周围炎取得效果之后，余父又将其应用于增生性关节炎所导致之腰腿痛，如腰椎增生所致之腰痛、膝关节增生所致之关节疼痛等，效果很好。病情较轻或机体反应明显者，往往肌注丙酸睾酮素（50～100毫克/天）后，三天即觉疼痛减轻，活动幅度加大，一周后即可参加活动度较轻的生产活动，一月后负重亦不觉疼痛。女性患者可适当配服小剂量雌激素，以免引发其他不良反应，个别女性用药后声音变粗，停药后可复原。

丙酸睾酮素用于肩关节周围炎及增生性关节炎，疗效可靠，亦是为医者之另类选择，在此愿与同道分享。

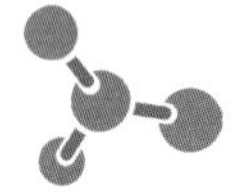

葡萄糖与甘草粉蜜汤驱虫治腹痛

案1 薛某，女，45岁，芮城县人，农民。

初诊： 1951 年 1 月 19 日。

患者身着整套寿衣，由家人送至芮城县某医院内科抢救。患者极度消瘦，呈半昏迷状态，言语含糊不清。家人代诉：腹痛时作，食欲缺乏。腹部触诊：左侧腹似有抵抗。当时予以保守治疗。时近春节，家人恐有不测，欲用车接患者回家。因患者营养状况极差，致使静脉注射困难，嘱护士将剩余 4 支 50% 葡萄糖倾入碗中，令患者徐徐口服，后约半小时，患者便出蛔虫 50 余条，即嘱继续住院治疗。每日用 50% 葡萄糖与葡萄糖粉口服至上元节，共排出蛔虫 150 余条，患者纳食日增，腹痛消失。于上元节后痊愈出院。

按： 该案病情演变颇具戏剧性。患者身着寿衣住进医院，病情之重可想而知；未经特别治疗竟然痊愈，料其初始医患皆无定见。

20 世纪 50 年代初，受卫生条件所限，农村患蛔虫病者较多，但后果严重至如该例病患者实属罕见。限于当时的医院条件，鉴于患者之衰竭状态，对其之治疗主要为先保命。在以葡萄糖口服为主的支持疗法中，竟然排出蛔虫，随着蛔虫逐渐排出，疾病逐渐缓解，直至痊愈，最后确诊为肠蛔虫症。葡萄糖真能驱蛔虫吗？此病案所示昭然。

古人谓，蛔虫“得酸则伏，得苦则安，得辛则散”，而“得甘则喜”则由已故山西大医李可老先生提出。其治胆道蛔虫症每于乌梅丸中加入蜜汁与姜汁，取其“得甘则喜，得辛则散”，其思巧，且效佳。本案可为李可老先生所谓蛔虫“得甘则喜”之佐证。

本案患者至虚，单用葡萄糖口服原意不在驱虫，实为无奈之举，意在保命。然服后得以驱虫而出者，依余之意，衰弱之体，内生态环境亦差，有碍蛔虫生存，继续留存则形同“鸡肋”，甚或如“鸠毒”，不如离此而去，另寻他途，故逐渐排出，亦未可知。

或谓：葡萄糖单味口服可使蛔虫排出，单用甘草可否？愿与同道共同实践。

案2　陈某，男，14岁，芮城县人，学生。

初诊：1969 年 3 月 12 日。

腹痛日久，反复发作。粪检蛔虫卵阳性，曾便出蛔虫数条。舌淡嫩，脉虚。治以甘草粉蜜汤。

淀粉50克，生甘草10克，蜂蜜30克。

3剂。每日1剂。先将甘草煎汤300毫升，去渣，入淀粉煮沸，再加蜂蜜搅匀，每日早、晚温服。

药后腹痛即止，随访10余年腹痛再未发作。

按：此案所用方剂，在张仲景《金匮要略·趺蹶手指臂肿转筋阴狐疝蛔虫病脉证治第十九》："问曰：病腹痛有虫，其脉何以别之？师曰：腹中痛，其脉当沉，若弦，反洪大，故有蛔虫。蛔虫之为病，令人吐涎，心痛发作有时，毒药不止，甘草粉蜜汤主之。甘草二两，粉一两，蜜四两。上三味，以水三升，先煮甘草，取二升，去滓，纳粉、蜜，搅令和，煎如薄粥，温服一升，瘥即止。"

由本案忆及1958年有关甘草粉蜜汤中"粉"的争鸣。

1."粉"指米粉。

（1）古代所说的"粉"均指"米粉"。"粉"字在群籍中以《尚书》为最早。粉又名白粉，《伤寒论》猪肤汤方用猪肤、白蜜、白粉。此中之"白粉"即白米粉。《金匮》蛇床子散用蛇床子末，以白粉少许和令相得，取其黏质，亦是米粉。总之，"粉"字最早皆指"米粉"，医者如用铅粉，则必书"铅粉"，断不能单书"粉"字替代。

（2）原文中的"毒药"，指杀虫药。周秦之际，多把攻病之品称为毒药。仲景书中措辞比较严谨，未见书中称辛热苦寒之剂为毒药者。况又明言"蛔虫之为病"，蛔虫非具有毒性的杀虫药不能根本驱除。其用毒药剿之不克，当然要改弦易辙而用甘平药抚之。

（3）甘草粉蜜汤是甘平和胃安蛔方。蜜是君药，佐以粉和甘草者，蛔虫病治以毒药，病不止而致烦，使脾胃先为毒药所伤，不得不为之兼顾，安蛔解烦。和胃补中，以固正气。曾有自以苦楝皮煎汤驱虫而腹痛增剧，呕吐不止，肢厥心烦者，遂改投甘草粉蜜汤（用米粉）安之，经日遂宁，即止服药，米粥自养。后嘱用山道年驱出蛔虫而愈。

2.“粉”指锡粉。

锡粉又名胡粉、解锡、铅粉、铅华、定粉、瓦粉、光粉、水粉、官粉等。原料为铅和醋酸，主要成分为碱式碳酸铅，为白色粉末，有时聚成块状，但手捻之即散。不透明，质重，细腻而润滑，手触之染指。无臭，味酸。成人口服致死量为40～50g。四川省某县1970年7月发生一起应用甘草粉蜜汤集体驱蛔而集体中毒的事件，因使用铅粉，致使服用该方的74人全部中毒，无一幸免。如此惨痛的事件，足以令人惊醒。古方用铅粉，有内服者，但以外用为多。现今用铅粉则一般不内服，多为外用。当今医患关系微妙，即使原方当用锡粉者，现今医者亦畏之，且安全无毒或少毒之药多多，切勿犯忌。

3.余父临床用淀粉代米粉。本地所用之淀粉，原料多为红薯，取其调和增稠和胃之用。用之于临床，亦验。

案3 谢某，男，10岁，芮城县人，学生。

初诊：1985年4月23日。

小患者年龄不大，却经常腹痛。纳食尚可，面黄肌瘦。家人疑为肠虫症，经医院检查果然，服西药驱虫药后，排出六七寸长之蛔虫两条，但腹痛依然。腹肌紧张，右侧有局限性压痛。唇红，手足冰凉，脉无数象。予甘草粉蜜汤。

淀粉50克，甘草10克，蜂蜜30克。

2剂。每日1剂。先将甘草煎汤300毫升，去渣，入淀粉煮沸，再加蜂蜜搅匀，每日早、晚温服。

二诊：1985年4月29日。

上方服1剂腹痛显减，2剂后腹痛全止。腹诊：腹肌已不紧张，无压痛。精神、纳食均有增。值此正气渐充之际，治当驱虫。

乌梅丸方加减：乌梅10克，干姜2克，党参10克，使君子12克，川楝子10克，白芍10克，细辛（后下）1克，附子3克，胡黄连4克，芒硝（药后半小时分冲）6克。

2剂。每日1剂。每剂水煎两次兑匀，均分，早、晚温服。药后半小时冲服芒硝3克。

药后又排出蛔虫数条，嘱培养卫生习惯，以防病从口入。此后多年，腹痛未作。

按：西药驱虫，体实、体弱者用之而结果大异。体弱者用后多有腹痛，以致纳食渐少，气力更衰。若再行驱虫，必更伤正气，而生变证，本案即如此。经用甘草粉蜜汤后，腹痛止而纳食增、精神振，有利再战。二诊用乌梅丸方加减变丸为汤，效果卓然。

方义：蛔得酸则伏，故以乌梅之酸伏之；蛔得苦则安，故以胡黄连之苦安之；蛔因寒而动，故以干姜、细辛温其中脏；党参用以助脾；乌梅兼以敛肺；使君子味甘如椰汁，又能杀虫。妙在芒硝一味之服用时间，若与他药同服，则他药效力未全发而匆匆泻下。今在他药服后半小时再冲服，因余药已使虫体受困，再以芒硝令其泻下，则可顺利驱虫。

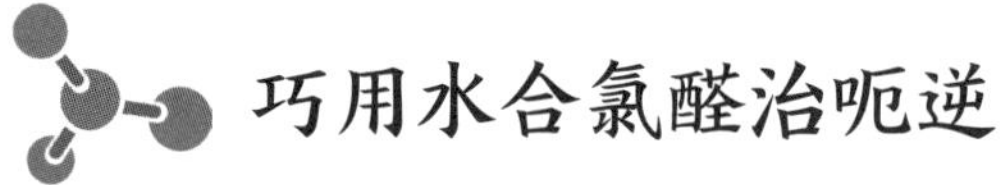

巧用水合氯醛治呃逆

案1 詹某，男，45岁，芮城县人，公安局警官。

初诊：1985 年 5 月 8 日。

听着由远及近的响亮呃逆声，老公安詹警官进了诊室。虽年仅 45 岁，却有些谢顶，面色红润，体态丰硕，虽然说不了几个字就要呃逆一声，但最终还是明白了患者的痛苦：呃逆 5 天，越来越重。缘于 5 天前早晨洗头当风，下午即全身散发荨麻疹，随即又出现呃逆。近几天也没少吃药，有些药吃了昏昏欲睡，有些药吃了口干舌燥，效果都一样：没用。尤其令人难受的是，吃饭时都要频频呃逆，晚上亦无法入睡，一直呃逆。看着痛苦不堪的患者，余父思虑再三，急则治其标，遇非常之疾得用非常之法，用非常之药。于是嘱其晚上睡前先用药皂 20 克清洁灌肠，然后再用水合氯醛 2 克，以生理盐水 20 毫升稀释后，保留灌肠。

二诊：1985 年 5 月 9 日。

上午进诊室，患者面露喜色，自从昨晚用水合氯醛保留灌肠后至刻诊，一声呃逆都没有。观其舌体胖大，苔白稍厚，诊得其六脉弦劲。脉证合参，病缘痰湿无疑，应患者要求，予以旋覆代赭汤加减以资巩固。

代赭石（先煎）30克，茯苓20克，旋覆花12克，半夏15克，陈皮10克，枳实10克，党参6克，生姜20克，甘草3克。

3剂。每日1剂，水煎两次兑匀，均分，早、中、晚温服。

案2　张某，男，26岁，芮城县人，干部。

初诊：1986年8月28日。

患者年纪轻轻竟被人搀扶进了诊室，因频频呃逆，无法交流。其妻代诉：患者3天前始患“胃肠型感冒”，因为发热，心急烦躁，睡眠时衣被全弃而裸，当夜即开始呃逆，进食亦受影响。现虽身无寒热，腹泻亦缓，但咽喉热烧且干，舌红、有裂纹，苔少乏津，脉小数，脉搏86次/分钟。余父嘱先用水合氯醛2克，加生理盐水20毫升，保留灌肠。并令余处方如下：

代赭石（先煎）30克，北沙参12克，麦门冬10克，肥玉竹10克，枇杷叶15克，淡竹茹10克，清半夏6克，广佛手6克，生甘草3克，鲜生姜两片。

1剂。待患者清醒后服用。

次日，其妻代诉，呃逆已止，嘱上方再服1剂。

按：以上两例均为呃逆患者，虽为小疾，但严重时睡眠、进食均受影响，案中两例均如此。因此，尽快解决患者病痛，或称用“截断法”疗疾愈痛，是当务之急。余父依其多年丰富的临床经验，灵活巧妙使用水合氯醛保留灌肠，先以雷霆手段解患者之标急，再以中医辨证施治除患者之本忧，往往一击必中，不失为临床有效之截断疗法。

附：水合氯醛简介

水合氯醛是味西药，呈白色或无色的结晶，易溶于水，是一种氯化的乙醇衍生物，有催眠、抗惊厥作用，通常都把它制成溶液后再用。它也是最早用来治疗失眠的药物之一，早在1888年就有医师开始应用，迄今这个百年老药仍被用来治疗失眠。

【适应证】

1. 治疗失眠，适用于入睡困难的患者。作为催眠药，短期应用有效，连续服用超过两周则无效。因此药辛辣味苦，且需溶解后使用，多有不便，故现已很少用来催眠。

2. 麻醉前、手术前、CT及磁共振检查和睡眠脑电图检查前用药，可镇静和解除焦虑，使相应的处理过程比较安全和平稳。关于检查前的使用，儿科的使用概率相对较高。例如，听力检测前使用，可使幼儿产生良好的镇静效果，保证ABR（听性脑干反应）或ASSR（听觉稳态诱发电位）检查的顺利进行及精确地判断结果；小儿影像学检查：4 岁以上 CT，8 岁以上 MR、MIR 检查中的镇静准备工作，避免患儿焦躁、亢奋、哭闹及紧张、恐惧情绪，保证安静地完成扫描，以免影响成像质量，导致诊断困难或结果不准确。小儿用药现在还有新的口服剂型，如水合氯醛糖、水合氯醛糖浆等。

3. 抗惊厥，较大剂量可用于癫痫持续状态的治疗，也可用于小儿高热、破伤风及子痫引起的惊厥。

【注意事项】

1. 水合氯醛消化道或直肠给药均能迅速吸收，1 小时达高峰，可维持 4~8 小时。大剂量可引起昏迷和麻醉，抑制延髓呼吸及血管运动中枢而导致死亡。

2. 肝、肾、心脏功能严重障碍者禁用，间歇性血卟啉病患者禁用。本品能分泌入乳汁，可致婴儿镇静。

3. 对水合氯醛的敏感性个体差异较大，故剂量上应注意个体化。成人最大限量一次 2 克；镇静及用于小儿时，最大限量一次 1 克。

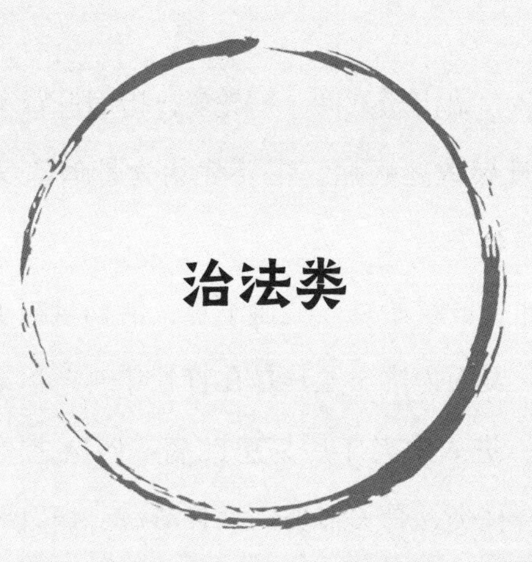
治法类

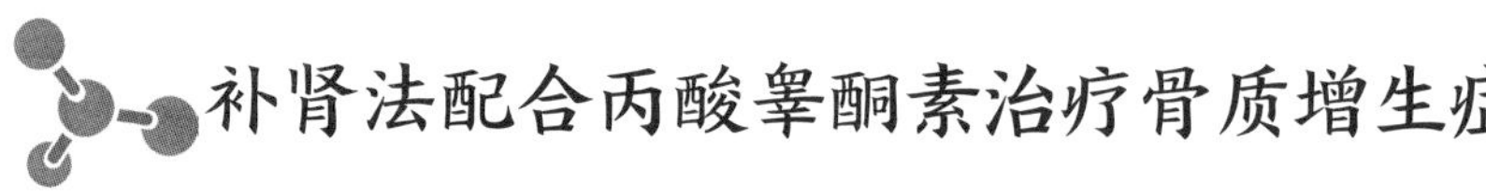

补肾法配合丙酸睾酮素治疗骨质增生症

骨痹之名，语出《素问·痹论》，指因肝肾不足、气血亏虚、寒湿伤骨导致之病症。主要症状为骨痛、身重，有麻痹感，四肢重痛难举。

人至中年，肝肾始衰，气血不足，活动量减少，加之外寒湿气客于骨，发而为痹。尤其是在青壮年时期运动量过大与重体力劳动者，进入中老年后易患此病。西医之类风湿性关节炎、强直性脊柱炎、骨关节炎、大骨节病、痛风等病种出现骨痹主症时，可参考骨痹辨治。

余父常以中药汤剂，或合并，或单用丙酸睾酮素（简称TPT）治疗肩关节周围炎（肩凝症、冻结肩、五十肩）与骨关节病（骨质增生症），疗效肯定，效果较佳。现介绍如下。

案1　何某，女，40岁，芮城县人，农民。

患者早年出阁时年仅18岁，次年生子，短短数年连生3胎，非但乳育操持，田间亦需劳作，如此则原本瘦弱之躯，犹如“千疮百孔”，疲惫不堪。近年时常腰困拘痛，初为劳则甚，现今更是“娇气十足”，仅弯腰捡拾轻物亦可致腰痛如折，不得自行挪移还算罢了，更不耐他人协助移动，否则呼天喊地，痛苦异常。县人民医院X线片诊为腰椎增生。服药、热熨、按摩、牵拉皆不得显效，今慕名前来求治。

初诊：1985年11月10日。

患者身材娇小，面黄肌瘦，因腰痛而面额可见细密汗珠。腰痛3年，加重月余。经水逐年减少，月事渐至错后。常疲乏无力，昏昏欲睡，自述走路亦可入睡，唯胃纳、二便尚可。舌淡红，苔薄白，六脉沉细弱，尺部尤甚。

如此气血阴阳俱衰之人，当以补益肝肾为先，佐以镇痛。

①熟地黄30克，鸡血藤15克，炒白芍30克，骨碎补30克，续断30克，肉苁蓉12克，鹿衔草10克，仙灵脾15克，补骨脂12克，菟丝子12克，黄芪15克，当归15克，焦三仙各10克，制乳没各6克，沉香3克，炙甘草10克。

3剂。每日1剂，水煎两次兑匀，均分，早、晚温服。

②丙酸睾酮素100毫克，肌注，每日1次。己烯雌酚0.5毫克，口服，每日1次。

二诊：11月17日。

如上治疗6天，腰痛减轻，自觉腰可撑起身子，“送寒衣”时尚可跪下。精神有所好转。近日口干明显，观其舌，边尖略红，脉细略数。冬月阳气潜藏，阴液随之，仍以前方增损。

①生熟地黄各15克，鸡血藤15克，骨碎补30克，续断

30克，肉苁蓉12克，鹿衔草10克，仙灵脾15克，麦冬15克，炒白芍30克，菟丝子12克，党参15克，当归15克，制乳没各6克，沉香3克，炙甘草10克。

3剂。每日1剂，水煎两次兑匀，均分，早、晚温服。

②丙酸睾酮素100毫克，每周连用3日，每日1次。己烯雌酚0.5毫克，口服，每日1次。

经以上治疗半月余，腰痛几除，精神明显好转，以上方配制成蜜丸，连续再服三月，停用丙酸睾酮素。并嘱其多休养，少操劳，加强营养。因常有其邻里来诊，得知其腰痛已痊愈，整日劳作不休。

按：一般而论，因腰椎骨质增生而腰痛者，多见于老年人，而本案患者年仅40岁即罹此疾，当属少见。观其症，当属骨痹，究其因，体弱早婚多育，虚甚故也。骨质增生俗称"骨刺"，中医亦称为"骨痹"。《素问·长刺节论篇第五十五》曰："病在骨，骨重不可举，骨髓酸痛，寒气至，名曰骨痹……"患者身材瘦小，出阁早而生育频，劳作多且失调养，肝肾早衰，气血亏乏，如此衰弱之躯，怎抵风寒湿浸？正所谓邪之所凑，其气必虚。得患痹证在所难免，治之之法宜当细究。余父常谓：治此等疾患，当以扶助正气为主，而正气之扶重在补肝肾，益气血，佐以祛邪。案中所用方药，系余父常用之经验方，方中熟地黄、白芍、当归、鸡血藤滋阴血以养肝用，骨碎补、肉苁蓉、鹿衔草、仙灵脾、补骨脂、菟丝子补肝肾壮筋骨，加用焦三仙者，一则方中滋补诸药有难化之碍，一则体弱之人需防脾胃失运化之机。

案2　范某，男，59岁，芮城县人，农民。

患者腰腿痛数年。初为腰困酸痛，歇息后可缓，未曾介意。某晚翻身时左足跟略觉麻木，自以为系受寒之故，仍坚持劳作。忙至夏粮归仓，秋苗初长，某晨起突然腰痛，需站立片刻方能伸直，直腰行走则左腿抽痛。县医院拍片后诊为腰椎增生及继发性坐骨神经痛。服用中西药10余天仅稍有缓解，因慕余父之名，特来求治。

初诊：1986年7月22日。

形容疲惫，近来腰腿痛日益增剧，难以转侧翻身，夜间痛甚，彻夜难眠，痛苦异常，整日靠“去痛片”度日，一次曾顿服5片，亦曾服中药多剂未效。X线片示：腰椎Ⅳ、Ⅴ和骶椎大部均呈唇样增生。腰Ⅳ、Ⅴ棘突压痛明显，按压时向下肢放射，左下肢沿坐骨神经通路有明显压痛点。舌暗，苔白润，脉象细弦，尺脉沉细弱。此乃骨痹，为肾虚劳损，寒湿滞络，瘀血内阻而致。治宜补肝肾，祛寒湿，化瘀通络。

①熟地黄15克，炒白芍30克，鸡血藤15克，骨碎补12克，肉苁蓉12克，鹿衔草10克，仙灵脾15克，补骨脂12克，菟丝子12克，川牛膝15克，制草乌（先煎）12克，制乳没各10克，焦三仙各10克，炙甘草10克。

3剂。每日1剂，水煎两次兑匀，均分，早、晚温服。

②丙酸睾酮素100毫升，肌注，每日1次。

二诊：8月22日。

腰腿痛有减，心情亦舒缓。因农活繁忙，嘱上方再服6剂，丙酸睾酮素连续注射至1月后，再行停药。

经以上治疗，患者腰腿基本不痛，纳食佳，精神好，嘱服壮腰健肾丸以善后。

案3　王某，男，63岁，芮城县人，退休干部。

初诊：1985年4月3日。

患者右膝关节痛3月，县医院X线片诊为右膝关节增生性关节炎。曾用多种中西药治疗，平平无大效，今慕名前来，以求速愈。因其厌服药物，余父嘱其用丙酸睾酮素，肌注，每日100毫克。

二诊：4月10日。

用药一周，初见成效，自觉疼痛有减，嘱继用前法。

患者每日肌注丙酸睾酮素100毫克，用至两周后，疼痛显减，继用至一月后，右膝关节疼痛几除。前后共计用药两月，右膝关节疼痛解除。

按：余父用丙酸睾酮素治疗增生性关节病疗效肯定，复发率低。

丙酸睾酮素的使用经验：

丙酸睾酮素为人工合成的雄激素，为睾酮的丙酸衍生物，作用与睾酮、甲睾酮相同，雄激素活性较强，口服无效，肌内注射疗效可持续2～3天。可促进蛋白质合成和细胞代谢，减少蛋白质的分解，使肌肉增长，体重增加，降低氮质血症；促进钙磷再吸收，增加骨骼中钙磷沉积和骨质形成。

余父用丙酸睾酮素治疗增生性关节病时的方法为：

1. 对于尚有月经的女性，在用丙酸睾酮素（每日50～100毫克肌注）的同时，常配合使用己烯雌酚，每日0.25～0.5毫克，以预防男性化现象的出现。

2. 对于更年期女性与男性患者：用丙酸睾酮素每日100毫克肌注，可连续应用1～3月。

注意：部分女性患者在用药过程中，可出现声音有轻度男性化倾向，但停药后即可恢复。

余父用丙酸睾酮素治疗增生性关节病变，经数十年的使用，未发现有明显不良反应者。特此提出，望与同道商榷。

骨痹亦称“痛痹”，可见骨关节疼痛，活动不利，或关节肿胀，或腰脊疼痛，俯仰及活动不利，或下肢酸痛麻冷等症。究其发病原因，有内外因之别。外因致病如《黄帝内经》所言：“风、寒、湿三气杂至，合而为痹也。”“风气胜者为行痹”，即游走性关节疼痛；“湿气胜者为着痹也”，即关节肿胀；“寒气胜者为痛痹”，即关节疼痛，活动不利，此言寒邪凝滞关节是引起关节疼痛、活动不利的根本原因。内因即指脏气不足、精气亏虚而导致腰腿疼痛发作。即所谓“腰者肾之府，转摇不能，肾将惫也”。若肾气充足，真气布护，外邪焉能为害？此外，闪挫、跌仆等瘀血滞气亦可诱发或加重本病。余父常谓：本病多为陈年痼疾，多发于中老年人，究其因乃中年之后，肝肾始衰，气血不足，少动多静，气血不畅，加之风、寒、湿邪乘虚而入，客于筋骨，发而为痹。年轻患者偶可见到者，乃禀赋不足，加之劳伤筋骨，肝肾自伤，故青壮年时期运动量过大或重体力劳动者，步入中老年后易患此疾。患者往往病史较长，迁延不愈且反复发作，骨关节受损的程度及临床表现又不尽相同，治之亦不能千篇一律。在长期临床实践中，余父根据患者的不同体质，以补肾活血、强筋壮骨为主，适当加入温经散寒、舒筋活络之品。大量临床资料表明，许多患者在治疗1～2周后即能收到明显疗效，坚持一段时间的巩固治疗，大多数患者一改病态，状若常人。

余父在治疗增生性关节病变之时常用验方为案中所述，其组成为：熟地黄30克，炒白芍30克，鸡血藤15克，骨碎补12克，肉苁蓉12克，鹿衔草10克，仙灵脾15克，补骨脂12克，菟丝子12克，焦三仙各10克，当归15g，炙甘草10克。方中熟地黄、白芍、当归、鸡血藤滋阴血以养肝用，骨碎补、肉苁蓉、鹿衔草、仙灵脾、补骨脂、菟丝子补肝肾、壮筋骨。大凡患骨质增生者，均可用本方加减治疗。余父用本方治疗本病数百例，成效斐然。若痛甚，因于寒者可加制草乌、制川乌各 10 克（注意用此二味当先煎 30 分钟）；因于瘀者可加制乳没各 10 克；因腰椎增生而致下肢抽痛甚者，炒白芍可加倍使用，芍药与甘草的比例常为 3：1；腰椎骨质增生者，加炒杜仲 30 克、续断 30 克、桑寄生 30 克；足跟骨质增生者，加牛膝 15 克；全身多处骨质增生者，加威灵仙以通行经络。

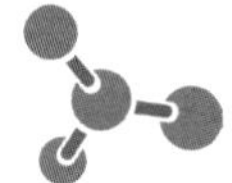

补肾法为主治疗阿狄森氏病

案　杨某，女，36岁，芮城县人，农民。

初诊：1986年5月3日。

患者10年前生育二胎后，因咳嗽发热间断数月，最后确诊为肺结核，又经数年抗结核治疗后终于痊愈，本欲待身体恢复后再生育，岂料健康状况难以为功，经常头昏头晕，畏寒，肢软乏力，口干少饮，食欲减退。余父依其病史，观其前额、两颊有色素沉着，口唇、齿龈色黑褐，拟诊为阿狄森氏病。患者形体消瘦，舌红瘦，舌面乏津，苔白剥，脉细数软弱。此肾阴阳两虚之候，当以补肾法为主治之。

熟地黄18克，山药20克，炙甘草30克，沙参15克，制附子10克，肉桂（后下）5克，菟丝子10克，枸杞子10克，鹿角霜（先煎15分钟）10克，牡丹皮10克，麦冬10克，巴戟天10克，杜仲10克，生麦芽10克，生谷芽10克。

3剂。每日1剂，水煎两次兑匀，早、中、晚均分3次温服。

二诊：5月7日。

服上方3剂后无变化，上腹有饱胀感。

上方加木香、佛手各6克，继服。每日1剂，煎服法同初诊。

三诊：5月11日。

二诊方服用3剂后，上腹饱胀感有减，头昏、头晕有所改善，四肢亦觉稍有力气。方既中的，上方继服。每日1剂，煎服法同初诊。

四诊：5月18日。

二诊方又服6剂，患者精神好转，头晕、头昏继续减轻，纳食有增，有气力勉为操持家务。

五诊：6月10日。

第四诊后，患者随后又来诊数次，如此持续治疗，以上方药增损共计服用30余剂，患者精神明显改善，不但能操持家务，而且又将参加夏收。观其面部沉着之色素有减退之势，口唇及齿龈亦有改善，此肾阳肾阴久衰，非长期治疗难以为功，现宜用丸药缓图之。宗前法加味。

熟地黄30克，山药60克，炙甘草100克，沙参30克，制附子30克，肉桂30克，菟丝子30克，枸杞子30克，鹿角霜100克，紫河车100克，炒牡丹皮15克，麦冬30克，巴戟天30克，杜仲30克，山茱萸30克，木香12克，佛手12克。

制法：上药共研细末，炼蜜为丸，每丸重约10克。每日早、中、晚各服1丸。

患者服上药1料，面部色素沉着渐次消退，齿龈由黑色转为淡褐色，精神、体力好转，余症均明显好转。

按：阿狄森氏病又称慢性肾上腺皮质功能减退症，是由于结核、自身免疫等原因，双侧肾上腺绝大部分被破坏，而致肾上腺皮质激素分泌不足所引起的疾病。其临床特征是显著的色素沉着（中医将其描述为面色黧黑，故有“黑疸”之称），并伴有纳差、消瘦、疲乏、眩晕等症状。现代医学对本病的基本疗法就是长期皮质激素替代治疗，有一定效果。但不良反应多且疗效不尽如人意，而以中医或中西医结合治疗，可以提高疗效。

中医虽无慢性肾上腺皮质功能减退症之病名，但在古代文献中有类似本病症状的记载，如《灵枢·经脉篇》云：“肾足少阴之脉……是动则病，饥不欲食，面如漆柴。”汉代张仲景《金匮要略》中也有“黑疸”及“劳疸”之记载，所述“目赤面黑”“额上黑”等症状与本病有相似之处。阿狄森氏病之中医病机大多有三：①气血两虚证，可选用十全大补汤；②肝肾阴虚证，可选用左归饮；③脾肾阳虚证，可选用右归饮或肾气丸方。三者之中以脾肾阳虚证为多。余父认为，本病患者病程一般较长，病位深，病势重，用药后即使短时间内效果不著，但只要无不良反应，即应嘱患者坚持治疗，医者慎勿轻易更方，否则难以取得理想疗效。

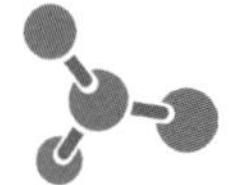

补肾止血法治疗少女牙龈出血

案　樊某，女，12岁，学生。

初诊： 1985年3月29日。

患者3年前患癫痫，一年发作数次，甚以为苦。近半年又增龈衄，与癫痫发作无关。饭后、晨起均可见淡红色唾液。屡做化验检查，已排除内科疾患。已服用数瓶维生素C而无果，服用多剂清热凉血止血剂而不效。其父面布愁云，颇显无奈。患者怯怯然面露羞涩，全口齿龈色淡暗、微肿，似可见丝丝渗血。面黄白少泽，神疲纳少，双手冰凉。舌体胖大，舌质嫩红，苔少薄净，脉缓尺弱。脉症合参，显系肾虚血失固摄。治当补肾摄血。

生熟地黄各10克，山茱萸10克，山药10克，牡丹皮6克，泽泻10克，茯苓10克，肉桂（后下）2克，仙灵脾10克，菟丝子10克，仙鹤草20克，阿胶（烊化）10克，三七粉（分冲）3克。

2剂。每日1剂，水煎两次兑匀，均分，早、晚温服。

二诊：4 月 2 日。

药进 2 剂，初见成效。唾液中之红色转浅，纳食有增，精力稍好，足亦渐温。唯觉腹胀，纳则甚。此为中焦失运，治当固护脾胃。

初诊方去生地黄，熟地黄加至 15 克，并加砂仁 3 克（与熟地黄同捣）、陈皮 6 克，阿胶减为 6 克（烊化）。

3 剂。每日 1 剂，煎服法同初诊。

三诊：4 月 6 日。

其父面带喜色，患者唾液中已少见红色，纳增眠安，言谈渐多，面白稍带红色。唯齿龈暗红未退尽，仍有腹胀。脉缓，尺脉渐起。前方继进，稍事增损。

熟地黄 15 克，砂仁 3 克（二味同捣），山茱萸 10 克，山药 10 克，泽泻 10 克，茯苓 10 克，牡丹皮 6 克，肉桂（后下）2 克，制附子 3 克，菟丝子 10 克，仙鹤草 20 克，三七粉（分冲）3 克，陈皮 6 克。

上方服 3 剂后，龈衄全止，全身状况亦显著好转。随访数月，龈衄未作。

按：本案齿衄，患者禀赋素弱，肾气未充，故用肾气丸加减取效。因患者年少，更因附子大辛大热、走而不守，恐于止血有碍，故以仙灵脾、菟丝子温润之品代之。

健脾化痰补肾固本法治疗慢性支气管炎

慢性支气管炎以咳嗽喘息为主症，中医辨治极具特色。依据证情之标本缓急、邪正虚实，采用“急则治其标，缓则治其本”“实则泻之，虚则补之”等原则，可收良好疗效。但因本病在大多数情况下表现为虚实夹杂，标本并存，故在整个治疗过程中应重视扶正祛邪、补泻兼施和标本同治。余父善用自拟治咳喘经验方治疗本病，屡屡取效，现简介如下。

案1　马某，男，42岁，芮城县人，橡胶厂工人。

初诊： 1986 年 9 月 22 日。

咳喘五载，逐年加重。患者素体羸弱，每遇寒凉即咳嗽增剧。今值中秋，昼温夜凉，宿恙发则咳喘作。病初在厂内卫生室用药 3 天，后又在县医院门诊治疗数日，用药不详。因咳喘难解，遵友人之荐前来求治。患者面容憔悴，言谈中气息不足，询知痰多质稀，疲乏身困，纳食乏味，四末欠温，苔白薄润，脉沉细滑。证属脾肾阳虚，痰饮犯肺。治当健脾益肾，化痰止咳。

茯苓12克，炙苏子6克，炒白术10克，党参10克，法半夏10克，陈皮10克，干姜6克，五味子6克，肉桂（后下）3克，制附子6克，细辛（后下）5克，麻黄3克。

2剂。每日1剂，水煎两次兑匀，均分早、中、晚3次温服。

二诊：9月25日。

药进2剂，咳嗽有减，仍觉短气，但食之有味，大便仍溏薄。

上方干姜、党参分别加至10克、20克，并加补骨脂10克。

2剂。每日1剂，煎服法同初诊。

三诊：9月28日。

咳嗽继减，短气好转，大便转软。唯觉口、眼、鼻、咽干涩，时至秋季，燥气加临，二诊方去制附子，加仙灵脾，其余温燥之品减量续服。

3剂。每日1剂，水煎两次兑匀，均分，早、晚温服。

四诊：10月1日。

咳止，喘渐平，纳增神添。嘱晚服桂附地黄丸、晨服六君子丸以善后。

按：本案所用方药乃余父治疗慢性支气管炎之经验方，其组成为：茯苓12克，苏子6~10克，白术10克，陈皮6~10克，半夏10克，党参10克，制附子6~10克，桂枝6~10克，五味子6克，补骨脂10克，菟丝子10克，远志6克，仙灵脾10～30克，炙甘草5克。水煎服，每日1剂。

该验方用治慢性支气管炎之咳嗽气喘，痰涎质稀，每遇寒凉即加重者，用之多效。一孙姓患者，受凉即咳，余父以此验方治之遂愈。该患者将此方视若珍宝而藏之，每逢病发，服之即效，并传治多人，均收佳效。更有甚者，曾有一患者持此方前来余父处问询，称其新获一治气管炎秘方，为某寺院老僧所传，已治愈多人，问其能否服用。余父看后笑眯眯为其“答疑解惑”。1995年余父漫步于街市，见一摆地摊者售卖自印（系油墨所印）之治病秘方，名曰《名医薛遵化治病秘方》，余父翻阅一探究竟，见该油印本虽非全是他老人家所用之方药，但此慢性支气管炎验方赫然在列。余忆及家中曾有此小书一册，惜未保存。

详析本验方之组成，参、术、苓、草即为四君子汤，功在益气补中，温健脾胃，以杜生痰之源；半夏、陈皮、茯苓、炙甘草即二陈汤，燥湿化痰，理气和中，善治痰嗽；“病痰饮者，当以温药和之”，方中之苓、桂、术、甘正合仲圣之旨，此其谓也；苏子、陈皮、半夏乃苏子降气汤之主药，善治膈壅痰多，咽喉不利之咳喘；远志祛痰开窍，交通心肾，可祛痰解郁，安神益智，善治失眠、咳嗽多痰（注：远志与西药恶心性祛痰剂——氯化铵有相似之处，可解痰黏难咳之虞，但素有胃病者注意减量或弃用）；补骨脂即破故纸，功在温命门、暖丹田、缩小便、实大便，善治虚寒喘嗽，腰膝酸痛；仙灵脾即淫羊藿，实为补肝肾、强筋骨、助阳益精、温阳强壮之佳品，有报道称其有镇咳、祛痰、平喘之功，治慢性支气管炎、骨质疏松、性功能障碍效佳；菟丝子甘平柔润，滋补肝肾而不燥；制附子补火助阳，散寒除湿；五味子收敛固涩，益气生津补心肾，用治久嗽虚喘。诸药合而为方，对以咳、痰、喘为主之慢性支气管炎，以治本为主，兼以治标，取效较捷。

临床权变：应用本验方时不可拘泥，当随症增损，以增强疗效。

痰盛难咳者，合五子导痰汤加减；有表证或慢性支气管炎急性发作或喘甚者，注意麻黄（生、炙细酌）之用；痰减而咳甚者，可加紫菀、款冬花。症情缓解后重在补脾益肾与化痰除湿药味中之剂量调整。

对于受寒凉即咳或甚者，径用本方即可获佳效。1986 年 7 月 29 日，一刘姓患者常年咳喘，平日咳轻痰稀，着凉即增。予茯苓 12 克，苏子 6 克，白术 10 克，陈皮 10 克，半夏 10 克，党参 12 克，肉桂 3 克，制附子 5 克，补骨脂 12 克，干姜 3 克，菟丝子 12 克，五味子 6 克。数剂即大安。

案2　李某，女，45岁，芮城县人，农民。

初诊：1986 年 7 月 6 日。

患慢性支气管炎历十余年，近年来病已至肺心病。幸得家境尚好，饮食起居有度，阖家欢睦，保养有法，宿疾虽有夏轻冬重之苦，然并无大碍。岂料今夏临近小暑之际，新感引动伏邪，虽经治疗，但咳嗽不减反增，遂受友人之荐，慕名来诊。患者自觉气短，咳吐大量白色夹黄之黏痰，且咳吐费力，整日端坐或倚被而卧，并因之失眠，口干少饮贪热，牙痛，消瘦。听诊双肺湿鸣音，右肺为中小湿鸣音，左肺有大湿鸣音。舌红，苔薄白，脉象缓弱，关上滑利。证属痰饮壅肺化热。急则治其标，当先导除痰饮，兼以清热。先拟用五子导痰汤加味。

党参20克，葶苈子10克，苏子10克，牛蒡子10克，白芥子6克，炒莱菔子12克，天南星6克，半夏12克，桔梗10克，炙甘草5克，生石膏15克，麻黄3克，桑白皮10克。

3剂。每日1剂，水煎两次兑匀，均分早、中、晚温服。

二诊：7月10日。

药进3剂，患者咳嗽显减，咳痰较轻松，直呼“神哉此方”，盛赞友人所荐不虚。现已可平卧，口干饮热，舌偏红，苔薄白少津，六脉缓弱。此邪去正虚，治当健脾化痰、益肾固本，佐以清热润肺。

茯苓10克，苏子10克，白术10克，陈皮10克，半夏10克，炙甘草5克，胆南星6克，补骨脂10克，仙灵脾10克，党参15克，玉竹10克，麦冬10克，牛蒡子10克，桑白皮12克，瓜蒌皮10克。

3剂。每日1剂，煎服法同初诊。

三诊：7月14日。

纳食仍差，口干且苦。右肺基底部及左肺中下部可闻及少许湿鸣音。仍依上方增损。

茯苓10克，苏子10克，白术10克，陈皮6克，半夏10克，炙甘草5克，胆南星6克，补骨脂10克，仙灵脾10克，北沙参10克，玉竹15克，麦冬12克，桑白皮12克，全瓜蒌10克，生三仙各10克。

3剂。每日1剂，煎服法同二诊。

四诊：7月18日。

上方尽剂，仅晨起轻咳三两声，纳食有增，口干减，口苦除。左肺中下、右肺下部仍可闻及少许湿鸣音。舌偏红，苔薄净，脉结。

上方去胆南星。

3剂。每日1剂，煎服法同二诊。

五诊：7月28日。

近一周未咳，纳增，微觉口干。双肺听诊可闻及少许干鸣音。舌偏红，苔薄少，脉缓。邪去正未安，治当以扶正为主。

茯苓10克，苏子6克，白术10克，陈皮6克，半夏6克，炙甘草5克，补骨脂10克，仙灵脾10克，沙参15克，麦冬12克，五味子6克。

3剂。每日1剂，煎服法同二诊。

按：本案前后共五诊，由咳嗽不能平卧、夜难成寐，经治疗转至咳止寐安，仅服药10余剂。初诊以五子导痰汤开道，涤痰消饮以畅肺窍，即得平卧。大凡每遇痰多咳吐不爽，余父即常用五子导痰汤，本案因兼有热象，故加用生石膏、桑白皮；复因病初为新感引动伏邪，故加小量麻黄以辛散之。中医乃仁慈大道，予邪气以出路为重要治则，怎奈临床常有忽略之时。

余父从长期临床实践得知，诸多疾病均因表邪入里、反复失治而来。唯病程一长，多数病人对病因记忆不清，而医者亦见病治病，忽略追根寻底。投剂或得药暂愈，后易复发。大凡久治不效、反复发作之重病、顽症、痼疾，或每逢节气之交而病作者，必有六淫外邪深伏。邪之中人，初必在表。失治则由表入里，正气愈虚，邪陷愈深。待病邪深入血分，侵入五脏，便成难治之局。然既有伏邪，必有征兆，邪正相争，宿疾发作，便可显示病邪盘踞之经络脏腑。此时，当因势利导，扶正托透，常可一举破其巢穴。故《黄帝内经》中说："善治者治皮毛。"此不仅为表证立法，也是治疗重、难、痼症之法宝。凡治诸症当注意"解表"，此一平淡治法寓有神奇之妙用。本案新感引动伏邪，初诊用麻黄、桔梗即有解表之意。

慢性支气管炎、肺心病，其标在肺，其本在脾肾。故二诊余父即以验方健脾化痰，补肾固本。因患者"舌偏红，苔薄白少津"，肺阴不足之证已显，故加用玉竹、麦冬。玉竹补而不腻，不寒不燥，有补益五脏、滋养气血、平补而润、兼除风热之功；麦冬甘中带苦，胃得之而能输精上行，肺得之而能敷布五脏，洒陈六腑。二味合之，滋养肺阴，而桑白皮、瓜蒌皮之用乃清肺经之余热。复因有燥热之象，故易用胆南星清、祛之力，消痰务净。

三诊时，因患者仍口干口苦、纳差，肺胃之阴待复，故加重麦冬、玉竹用量，并以北沙参易党参，意在滋肺胃之阴；复加生三仙，生山楂酸甘化阴，生神曲启脾开胃，生麦芽健脾和胃，且具生发之气，以期胃阴复而胃纳增。

四诊口干减，胃纳有增，咳痰几止，故去性刚燥烈之胆南星，免伤正气。

五诊之时，咳愈痰净，治当以固本为主。病本在脾肾，虽病痰饮者当以温药和之，然患者仍有阴伤之象，故用验方合生脉饮以善后。此时切不可专事滋补润燥，以防饮邪之复。

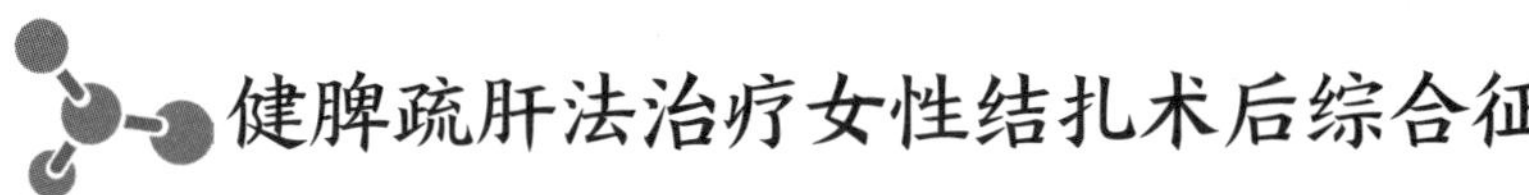

健脾疏肝法治疗女性结扎术后综合征

案1 杨某，女，36岁，芮城县人，农民。

初诊：1985 年 7 月 3 日。

结扎术后 4 年。3 年多来，经水逐渐减少，至近数月仅为点滴样，杨某曾心中暗自窃喜：没了省事，少了麻烦。唯一不开心之事，乃近几年容易犯困，不耐劳作。劳甚则昏昏欲寐，不思食，常常耽误农活。心中又暗自思量：自己年纪轻轻莫非就患得什么大病？忐忑疑惑之中，其闺密力荐其去县里找名医先诊治一二。余父望其色，面容愁倦，闻其声，气短懒言。双肺清音界查无异常，二尖瓣区可闻及 2 级收缩期前杂音，心界正常。舌红，苔薄白滑，脉细弱，尺部尤甚。此脾肾两亏之候，治宜安奠二天汤，先侧重后天。

党参 20 克，黄芪 40 克，白术 6 克，半夏 6 克，青陈皮各 6 克，茯苓 10 克，吴茱萸（洗）4 克，桂枝 3 克，炙甘草 3 克，生龙牡（先煎 15 分钟）各 15 克，肉桂（后下）3 克，制附子 3 克，生姜 3 片，大枣（擘）3 枚。

3剂。每日1剂，每剂水煎两次兑匀，早、晚均分温服。

二诊：7月7日。

药后疲乏有改善，气短亦轻减，纳食有增。舌质红，苔薄白润，脉缓尺弱。治宜仍遵前法。

党参20克，黄芪40克，白术6克，半夏6克，青陈皮各6克，茯苓10克，淡吴茱萸（洗）4克，桂枝3克，生龙牡（先煎15分钟）各15克，肉桂（后下）3克，制附子5克，菟丝子12克，枸杞子12克，炙甘草3克，大枣（擘）2枚，生姜2片。

3剂。每日1剂，煎服法同初诊。

按：经水极少，不以为病；至劳作后不能食，影响农事方知看医生，此即农家普通劳动者之朴素认知。医者当告知其缘由及重要性，但首当使其食欲增强，体力恢复，至于经少或经闭之疾，当以中药丸剂缓图为宜。

案2　姚某，女，39岁，芮城县人，农民。

初诊：1985年8月10日。

患者孕育3胎。结扎术后8年。婚前、婚育后均体健，家庭和睦，其乐融融。育第3胎结扎后，常觉疲乏，经常心里不好活（心里不好活：乃当地俗语，大凡体弱者心中极不舒服又不可名状时常谓之），郁郁而烦，神情恍惚，心有余而力不足，劳作时每每伴随心悸气短。经量偏少，周期尚准。舌略红，苔薄白。脉细数。

太子参20克，黄芪40克，知母6克，白术6克，半夏6克，青陈皮各3克，茯苓10克，吴茱萸（洗）4克，桂枝3克，炙甘草3克，生龙牡（先煎15分钟）各15克。

2剂。每日1剂，每剂水煎两次兑匀，早、中、晚均分3次温服。

二诊：8月16日。

药后诸症悉减，但劳作后诸症复现。口干纳差，心悸少气。舌偏红，脉右细无力，左细弦。

北沙参20克，黄芪40克，知母10克，白术6克，麦冬10克，青陈皮各3克，茯苓10克，桂枝3克，炙甘草3克，生龙牡（先煎15分钟）各15克，生麦芽15克，生姜2片，大枣（擘）4枚。

3剂。每日1剂，煎服法同初诊。

按：本案患者据脉证当为气阴两虚，故初诊方以太子参易党参，加知母以润降芪、萸之燥升。二诊时阴虚证显，故去半夏、吴茱萸，加麦冬。用沙参者，因其价较太子参为低，而药力不弱。对于普通农家，为医者用药当全面斟酌。

案3　任某，女，38岁，芮城县人，农民。

初诊：1985年11月1日。

患者孕5产3流2，结扎术后3年，经闭3月。身材瘦弱，头晕欲仆，气短懒言，纳呆食少。全身阵阵烘热，一日十数度发作，烘热作则心急、汗出。脉率 102 次 / 分。舌红，苔薄白、中心剥，脉促细。治当补气养阴。

党参 20 克，黄芪 40 克，知母 10 克，淡吴茱萸（洗）4 克，麦冬 12 克，白术 6 克，青陈皮各 6 克，半夏 6 克，茯苓 10 克，桂枝 3 克，炙甘草 6 克，生龙牡（先煎 15 分钟）各 30 克，生姜 3 片，大枣（擘）4 枚。

3 剂。每日 1 剂，每剂水煎两次兑匀，早、中、晚均分 3 次温服。

二诊：11 月 8 日。

纳食有增，头晕气短渐轻，阵阵烘热感日二三度发。舌红，苔白剥，脉数，左弱。效不更方，前方续进。

3 剂。每日 1 剂，煎服法同初诊。

三诊：11 月 13 日。

头晕、气短、纳呆均显减。近日烘热暂未发作。脉率 82 次 / 分钟。

初诊方加山药 20 克、菟丝子 12 克。

3 剂。每日 1 剂，煎服法同初诊。

按：烘热阵作，乃更年期综合征之典型表现。患者经闭伴发此烘热，卵巢早衰之象显然。当年农家之事，重在温饱，若能精神抖擞下田劳作，收益逐年递增即阖家欢乐，保健养生之事尚未在议题之中，不论也罢。

案4　李某，女，34岁，芮城县人，农民。

初诊： 1986年6月29日。

患者孕3产2流1，结扎术后两年，经闭4月余。两年前经水多隔月一行，结扎后经水不隔月，但经量少，近4月经闭。常觉疲乏无力，头晕晕乎乎呈不清醒样，纳食渐少，身体消瘦，近来时有烘热心烦。舌质红，苔薄白润。脉左弱，右细迟。

黄芪40克，党参20克，白术6克，青陈皮各3克，茯苓10克，桂枝3克，吴茱萸（洗）4克，炙甘草3克，生龙牡（先煎15分钟）各15克，菟丝子15克，仙灵脾15克，生姜3片，大枣（擘）4枚。

3剂。每日1剂，每剂水煎两次兑匀，早、中、晚均分3次温服。

二诊： 7月5日。

头晕减轻，纳食有增，仍觉乏力。左手木、抽。烘热，自汗。脉沉细。上方加养血通络之品。

黄芪40克，当归24克，党参20克，赤芍15克，王不留行10克，川芎3克，地龙3克，白术6克，青陈皮各3克，茯苓10克，桂枝3克，吴茱萸（洗）3克，炙甘草3克，生龙骨、煅牡蛎（先煎15分钟）各15克，生姜2片，大枣（擘）4枚。

3剂。煎服法同初诊。

三诊： 7月10日。

诸症均减，二诊方继服3剂。每日1剂，煎服法同初诊。

按：瘦弱之躯，劳作不息，脾肾气血俱不足，疗程必漫长。然刻下但治其脾，以期气血生化有源，精力尚可以维持劳作。若云以后天补先天，一则病家财力难济，二则农家需劳碌之事多多，确非易事。嘱闲暇时复诊再议后续治疗。

案5 谭某，女，30岁，农民。

初诊：1985年7月6日。

患者孕2产2，结扎术后两年。头晕年余，前额抽痛，口干苦，溲黄，纳差，恶心，入睡难。带下量多，色淡黄。舌淡红，苔白，中心夹黄，脉细弱。

方一：党参20克，黄芪40克，白术6克，半夏6克，青陈皮各3克，茯苓10克，吴茱萸（洗）4克，桂枝3克，炙甘草3克，生龙牡（先煎15分钟）各15克，生姜2片，大枣（擘）3枚。

3剂。每日1剂，每剂水煎两次兑匀，早、中、晚均分3次温服。

方二：白鲜皮30克，土茯苓30克，黄柏15克，苦参30克，蛇床子30克。

3剂。每日1剂，连续水煎两次，共取煎液浓缩至300毫升，每次150毫升，早、晚加温后清洗前阴。

二诊：7月11日。

头晕减轻，前额不抽，痛亦减。睡眠改善，黄带减少，仍觉口干纳差。近日“凉积”又作，腹部隐痛。舌淡红，苔白、中心偏厚，脉左缓、右弱。

方一： 党参20克，黄芪40克，苍白术各6克，半夏10克，青陈皮各3克，茯苓30克，桂枝20克，五味子10克，炙甘草10克，吴茱萸（洗）4克，生龙牡（先煎15分钟）各15克，生姜2片，大枣（擘）3枚。

3剂。每日1剂，每剂水煎两次兑匀，早、晚均分温服。

方二： 外洗方方药及用法同初诊。

三诊： 7月16日。

“凉积”近来未作，余症均见好转。再服上方3剂，外洗方停用。

按： 患者初诊时“口干苦，溲黄，苔中心夹黄”，似为阳热之象，但其“脉细弱”为阴脉无疑，此时当舍症从脉，不可径用苦寒之品；尤其是农家家境平平者，每日于田间勤奋劳作，回家后又得辛苦操持，喝水、休息均属奢侈，如此之人往往两杯温开水即可缓解“口干苦，溲黄”，如若治以苦寒，必克伐中宫，则医源性“太阴证”变证必起。

“凉积”系家乡当地民间之称谓，意为寒凉之气积久，引起之腹部疼痛。

小结

输卵管绝育术后的诸多临床表现，相当于中医的冲任损伤，累及肝、脾、肾（总病机）。女性的生理功能及病理状态始终离不开冲任及脏腑功能的调节与影响。冲任二脉之循行始末与足三阴经脉相通，则使冲任与肾、肝、脾三脏间接关联，故肾、肝、脾脏腑功能为冲任二脉功能之体现。冲脉充盛、任脉通畅则月事以时下。同理，冲任之病理亦均与肾、肝、脾密切相关，而在农村女性中又以脾虚为重。因头晕疲乏、腹胀纳差而无法进行农事劳作，则为重中之重，此为农村女性的治疗愿望。有鉴于此，余父以益气健脾疏肝为主之经验方，治疗女性输卵管绝育术后综合征，屡获佳效。

黄芪40克，党参20克，白术6克，陈皮6克，青皮3～6克，茯苓10克，吴茱萸（洗）3克，桂枝5克，生龙牡（先煎15分钟）各15克，炙甘草3克。

方义：参、芪升补元气，为补中益气汤中之主帅；白术健运中焦，乃四君子汤中之中坚；青皮善理肝气之郁滞，疗胁腹之闷胀；陈皮可降胃气之壅满、解腻留香，治脘腹之滞气；桂枝温通经脉，助阳化气，伍炙甘草则辛甘化阳；吴茱萸气味雄烈，辛升苦降，合人体气机升降之宜，其气温，合肝木阳刚之性，而具斡旋气机升降之用；青皮、陈皮合用，又可制参、芪之壅；龙牡敛神藏精、止惊除烦，又可制参、芪之过升。如此配伍，用治以脾虚为主之结扎术后综合征，多年来约略百余例，每获效验，特列于此，以飨同道。

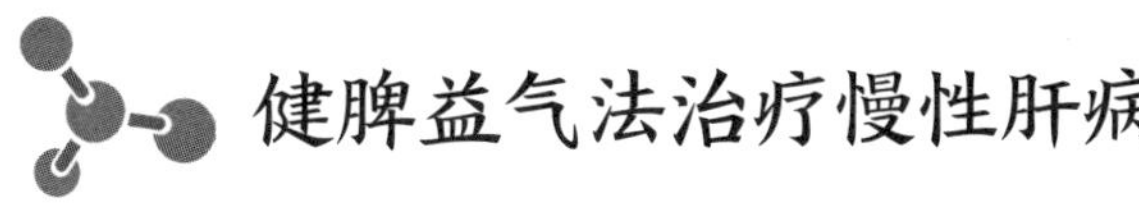

健脾益气法治疗慢性肝病

此处所谓之肝病，多指慢性肝病，此乃影响我国民众身体健康的重要因素。慢性肝病大多数由乙型肝炎引发。有资料表明，我国属于乙肝病毒（HBV）高流行区，国人慢性HBV感染率高达9.09%。在高达1.2亿慢性HBV感染人群中，20%～30%终至慢性肝炎、肝硬化、肝细胞肝癌。纵观慢性肝病的病程，类似中医之胁痛、疫毒、黄疸、积聚、虚劳等。其主要病因，乃感受湿热疫毒、先天胎毒、正气不足。其病机特点为湿热未尽、肝郁脾虚、血（阴）虚血瘀。中医治疗慢性肝病，可修复肝损伤、抗肝纤维化、逆转肝硬化、提高生活质量和生存期。余父认为：在慢性肝病病机转化的关键节点上，亦即肝郁脾虚证，若进行正确辨证施治，坚持治疗，临床可收佳效，以达满意预期。肝郁脾虚，脾虚是关键，正气足则邪不侵，邪气侵必正气虚。健脾益气补中焦，乃慢性肝病治疗之重中之重。余父治疗慢性肝病经验颇丰，现介绍数例验案于下。

案1 刘某，女，17岁，学生。

初诊：1985年7月21日。

患者面色淡黄略白而少泽，常觉疲乏无力，以致练功时间缩短，老师与同伴颇有微词，在戏校工作量稍大即觉头昏头晕，昏昏欲睡。口苦，食欲差，纳食少，腹胀满，餐后尤甚。某院诊为乙肝。16岁月经初潮，经期5~6天，周期28~29天。现值第4天。幼年曾有鼻衄史。腹诊：上腹部充气，肝在肋下一横指，剑突下两横指，质软，均有压痛，脾未及。舌红，苔白厚、中心黄。脉右缓，左弦。症情所示，中气不足，脾虚气滞夹湿热。肝脏之触痛，乃脾虚失运，湿热瘀滞所致。治宜补消兼施，清利并举，则健在其中矣。方选健脾验方合小陷胸汤增损。

茯苓10克，苏子6克，山药10克，枳实5克，厚朴10克，苍术10克，全瓜蒌15克，半夏10克，黄连3克，车前子（包煎）10克，大腹皮10克，炒三仙各12克。

2剂。每日1剂，水煎两次兑匀，均分，早、晚温服。

二诊：7月23日。

药后腹胀痛有减，肝在肋下可触及，剑突下两横指，有触痛。口苦减轻，舌苔转白。此湿热渐去，中焦气滞未缓。湿邪为患，当慎苦寒。

前方去黄连。

2剂。每日1剂，煎服法同初诊。

三诊：7月25日。

患者7月24日中午食水果若干，晚上觉腹部隐隐胀痛。查：肝在剑突下一横指，有触痛。寒凉之品伤脾，当增温中之品。

处以二诊方加高良姜6克、荜茇5克。

2剂。每日1剂，煎服法同初诊。

四诊：7月27日。

腹部触诊：肝在剑突下一横指，质韧，有压痛。纳食有增，饭后及后半天腹部无胀满感，头晕、头昏显减。舌苔白，脉缓。气滞得解，痰湿仍存。血不利则为水，聚而为湿为痰，治宜于二诊方中再增祛湿之力，并兼加疏利血分之品。

茯苓10克，苏子6克，山药10克，枳实5克，厚朴10克，白术10克，泽泻10克，全瓜蒌15克，半夏10克，车前子（包煎）10克，白芍10克，泽兰10克，炒三仙各10克。

2剂。每日1剂，煎服法同初诊。

五诊：7月29日。

无明显自觉症状，腹诊：肝左叶仍有触痛。谨守前法，稍事增损。

茯苓10克，苏子6克，山药15克，枳壳10克，厚朴3克，白术10克，全瓜蒌15克，半夏10克，泽兰10克，赤芍10克，高良姜6克，炒三仙各10克。

2剂。每日1剂，煎服法同初诊。

六诊：8月2日。

腹诊：肝在剑突下触诊不满意，自按有轻触痛。前方得效，故当再进。

处以五诊方2剂。每日1剂，煎服法同初诊。

七诊：8月4日。

患者无不适。舌苔薄白，脉象平和。以五诊方增损制丸，以资巩固。

茯苓60克，苏子30克，山药75克，厚朴15克，枳壳60克，白术75克，全瓜蒌75克，泽兰50克，赤芍50克，炒三仙各75克，蜂蜜1000克。

炼蜜为丸，每丸重10克，每次1丸，每日3次，空腹温开水送服。

按：本案的要点是小陷胸汤证的认定与健脾法的使用。“小陷胸病，正在心下，按之则痛，脉浮滑者，小陷胸汤主之。”此乃《伤寒论》第146条原文。小陷胸汤方证，病位正在“心下”，“心下”者，剑突（鸠尾骨）之下也。此处按之痛，余父每用小陷胸汤。小陷胸汤原为心下有痰热而设，以之清热散结，化痰蠲痹。而本案初诊有痰热，但脉未及“浮滑”，知其热之不甚，故将小陷胸汤小其制，以清热涤痰、开结逐饮，并与补消兼施、理气祛湿之健脾验方合用。处方以祛邪为主，邪去则正安。二诊时热去而湿存，为防黄连苦寒败胃，故去之。

后数诊以健脾验方为主，因有定位之痛，且触之有形，故加用活血之品。言及健脾，此法并非仅为补脾，而当重在运脾。盖脾居中焦，位在中枢，其气之升降关乎全身气机之左升右降，故方中所用药味，补而不壅滞，利而不伤正，故取效较捷。

案2 王某，男，11岁，学生。

初诊：1986年8月8日。

因有家族肝病史，其祖父携其来诊。面白少泽，体态瘦弱。年少内向，不活泼，纳食少，易腹胀，便易溏。腹诊：肝在肋下约3cm，剑突下4cm，质韧，有触痛。舌体胖，舌尖红，苔薄白，脉细弦。虚弱之体多恙患，遗传之因令病肝。病虽在西医的“肝”，治当在中医的“脾”。治脾之法，宜补消兼施，理气祛湿并举，以健运中气。

茯苓20克，苏子6克，白术10克，山药12克，枳实5克，厚朴5克，大腹皮6克，炒莱菔子6克，车前子（包煎）10克，神曲10克，生山楂10克，生麦芽10克。

2剂。每日1剂，水煎两次兑匀，均分，早、晚温服。

二诊：8月10日。

腹诊：肝在肋下约2cm，剑突下3cm，有触痛。纳差、腹胀依然。慢病宜守方，不可操之过急，前法继进。

处以初诊方2剂。每日1剂，煎服法同初诊。

三诊：8月12日。

纳食渐增，腹胀有减。腹诊：肝在剑突下3cm，肋下2cm，有触痛。舌淡红，苔薄白，脉细弦。细询之知其病史已久，详审之必有水瘀互结。治当气、水、血并调。

茯苓10克，苏子6克，白术10克，厚朴3克，枳实3克，山药12克，大腹皮10克，炒莱菔子10克，车前子（包煎）10克，炒三仙各10克，茜草10克，炒丹参20克。

2剂。每日1剂，煎服法同初诊。

四诊：8月14日。

纳食继增，腹胀继减。腹诊：肝在剑突下3cm，肋下2cm，仍有触痛。其治仍当气、水、血并调。

处以第三诊方2剂。每日1剂，煎服法同初诊。

五诊：8月16日。

腹胀已轻微，纳食近正常。腹诊：肝在剑突下3cm，略有触痛。舌红，苔薄白，脉缓。

处以第三诊方再服2剂，水煎服。并以三诊方增损制丸，以期缓图。

茯苓30克，苏子20克，白术25克，厚朴8克，枳实8克，山药40克，大腹皮10克，炒莱菔子10克，车前子25克，炒丹参50克，茜草30克，炒三仙各25克。1料。蜂蜜500克，炼蜜为丸，每丸重10克，每次1丸，每日2次。

六诊：9月28日。

精力较充沛，食欲好，纳食佳。腹诊：肝在剑突下约

2cm，质软，无触痛，肋下未及。其祖父坚持要患儿继续服药，嘱以上丸方再服半料，以资巩固。

现患者已年届四十，多次检查肝脏，均无异常。

按：同为西医之肝病，腹诊均有剑下触痛，本案未用小陷胸汤，因何？案1口苦、苔黄，为有湿（痰）有热之明证；本案患者舌胖苔白无热象，且年幼体弱，虚象较著。中医之精华在于辨证论治，重在治“证”，而非治“病”。临床千万不可一见西医所谓之肝病，即用中医之清热利湿法。临床勿忘两句话：①眼中有西医，即明确西医诊断及基本病理；②心中无西医，即处方用药要按中医之理、法。如此方能体现中医辨证论治之精髓。一句话：辨证重在准确，用药务必精当。

案3 宋某，女，64岁，农民。

初诊：1985年4月24日。

患慢性肠炎、慢性肝炎5年余。左季肋部、右季肋部、上腹部间断抽痛10余天。早晨腹泻，每日1~2次，腹痛不明显。腹诊：肝在肋下5cm，剑突下3cm，质韧，有触痛。某院曾拟诊为胆囊炎。舌体大，有齿痕，舌苔白，脉象缓，左脉弦。证属脾肾两虚，治宜健脾益肾、理气利湿并举。以健脾验方加味治之。

茯苓10克，苏子5克，炒白术15克，厚朴5克，炒枳实5克，炒山药15克，大腹皮10克，车前子（包煎）10克，炒薏苡仁15克，炒神曲15克，炒山楂10克，生麦芽15克，仙灵脾15克，补骨脂10克。

3剂。每日1剂，水煎两次兑匀，均分，早、晚温服。

二诊：4月27日。

昨日未便，今晨腹泻两次。腹诊：肝脏触诊有回缩，仍有触痛。脾曲及上腹部叩响增强。腹痛有减，仍觉腹胀，左胁胀满。口干黏。舌有齿痕，苔薄白，脉弦。腹泻似有转机而气滞有增，治当以健脾为主，兼以疏肝，暂缓温敛。仿逍遥散法。

醋柴胡10克，醋香附10克，炒枳壳10克，炒白芍6克，土炒白术10克，茯苓15克，炮姜3克，大腹皮10克，炒山药15克，土炒当归6克，炒薏苡仁15克，炙甘草3克。

3剂。每日1剂，煎服法同初诊。

三诊：5月1日。

晨起仍泻，矢气频频。上腹抽痛显减，腹诊：脾曲胀气消失。肝在肋下4cm，剑突下3 cm，舌体胖大、有齿痕，脉细弦。病程日久，当加活血之品。

处以二诊方加郁金、延胡索各10克。

3剂。每日1剂，煎服法同初诊。

四诊：5月5日。

上腹痛有减，仍觉腹胀，纳后为甚，嗳气则腹胀可缓。中焦气机不利，胃气上逆，治以斡旋中焦为主，兼以疏肝理气。

茯苓10克，苏子5克，土炒白术6克，厚朴3克，枳实

3克，炒山药15克，大腹皮10克，车前子（包煎）10克，炒薏苡仁15克，郁金10克，延胡索10克，旋覆花15克，代赭石5克，半夏10克，炙甘草5克。

3剂。每日1剂，煎服法同初诊。

五诊：5月7日。

腹痛显减，腹胀亦缓，嗳气偶作。腹诊：肝在肋下3cm，剑突下3cm，质韧，有触痛。晨泻持续，但便质转稠。舌有齿痕，舌苔白，脉转缓。前法既效，守方继用。

处以四诊方3剂。每日1剂，煎服法同初诊。

六诊：5月10日。

不嗳气，无腹痛，腹胀继减，大便仍不成形。纳食渐增。腹诊：肝在肋下2cm，剑突下3cm，质韧，有触痛。

茯苓12克，苏子6克，土炒白术10克，厚朴3克，枳壳5克，炒山药15克，炒薏苡仁15克，大腹皮10克，车前子（包煎）10克，炒三仙各10克，郁金10克，炒丹参10克，炮姜5克，仙灵脾10克。

3剂。每日1剂，煎服法同初诊。

按：在以后约三周之治程中，以六诊方为主增损，患者之肝脏在肋下刚可触及，剑突下3cm，质软，均无明显触痛。纳食、精力均较佳，晨起腹泻痊愈，5年之宿疾得以康复。

临床常见治腹泻用温敛剂后，泻减而胀增，患者自谓还不如每日泻下来得痛快。本案初诊后即如此，当泻与胀并存之时，宜先运脾理气利湿，脾气健运则胀消湿去，大便可望成形。故二诊去补骨脂之温敛，加柴胡、枳壳，四诊加旋覆花、代赭石，均意在助脾理气，以复中焦之职。本案患者年高病久，常年气滞湿痰瘀阻，瘀血定会作祟，诚所谓久病入络，久病多瘀是也。故治程中加用郁金、延胡索二味血中气药，活血行气止痛。待腹胀显减后，再议温敛涩肠。

健脾验方乃余父临床所常用。其组成为：茯苓10~15克，苏子5克，白术6~15克，厚朴3~6克，枳实3~6克，炒山药15~30克，大腹皮10克，车前子（包煎）10克，神曲10克，山楂10克，麦芽10克。方中茯苓、白术、炒山药健脾益气，厚朴、枳实、大腹皮理气宽中，神曲、山楂、麦芽消食和胃，三法合用则中焦脾职健运，气机升降如常，如此则后天健，先天旺，正气存内，邪气何干？

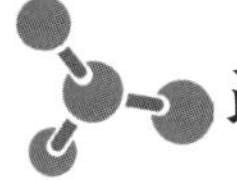

疏肝解郁清热法治疗老年女性阴痛尿痛

案　张某，女，61岁，退休干部。

初诊：9月13日。

连续数年，每于秋季发作“泌尿系感染”，且伴阴痛，影响睡眠。曾多次在省、市各医院检查，均无阳性发现，也曾多次试用抗生素输液治疗，时效时不效，甚以为苦，有时尚伴有肉眼血尿，但无下坠感，平日后半天尿频。近日尿频、尿急、尿痛又作，伴阴痛；入夜或下午小腹悸动，牵及阴部阵阵不适。患者神情紧张，面容痛苦，舌体不大，但齿痕明显，舌质淡红，苔薄白润，脉弦数，左尺沉弱。

柴胡15克，黄芩6克，半夏10克，人参（另炖）3克，桂枝10克，炒白芍10克，大枣（擘）10枚，炙甘草5克，生姜6克。

3剂。每日1剂，水煎两次兑匀，均分，早、晚温服。

二诊：9月16日。

服药3剂，下午小腹悸动消失，入夜悸动亦减轻，脉弦数，左尺沉弱。

处以初诊方3剂继服。每日1剂，煎服法同初诊。

三诊：9月20日。

尿频、尿急、尿痛及阴痛均明显减轻，入夜小腹悸动仍有。齿痕明显，苔白薄，脉弦细。

柴胡15克，黄芩6克，半夏10克，人参（另炖）3克，桂枝20克，炒白芍10克，大枣（擘）4枚，炙甘草5克，生姜6克。

3剂。每日1剂，煎服法同初诊。

四诊：9月28日。

患者脐下悸动消失。阴部仍有些不适，与之前比较可忽略不计，精神明显好转。舌有齿痕，苔白薄，脉弦细尺弱。

柴胡12克，黄芩6克，半夏8克，人参（另炖）3克，桂枝20克，炒白芍10克，大枣（擘）4枚，炙甘草5克，仙灵脾10克，熟地黄10克，生姜6克。

3剂。每日1剂，煎服法同初诊。

五诊：10月2日。

患者仅有后半天尿频，夜尿一两次，舌有齿痕，苔薄白。脉细弦，尺弱。

处以四诊方中加益智仁15克。

3剂。每日1剂，煎服法同初诊。

六诊：10月7日。

经过以上5个诊次治疗，服药15剂，患者尿痛及阴痛皆缓解，庆幸之余，倍感欣慰。岂料近因家中突然遭遇变故，愤怒郁闷异常，今晨阴痛又作，痛苦难耐，未伴尿痛及血尿，更无下坠感。患者神情紧张，诉说病情时双手亦有抖动。舌有齿痕，苔薄白，脉弦沉数。

炒牡丹皮6克，炒栀子6克，当归10克，赤白芍各10克，醋柴胡10克，茯苓10克，白术10克，炙甘草5克，醋延胡索10克，川楝子6克，制乳没各5克，生姜3片，大枣（擘）3枚。

3剂。每日1剂，水煎两次兑匀，早、中、晚均分3次温服。

七诊：10月12日。

阴痛明显好转。齿痕变小、转少，苔薄白，脉弦。

处以六诊方加生麦芽20克。

3剂。每日1剂，煎服法同六诊。

八诊：阴痛愈。患者喜形于色，既往秋季尿痛、阴痛发作，间断持续两月之久，本次仅单服中药，不仅效果好且需时较短。现唯觉疲乏懒言，纳差少食，脉象于平和中显有柔弱，处以四君子汤合归、芍善后。

按：阴痛出自《诸病源候论》卷四十，又名阴中痛、阴户痛。包括小户嫁痛、嫁痛。多因肝郁脾虚、郁热夹湿下注，或中气下陷，系胞无力；或风邪客于下焦，与气血相搏，壅闭肝肾经络而致。症见阴痛，甚则痛极难忍。郁热夹湿下注者，兼见阴户肿胀痛，带多色黄，治宜和肝理脾，清热除湿，方用丹栀逍遥散加味；中气下陷者，兼见阴户坠痛，气短懒言，治宜补中益气，方用补中益气汤；风邪壅滞者，兼见肿胀痛甚，治宜祛风散瘀，方用石菖蒲散（《寿世保元》：石菖蒲、当归、秦艽、吴茱萸），水煎，空心服。

本案患者为老年女性，长期做文案工作，其劳多在心肝，营血暗耗而木火怫郁。肝经经脉绕阴器，郁火循经下扰则阴痛作；舌有齿痕者为脾虚之明证，故此阴痛当为脾虚肝郁化火，治用疏肝解郁清热法，前五诊用柴胡桂枝汤加味治疗，效果明显，后数诊因患者阴痛甚，改用丹栀逍遥散合金铃子散加味，取效亦佳。据笔者经验，大凡有疾而定时发作者，用柴胡剂多可取效。

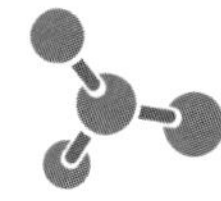

通达表里治瘾疹　下法不避便软溏

案　张某，42岁，芮城县人。

初诊：1985年11月2日。

患者是木工，属能工巧匠之列。身高体壮，面圆色红，眼大唇厚，声若洪钟，膀阔腰圆，为人豪爽，嗜烟酒，好交友。唯十余年间，全身风团屡作，常此起彼伏，自嘲痒无宁日。今慕余父之名，特来求治。患者四肢躯干搔抓痕累累，疹块深红，常以唾液涂抹疹上以止痒，甚或口噙盐巴伴唾液涂疹上。其人口气重，喜饮冷，冬日亦如此，且衣着单薄。问其大便，每日多二行，常溏软，且臭秽异常。舌暗红，苔黄厚。双手掌潮红，脉象弦滑。

因思其人长年身痒，其皮疹必有表证为患，又询知患者特耐劳、不易出汗，观其脉与症可知内热壅盛。疾逾十年，久病多瘀，舌暗红乃血分瘀滞之明证。余思及防风通圣散，但方中有硝黄之泻，而病家经常一日排便两次，可用否？踌躇之际，余父曰：张子和有“陈莝去而肠胃洁，癥瘕尽而营卫昌”之训，该患者虽无便结，但便下气味臭秽，胃肠定有积滞，当属可下之列。遂方药如下：

防风 10 克，荆芥 10 克，连翘 15 克，麻黄 6 克，薄荷（后下）6 克，川芎 10 克，当归 10 克，炒白芍 15 克，生白术 6 克，生山栀 10 克，生大黄（后下）10 克，芒硝（分冲）15 克，生石膏 30 克，黄芩 10 克，桔梗 10 克，生甘草 5 克，滑石 15 克。

3 剂，每日 1 剂，水煎两次兑匀，均分，早、晚温服。

二诊：初服药当日大便四行，仍臭秽，次日大便三行，臭秽显减，末日大便日二行，气味稍臭，亦不似前之黏腻状，且全身得微汗。依患者所言，十余年来仅近日最舒坦，瘙痒亦明显减轻。舌质仍暗红，厚苔转薄，舌心仍偏厚，脉弦滑。

初诊方生大黄（后下）改为 6 克，芒硝（分冲）改为 10 克，余药不变，再服 3 剂。煎服法同初诊。

三诊：自服药以来风团未作，便臭已转常，自觉较前神清气爽。为巩固疗效，亦为改善其体质，嘱患者间断服用防风通圣丸，慎烟酒，节饮食。

分析：此案足见防风通圣丸之确切疗效，并可加深对下法这一中医重要治法的理解，吾等姑且先论方再谈法。民间谚语有言：有病没病，防风通圣。细究之，此语有一定之理。防风通圣丸乃金元刘河间所创，乃表里双解名方，为寒凉派的代表方剂，颇为临床医者所重视。由防风、麻黄、荆芥穗、薄荷、大黄、芒硝、滑石、生栀子、黄芩、连翘、生石膏、桔梗、川芎、白芍、当归、白术、甘草17味药物组成，功在解表通里、清热解毒，主要用于感冒后之高热、恶寒、头痛、咽干、溲少黄赤、大便干结等症，以及风疹、湿疹等疾病。从本方之组成观之，看似庞杂，与组方规范难合。方中药味偏多，作用互碍，发表祛邪，泄热通便，辛温解表，苦寒凉中，既有祛邪治实之品，又有少许补益之味。如此融合于一炉，药虽庞杂，但各有专司，别有归经，多而不繁，杂而不乱，可治多种疾患，此刘氏制方之高妙也。吴昆在《医方考》中对防风通圣散之方解尤为精彩："防风、麻黄，解表药也，风热之在皮肤者，得之由汗而泄；荆芥、薄荷，清上药也，风热之在巅顶者，得之由鼻而泄；大黄、芒硝，通利药也，风热之在肠胃者，得之由后而泄；滑石、栀子，水道药也，风热之在决渎者，得之由尿而泄。风淫于膈，肺胃受邪，石膏、桔梗，清肺胃也，而连翘、黄芩，又所以祛诸经之游火；风之为患，肝木主之，川芎、归、芍和肝血也，而甘草、白术，又所以和胃气而健脾。刘守真氏长于治火，此方之旨，详且悉哉！"

临床观之，大凡体壮面红，少汗或不易汗，口臭或便臭，舌红苔厚，脉实而有表里证者，皆可用之。初用可改散为汤，方中硝黄可随症增减。芒硝可增加肠道渗透压，增加肠壁毛细血管中污秽之物的渗出，大黄素有将军之称，集清热解毒、活血化瘀、攻下通腑于一身，可荡涤肠道一切瘀滞之物，初服大便可一日多次，续服之则便次减少，必要时可减量服用。

按：荨麻疹临床很常见，尤其现今更是如此。一则因有毒有害物质通过食物链进入人体，二则大气污染亦在“推波助澜”，三则更因如今之人饮食不节，生活失序。现今医者之于临床亦每多束手，临床报道屡有仁智之见，林林总总，常令医者莫衷一是。余父临床将其简单分为急、慢性两种。急性者，多以《伤寒论》麻黄连轺赤小豆汤加减；慢性者，多用赵炳南的多皮饮加减，大多取效。

麻黄连轺赤小豆汤组成：麻黄、连轺、赤小豆、甘草、梓白皮、杏仁、生姜、大枣。连轺可代之以连翘，梓白皮可代之以桑白皮。痒甚则加蝉蜕、荆芥、防风；内热明显，口干咽干，舌红脉数，加生石膏；风团色深红者乃血分热盛，选加紫草、牡丹皮、赤芍；里实腹胀便干者，加酒炒大黄，或改服防风通圣散为汤剂，表里双解。

赵炳南多皮饮组成：地骨皮、五加皮、桑白皮、干姜皮、大腹皮、白鲜皮、粉丹皮、赤苓皮、冬瓜皮、扁豆皮、川槿皮。可健脾除湿，疏风和血。主治慢性荨麻疹。荨麻疹至慢性期，夹湿夹瘀者居多，且久病多虚，更不易治。余遵父旨，临床每以多皮饮增损治之。瘙痒夜甚者，合当归饮子；湿盛者，合平胃散；有瘀象者，加桃仁、红花、丹参；有虚象者，宜辨别气血阴阳，分而补之。

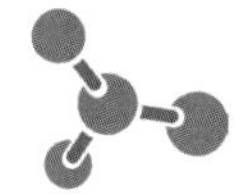

温阳法治疗奇怪的肚皮痛

案　李某，女，56岁，平陆县人。

肚皮痛三年余，久治不愈。疼痛位于上中腹部皮肤，不敢入睡，一睡着即疼醒，醒后揉揉肚皮则疼痛可缓解，实在困得不得了可再行入睡，但刚一睡着就又因疼而醒，如此反复，提及睡觉即害怕。每晚累计最多能睡两三个小时，甚以为苦。曾先后多次到三门峡、西安、运城等地诊治，既无明确诊断，亦未得有效治疗。

患者来诊时带有几张一月前在某中心医院的化验单：血小板 52×10^9/L，总胆红素 27.1mmol/L，直接胆红素 7.7mmol/L。问其化验之因，乃四肢皮肤有青斑，不痛不痒，在家人再三催促下才去了医院。但患者最苦恼者为肚皮痛不敢入睡，再三表示，只要治得能睡觉就算烧高香了。

其人黑瘦，语声低微，纳差、疲乏、欲寐。虽时值夏季，双手亦触之冰凉，大便溏薄、黑黄相间，每日一行。四肢内外侧皮肤均有散在瘀斑，大者似鸡蛋，小者似甲盖，色深紫。腹部凹陷，腹肌稍显紧张，压痛不明显。舌淡红，苔薄白，六脉微细。《伤寒论》第281条有云："少阴之为病，脉微细，但欲寐也。"本案患者当属少阴病无疑（本欲让西医检查个水落石出，但患者未配合），遂疏方如下：

炙甘草20克，制附子10克，干姜16克，人参（另炖）3克，炒白芍20克，桂枝20克。

6剂。每日1剂，水煎两次兑匀，均分，早、晚温服。

二诊：入睡后肚皮仍痛，无改善，但皮肤瘀斑变小、转淡。大便仍为黑黄相间。六脉沉细无力。病情稳定，方药尚属中的，前方继服6剂。每日1剂，煎服法同初诊。

三诊：入睡后肚皮痛有减，大便不黑了，纳食有增，皮肤瘀斑十消其七八，小者已退净，大者仅有指甲盖大小，且无新斑出现。唯右膝关节下方原拳头大小的斑片虽然色已转淡，但未全消。

炙甘草30克，制附子15克，干姜10克，炮姜10克，人参（另炖）6克，炒白芍30克，桂枝15克，肉桂（后下）10克。

6剂。每日1剂，煎服法同初诊。

四诊：近日在某中心医院化验：血小板58×10^9/L。其他检查未做（患者为了节省资费）。睡后肚皮痛每夜仅为一两次，且时间较短，纳食明显增多，精力较好，语言有力。脉虽细，但已较有力。

于三诊方加仙鹤草30克，再服6剂。每日1剂，煎服法同初诊。

五诊：肚皮痛虽然仍为每夜一两次，但程度和持续时间均改善，右膝下方的青斑将散尽。双下肢伸侧有辣椒面样麻麻的感觉，L_1~L_2棘突压痛明显。舌红，脉细，尺弱。

处以四诊方加鸡血藤20克。

6剂。每日1剂，煎服法同初诊。

六诊：患者电告，近因农活较多，不能面诊，前述诸症均无大碍，唯觉晨起口苦。此乃阴证转阳之佳兆，于五诊方中加黄芩6克、柴胡12克。

6剂。每日1剂，煎服法同初诊。

七诊：患者电告，晨起未再口苦，每晚肚皮痛仅为一次，持续时间很短，患者非常高兴。为巩固疗效，为其疏得下方：

制附子10克，炮姜6克，人参（另炖）3克，炒白芍12克，炙甘草10克，肉桂（后下）6克，仙鹤草30克，白术10克，鸡血藤15克。

6剂。每日1剂，煎服法同初诊。

按：该患者曾一度失联，虽担心其血小板减少情况，然亦别无他法。后因其儿媳来诊，得知患者精神足，睡眠好，纳食佳，偶有入睡后肚皮疼，但已无大碍，每日劳作亦不觉辛苦，仍不愿意再去医院检查。听闻此消息，余心亦较安。至于肚皮痛之西医诊断亦不再重要。中医治病要认得其证，用药得法。

患者寐则肚皮痛，寤则痛减，且多在夜间出现，寤为阳，寐为阴，症在夜间加重，显系阴证无疑，加之脉微细、但欲寐，遂以少阴病治之，故逐渐好转。

本案之治，或有人问曰：所用方药自始至终因何未用活血化瘀药？初诊之时，因患者六脉微细如丝，正气明显不足，加之化验血小板 $52\times10^9/L$，消化道有可疑出血（大便黑黄相间），故仅扶助正气，以观其变。一连数诊，虽未用活血化瘀之品，但皮肤青斑逐渐转淡以至消退，且其余症状亦改善，表明治疗方案正确有效，最终结局亦较满意。

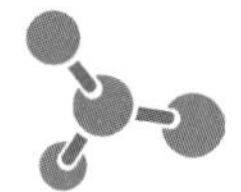

温阳化瘀利水法治疗风心病心衰

案1　常某之妻，女，43岁，运城市人。

患者患风湿性心脏病数年。患者心悸不安，喘促心衰，不能平卧，咳血，肝大四横指，重度浮肿，神疲乏力，面皖白青紫虚浮。厌食，憋闷，畏寒，肢冷，自汗，尿短少，便溏。舌胖嫩、色淡白润，脉结代。辨为心肾阳虚，用真武汤加减。熟附子 90 克，茯苓 15 克，猪苓 12 克，白芍 12 克，白术 10 克，桂枝 12 克，葶苈子 10 克，牛膝 10 克，车前子 10 克，人参 6 克，麦冬 10 克，五味子 10 克，朱砂 1 克，大枣 5 枚。每日 1 剂，服 2 剂后诸症皆轻，能平卧，浮肿大退，续服 7 剂乃瘥。能操持家务，后每次心衰发作，其即以上方自服，亦即缓解。10 年后春节第 2 日复诊：患者心悸，极度不安，呼吸微弱急促不得卧，肝大，气惫怕动，神昏欲绝，面皖白发绀虚浮，厌食憋闷，畏寒肢冷，自汗淋漓。上方重用人参 30 克，并加龙牡，2 剂，服后厥止阳复。又越数年，阳脱而死。

案2 患者，女，38岁，运城市人。

患者因患风湿性心脏病多年，曾住运城地区医院治疗，于1972年2月来诊，患者面颊暗红，过劳后气短，但仍能操持家务，检查肝大3指，下肢浮肿可凹，自汗，心痛阵作。舌胖嫩，舌质紫暗苔白，脉细弱，偶结代。辨为心肾阳虚血瘀，药用：熟地黄12克，山茱萸15克，山药12克，附子60克，肉桂8克，车前子9克，牛膝15克，朱砂2克，延胡索12克，五灵脂10克，川芎10克，白芍12克，人参6克，猪苓10克，泽泻10克，葶苈子10克。服2剂后浮肿消失，肝位于剑突下1指，诸症均轻。守方续服1月，临床症状痊愈，恢复工作。

按：心衰常见于多种心脏病之后期。余父认为，欲辨治心衰，必先认清其主症：即心悸、喘促和水肿；次明其病位：主位在心，与肾、肺、脾、肝关系密切；更须明其病机：心肾阳虚为心衰病机之本，临证多为本虚标实，虚实夹杂，临床当早诊早治。在心衰早期，以气虚阳虚多见，至中后期，尤其是顽固性心衰，多兼心阴心血亏虚。心衰之实证表现，为血瘀、水阻，为标，兼以痰浊。此处之实，既为心衰之病理产物，又反增心脏负担而加重心衰，如此则水瘀互结、复耗心阳，致心衰顽固难治。

余父曾多次提及当年在运城地区医院内科工作时，该院的老中医张柱子老先生用中药治疗心衰堪称一绝，时年曾有生命垂危的重症心衰患者，经西医西药抢救治疗后效果不佳，而患者服用张老先生的中药之后，时间不长即可平卧呼呼入睡。余父在数十年的行医生涯中，对于心衰的治疗积累了丰富的经验。他老人家认为，治疗心衰除了要遵循急则治其标，缓则治其本；标本兼顾，攻补同施的治疗原则以外，还应注意以下几个问题。

1. 温阳与活血利水

（1）温阳与利水：阳虚温运失职，非但致使水湿停聚，且又阻遏阳气。对于①阳虚水泛不重者，治以补气通阳为主，佐以利水。②阳虚与水肿俱甚者，则需温阳与利水并重；③水势急迫，上凌心肺而气逆喘促不能平卧者，则应先行利水以救急，待水势稍缓后再温补与利水并施。

（2）温阳与活血：心阳虚推动乏力，血脉失煦，不但致使瘀血内停，且又阻遏阳气。治宜于温阳之时配用活血化瘀药物以化瘀通阳。通阳助化瘀，化瘀助通阳。

2. 依据病情程度选用方药

（1）阳虚。①心阳亏虚者阳虚较轻，可选用桂枝甘草龙骨牡蛎汤合四君子汤以通阳益气，通阳即是助阳。②心肾阳虚者阳虚较重，里寒较甚，故加用附子以温中散寒，扶助脾阳，并用红参增强补气之力。③阳气衰微，阴寒独盛的心脾肾阳俱虚者，则要重用四逆辈或参附龙牡汤以回阳救逆。仲圣四逆汤、真武汤，以及陈修园消水圣愈汤、温氏奔豚汤均在可选用之列。

（2）血瘀。①心阳亏虚型血液循环异常只表现为心脉瘀阻，血行不畅，治疗上选用丹参、当归、赤芍等和血之品化瘀通络，调畅血脉。②心脾阳虚型血瘀日久，结聚不散而形成胁下痞块，治疗时即需丹参、红花、鳖甲等活血化瘀、软坚散结之品同用，以求积块消散，血络得通。③心脾肾阳俱虚型积块大且坚硬，非一般药物所能取效，故选用三棱、莪术、鳖甲等攻坚破积、软坚散结之药，希冀能奏效建功。

（3）水湿。①心阳亏虚型：血不利则化为水，其势较缓，选用葶苈子、赤芍以和血行水。②心脾阳虚型：脾不健运，水湿泛滥，其势较急，则选用茯苓、泽泻、猪苓，加车前子以消除过剩之水液。③心脾肾阳俱虚型：水势更急，全身皆肿，泛溢诸身，上凌心肺，喘促倚息不得卧，在上述药物中加用椒目以迅刹水势，平喘消肿。

3. 辨清阴阳，重在温阳

心衰有阴阳之别，治疗当以温补阳气为主。心衰缘于心阳虚衰，血脉运行不畅，亦有规律可循：昼则阳气盛，心动有力，故患者一般情况尚好。夜半阴气盛，阳气衰，心衰即加重，故心衰之治重在温补阳气。同时，夜间可增大药量或增加服药频率。对于心气阴虚型，应施以益气养阴法。

4. 依据导致心衰的原发疾病，治疗应有所侧重

（1）风心病心衰，每因风寒湿邪伏留，致使心衰反复发

作。治疗时应注意选加威灵仙、桑寄生、豨莶草、防己、鸡血藤以祛风除湿，并嘱患者防寒避湿，谨防外邪再次入侵为害；若遇全身浮肿明显者，要注意是否有鸡鸣散（木瓜、槟榔、陈皮、紫苏茎叶、生姜、吴茱萸、桔梗）之应用时机。

（2）冠心病心衰，多见气虚夹痰夹瘀，闭阻心脉，可用人参、白术、黄芪合温胆汤益气活血、祛痰通脉；若属气阴两虚，则用生脉散合温胆汤加活血化瘀之品。

（3）肺心病心衰，合并感染者常有喘促，咳嗽不能平卧，治疗当兼以泻肺利水，清热化痰，可选加葶苈大枣泻肺汤或麻杏石甘汤以治其标。

（4）高心病心衰，当辨证加用具有降压药理作用的药物，如夏枯草、野菊花、龙胆草、炒栀子、黄芩、牡丹皮、葛根、石菖蒲、当归、川芎、钩藤、决明子、杜仲等。只要辨证得当，有些高血压患者，用人参、附子后不但可纠正心衰，亦可降低血压。

余父曾反复强调：临床用药切不可拘泥于一药一方一法，尤其是不能单纯按照现代医学对中药的药理研究结果使用中药。

5. 附子用量与用法

《伤寒论》中附子用量，一般用 1 枚，中等量用 2 枚，最多用 3 枚，按 1 枚附子 10 ~ 15 克计算，最大量可达 45 克。现今附子用量一般在 10 ~ 30 克，若无特别经验，最好用熟附子，用量超过 15 克时，均应先煎 30 分钟以上，随着剂量的增大，煎煮时间应该相应延长。

附子用量并不是愈大愈好，原则为以最小剂量达到最大的治疗效果。大剂量应用附子，医者必须胸有成竹，务须小心谨慎。

徜能遵循余父之谆谆教诲，在临床上治疗心衰当可游刃有余。

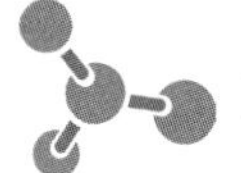

温阳益气法救治重症小儿肺炎

案　卫某，男，3岁，芮城县人。

患儿因患肺炎在医院治疗效果不佳，其母抱来求诊。患儿面青发绀，略有烦躁，神志昏糊，腹胀泄泻，痰鸣气喘，鼻翼扇动，呼吸不利，头热肢冷，多汗，发热不退，夜间尤甚。在某院诊为腺病毒肺炎，治疗已10余日。舌淡苔白，脉微细欲绝。余父以热毒内陷，心阳衰竭为诊。药用人参、制附子、干姜、龙骨、牡蛎等为剂，水煎，不拘时频频灌服，2剂后，热退肢温，喘咳减轻，泄泻亦缓。本案求诊之初，患儿家长愁云满面，心情沉至谷底；待病情向愈后，患儿家长又满心欢喜、感激涕零。当年在基层医院因重症肺炎而病危之患儿不在少数，而用中医中药治疗确有不俗之验。后来得知，本例患儿家长仅抱一线希望而来诊，孰料竟得痊愈。当时患儿头热肢冷，多汗，脉微细欲绝，已成阳脱之危候，若非参附龙牡之用，难觅愈日。老祖宗留下的中医珍宝确为国人之福，吾辈当珍之，并努力使其发扬光大。

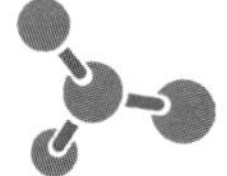

温阳益气法治疗慢性荨麻疹

案　明某，女，34岁，芮城县人。

初诊：1986年6月27日。

患荨麻疹10年余。劳则易作，皮疹全身散在，因经常搔抓，皮肤搔痕累累，疹色难以明辨，但总体疹色偏浅。患者清瘦，面黄白少泽，常诉疲乏短气，头昏眼花。舌体大，色红，多齿痕，苔白薄净。六脉细弱。观其舌象后，又询知其常因寒发疹，平日易腹胀便溏，常易汗出，不耐劳作。但除经量偏少外，月经尚正常。生育4胎，人流2次，结扎术后3年。诚所谓五脏所伤，穷必及肾。虚弱之体，久病肾虚，证属肾肺脾俱虚，营卫失和。予桂枝加黄芪汤合玉屏风散加味。

黄芪30克，桂枝10克，炒白芍10克，炒白术15克，防风10克，熟附子10克，仙灵脾15克，大枣（擘）5枚，生姜3片，炙甘草5克。

3剂。每日1剂，每剂水煎两次兑匀，早、晚均分温服。

二诊：9月25日。

来诊时患者喜上眉梢，自述服初诊方后自觉全身较舒爽，精气神改善，后又连服多剂，近三月来荨麻疹未发作。近日虽未出疹，但口干夜甚，夜间皮肤瘙痒，昼则如常。观其舌，嫩红多齿痕，苔净，舌面乏津。因其产育多，加之人流且又常劳作，病程日久，刻值秋日燥气加临，患者除气阳不足外，阴血分又有亏损，仍宗前法增损。

黄芪15克，知母6克，桂枝10克，炒白芍10克，炒白术10克，防风6克，当归10克，麦冬10克，玉竹10克，仙灵脾12克，大枣（擘）3枚，生姜3片，炙甘草5克。

3剂。每日1剂，每剂水煎两次兑匀，早、晚均分温服。

三诊：9月30日。

口干有减，夜间皮肤瘙痒亦缓，唯近日便溏，日二行。二诊方麦冬、玉竹减为5克，加炒山药30克续服。并嘱以山药熬粥常服，以平补肺脾肾。

患者经以上治疗，当年冬季遵医嘱服食山药粥，先前用医药公司的干山药，后又托友人在河南捎回鲜山药，如此服食一冬，精气神明显好转，体重增加，神采飞扬，随访两年，荨麻疹未曾发作。

分析：荨麻疹虽形之于外，但实则发于内，诚所谓没有内乱，不得外患。此例荨麻疹患者，当属中医之虚劳病。因“劳”而疲乏头昏，因“劳”而瘾疹频作。虚劳乃“虚损、劳伤”之简称。“虚”为气血虚衰，不能荣于五脏。“损”为脏腑元真之气亏损。“劳”为劳倦伤脾，房劳伤肾，劳则气耗。其实质是因病致虚，因虚致损，积损成劳，久劳更虚，陷入恶性循环。简言之，即久虚不复，泛指一切慢性、虚损性、衰弱性的疾患。皮肤病变与脏腑之平衡、气血之盈衰、经络之通畅与否息息相关。该患者生育4胎，人流2次，又曾行结扎术，复因家务及田间劳作，体态清瘦，面少泽，常诉疲乏短气，头昏眼花，初诊以肾脾肺俱虚为诊，所用方药合拍，故取效较捷；二诊时值秋末冬初，燥气加临，加之患者病属虚损，气血阴阳俱不足，故去辛温之熟附子，以免大辛大热之品耗损阴液，加当归、麦冬、玉竹以养血生津。方中黄芪与知母之配，乃燕山张锡纯常用之药对，黄芪性温，味微甘，既可补气，又能升阳，辅以凉润清降之知母，于气阴两虚者适宜。张氏曾云便溏者慎用知母，本案服二诊方后便溏，系因知母之过否？亦当虑之。验之于临床，中焦虚寒者，于凉润清降之品当慎重。三诊时嘱患者常服生山药，亦为张锡纯常用之法，其谓：山药色白入肺，味甘归脾，液浓益肾，能滋润血脉，固摄气化，宁嗽定喘，强志育神，性平，可常服多服。其常用单味山药成方，名一味薯蓣饮，治疗虚损之疾，或病后调养，屡屡取效，诚良法也。

按：此案所用方药虽极平淡，但用之得法亦能起沉疴，诚所谓千方易得，一效难求。细心的读者可能会发现，在该案的治疗过程中，未用止痒之品，如恒用之地肤子、蝉蜕、白鲜皮、蛇床子等，此亦未尝不为本案用方之妙。张景岳在《景岳全书》中有“见痰休治痰，见血休治血。无汗不发汗，有热莫攻热。喘生休耗气，精遗不涩泄。明得个中趣，方是医中杰”之论，流传很广。“休、不、莫、毋、勿”，几个否定字眼俱言不要见症医症，即所谓之头痛医头，脚痛医脚，所指皆为治病求本之中医之魂。观本案患者以前所用之方，套方常药比比皆是，但效均不佳，缘何？正气存内，邪不可干。正气来复，邪必自退。

本案尤在明言，虚弱多损之体，重在调养，而调养之法尤重食补。食补之道，一为所用得法，二为持之以恒，否则，欲速则不达，行百里者半九十，仍难以取效。山药乃药食两用之佳品，入肾、脾、肺三经而补三脏，平和滋润，久久服之，体强神健，外邪自不得干犯。

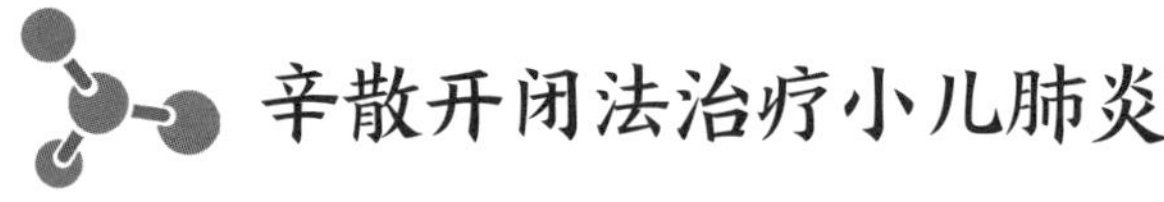

辛散开闭法治疗小儿肺炎

小儿肺炎属中医“风温犯肺”“喘咳”“肺热喘咳”等范畴。多因风热之邪犯肺，或风寒犯肺化热所致。病初，由于邪犯肺卫，致使肺卫失宣，出现发热、恶寒、咳嗽、气粗等，是为风温犯肺；肺失宣降，郁而发热，灼津成痰，阻于气道，因此发热更高，喘咳更甚，是为肺热喘咳；痰热久郁，蕴而成毒，热毒内传，侵入营血，出现面青肢绀、舌绛烦躁，甚至神昏惊厥等症，则为痰热闭肺、热入营血。如邪热内陷，邪盛正虚，可导致心阳虚衰或阴脱、阳脱（中毒性休克）等危象。若病情迁延，余邪未尽，而脾虚气弱，是为脾虚痰湿之证。

余父临证治疗小儿肺炎，早期常用麻杏甘石汤或三拗汤加减，一剂药按当时价格仅需八分至一角钱，即可大见成效，两三剂即可痊愈。其治疗关键在于一个“早”字，何谓早？当患儿出现发热、咳嗽、微喘之时，听诊于肩胛间区脊柱两侧可闻及少许散在湿性啰音开始，即早诊早治，数剂中药即可治愈。早期风寒束肺，无汗、咳嗽而喘，舌淡苔白，即用三拗汤加味；若患儿禀赋素强，风寒迅即化热，有汗、咳嗽而喘，舌红苔白，即用麻杏甘石汤加味。而对于邪热内陷，邪盛正虚，导致心阳虚衰等危象，此类患儿多属于西医之腺病毒肺炎或合并心衰，此时用抗生素治疗“一筹莫展”，而中医中药则有独特的疗效。余父常用中药为此类患儿解除病痛。

案1　薛某，女，6月龄。

初诊：1971 年 3 月 15 日。

患儿因发热、咳嗽、喘息，某医院诊为重症肺炎。患儿由其母从医院抱来：视其面部青气隐隐，口唇青紫，喘促胸高，身热无汗，烦躁不安，舌淡，苔白微腻，脉浮数。听诊两肺满布水泡音。证属风寒闭肺，治宜辛温解表。

麻黄 2 克，杏仁 5 克，甘草 2 克，前胡 5 克，桔梗 3 克，僵蚕 3 克，带须葱白 1 寸，生姜 1 片。

水煎两次兑匀，昼夜频服，不拘时。

二诊：3 月 16 日。

上方服 1 剂后，患儿小有汗出，体温稍降，面部稍显红色，喘促、烦躁均减，舌质微红，舌苔转薄，脉浮数。

处以原方加生石膏 5 克，再服 1 剂，煎服法同初诊。

三诊：3 月 17 日。

患儿全身皮肤潮润，热退，喘平，烦止，微咳有痰，舌红，苔薄白，脉不浮而有力，此表邪已解，肺热未清，治宜清气化痰以善后。

半夏3克，橘红2克，甘草1.5克，川贝母3克，杏仁3克，枇杷叶5克。

服1剂后，诸症悉除。

按：本例重症肺炎，诊为风寒闭肺之寒喘，其辨证要点为：身热无汗，喘促面青，舌淡苔白。因及时散风寒，开肺闭，切中病机而转危为安。以解表开闭法治小儿咳喘，犹“开门揖盗”，予邪气以出路，乃中医治病之法宝。然现时医者但见“炎”症，仅善清热解毒而不善治皮毛，的确误人匪浅。曾有重症肺炎患儿因邪热内陷，导致心阳虚衰，西医用抗生素“一筹莫展”，而中医中药则有独特的疗效。

案2 王某，女，4岁。

初诊：1972年10月25日。

高热无汗、咳嗽气喘3天，体温39.5℃以上，神志昏糊。在某医院诊为腺病毒肺炎，施行间断吸氧、强心、抗炎、退热等治疗。今日从医院将患儿抱来求治，患儿灼热无汗，喘急气促，鼻翼煽动，神志不清，唇绀面赤，舌红苔白，脉浮数。此由风温犯肺，表气郁闭而致，急宜解表清热开闭。

麻黄3g（先煎去沫），杏仁10g，生石膏18g，甘草3g，前胡10g，僵蚕6g，牛蒡子6g。

2剂。每日1剂，水煎两次兑匀，昼夜频服，不拘时。

二诊：10月27日。

患儿全身皮肤潮润，体温降至38.2℃，神志渐清，喘急气促渐缓，舌红，苔白微黄，脉浮数。此表闭渐开，当主清肺降气。

处以初诊方加炒莱菔子6g、桑白皮6克。

2剂。每日1剂，煎服法同初诊。

三诊： 10月29日。

患儿热降神清，喘息渐平，唯咳嗽痰多，舌红有减，苔亦渐退，脉数不浮，此表邪已解，肺闭已开，但痰热尚甚，继以泄热降气化痰之剂。

前胡6g，炒苏子5g，杏仁6g，桔梗6克，金银花10克，桑白皮6g，炒莱菔子6g，厚朴3g，橘红3g，茯苓6g，生甘草2g。

2剂后仍有轻咳，乃以调和肺胃之品2剂而愈。

按： 高热、昏迷、喘促，乃小儿肺炎之重症。初起虽经间断吸氧、强心、抗炎、退热等治疗，诸症未见好转。究其因由，乃表邪郁闭，肺气不开，以致神昏惊风，并非病邪已犯心营，故用麻杏石甘汤加味宣肺开闭，直解其表，连进4剂始获表解闭开。凡六淫外邪闭表，多见此候，若不详审，误作邪入心营而服用清营、清宫等方药，必致药过病所，引邪入里，徒伤正气，而表闭终不得解，反成内闭危候，临证确宜慎之。余父曾屡次追思此等病案，谆谆教诲曰：儿童之疾，变化较速，临证辨舌甚为重要。本案患儿舌虽红但不绛，加之被以白苔，当为病在表之明证，及时开表闭为治小儿肺炎之大法。本案以表邪郁闭、肺气不开为辨，用宣肺开闭法使重症肺炎得效。凡临证当细细辨析表证之有无，表闭一开，诸症皆退；否则表邪入里则变证蜂起。病关小儿，尤当注意，因其脏器幼弱，发育不全，易寒易热，易虚易实而多变。

关于表证之辨别及其治疗问题，余父曾谓：凡久治不效、反复发作之重病、顽症、痼疾，包括节气更替发病类疾患，多有六淫外邪深伏。外邪之中人者，初必在表。表证失治则由表入里，正气愈虚，邪陷愈深。故《黄帝内经》有“善治者治皮毛”之论，此不单为表证立法，亦为治疗重、难、痼证之法宝。故临床论治诸疾之时当须注意解表，此论虽平淡却甚有妙用。余父曾治多例心衰浮肿病患，病程多在10～30年不等，均有外感寒邪病史，若察知寒邪深伏少阴，予对症方药之中加入麻黄、细辛开提肺气，透发伏邪，如此得微汗之后浮肿常迅速消退而愈。

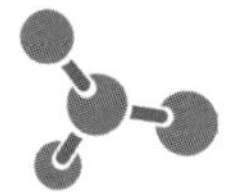

养阴益气法治疗慢性萎缩性胃炎

案　李某，男，61岁，芮城县人，某银行干部。

初诊：1974年4月8日。

患者胃部不适数年，1974年于某医院检查，确诊为慢性萎缩性胃炎。近年以来，上腹隐痛不适，食后加重、饱胀，口干且苦，大便头硬，后稀溏，且排便不利。患者形体消瘦，面色褐黄少泽。舌体胖大、光红碎裂，苔少而净，脉细弦数。证属胃阴不足，脾气虚损，治宜养阴益气，固护中焦。

山药30克，太子参10克，白术6克，扁豆10克，炙甘草3克，干姜3克，薏苡仁10克，玉竹10克，石斛10克，莲子10克，白芍10克，神曲10克，山楂10克，麦芽10克，升麻3克，柴胡6克，麦冬10克，大枣（擘）3枚。

每日1剂，水煎两次兑匀，早、晚均分温服。

上方服6剂后诸症悉减。

守方继服14剂后，改汤剂为丸剂，并加水蛭粉适量，每丸重10克，每日2丸，早、晚空腹服用。3月余后，再赴医院复查胃镜，萎缩性胃炎有改善。

后经此方加减，汤剂与丸剂交互递进，又间断治疗两年余，经数家医院检查，萎缩性胃炎已痊愈。

按：慢性萎缩性胃炎多由浅表性胃炎发展而来。其病因复杂，每因情志不调、饮食不节、嗜烟酒浓茶等伤及胃黏膜，使胃腑通降失和而发病。若胃炎反复发作，久病不愈，则久病必虚，久痛入络，出现胃阴不足，胃络瘀塞，或脾胃虚寒，瘀血阻络，故虚与瘀为其基本病机，临床上可表现为虚中夹实，寒热错杂之证。

本案以胃阴虚为辨，实则脾气虚亦兼有之。因病程较久，虚瘀同见，则必虚瘀同治。诊治之初重在益气阴，扶胃气，且水蛭味特腥臊，脾胃无病者亦难忍受，故胃弱纳差者更不宜用之。待胃气来复后，则适时适当用之。化瘀药选水蛭者，因其性平咸苦，逐瘀破血之功较著。早在《神农本草经》中即对水蛭之疗效有所记载，张锡纯对水蛭之运用有所突破。余父认为，水蛭生用较好，入煎剂则效果较差，故临床用水蛭多入丸散剂。验之于临床，确有佳效。后以此法治愈多例萎缩性胃炎患者。

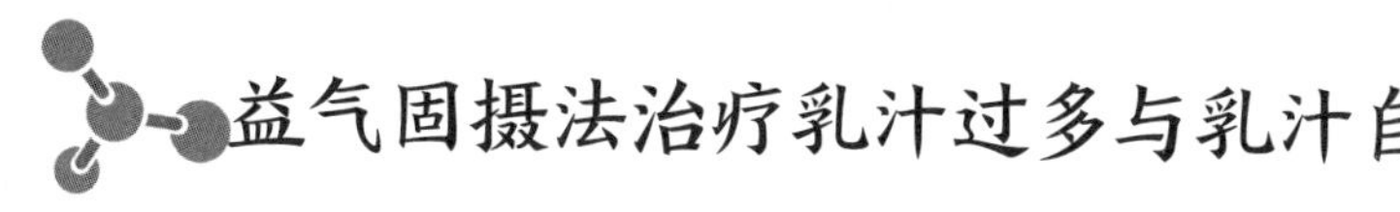

益气固摄法治疗乳汁过多与乳汁自溢症

案1 肖某，女，25岁，芮城县人，机械厂工人。

初诊：1980 年 4 月 2 日。

春寒料峭之日，患者厚衣重裹，而高隆之前胸尤为显眼。因乳汁稀薄且自溢明显，常因之浸染衣被而来诊。患者于 2 月顺产一男婴（第 1 胎），产后第 3 天开始哺乳时，即出现乳汁自然溢出，未曾介意，终至经日不止。现为产后 2 月，乳汁溢出淋漓不断，患者常手足无措，以致夜寐难安。无奈常以织物重重垫在前胸，以免难堪。患者自谓：乳汁溢出愈多而产愈多，且乳汁稀薄，婴儿吸食后尿量多，体重增加缓慢。因乳汁多而乳房憋胀，需以吸奶器吸出，双乳一吸即为一大碗，一天需吸出 2～3 大碗。检查：双乳发育正常、等大，两乳乳汁外溢，淋漓不断，质地清稀。双乳房无触痛，亦未扪及结块。患者常觉疲乏无力，头晕短气，大便软溏。舌淡，苔薄白，脉弱无力。乳血同源，对此气虚失摄，乳汁自溢之证，治拟益气固摄，方用固冲汤加减。

黄芪30克，炒白术10克，煅龙牡（先煎15分钟）各30克，乌贼骨（先煎15分钟）10克，山茱萸30克，棕榈炭6克，五倍子（分冲）3克，仙鹤草30克，陈皮5克，炙升麻、柴胡各6克，当归10克，炙甘草5克。

3剂。每日1剂，水煎两次兑匀，均分，早、晚温服。

二诊：4月5日。

上方服3剂后，乳汁自溢减轻。依原方再进3剂，乳汁溢出明显减轻，先后共服10余剂，溢乳停止，乳汁较前转稠，可正常授乳。

案2　刘某，女，32岁，芮城县人。

足月顺产一女婴（系第二胎，意欲生男婴），婆家多有白眼埋怨，老公亦面露不善，患者遂心情郁郁寡欢。授乳之初，即发现乳房出现结块，乳胀作痛，且乳汁淋漓自溢。检查：双乳等大，乳房胀满，乳房部络脉显露，双乳乳房内可触及多个束状结块，乳汁外溢致衣襟湿透，淋漓不断且顺衣而下。舌淡苔薄，两脉虚弦，沉取无力。此为素体气虚、所愿不遂致气虚不固，肝胃不和，乳络结滞，乳汁自溢。治当益气固脱、疏肝理气并举，予以补中益气汤合柴胡疏肝散加减。

黄芪12克，党参15克，炙升麻3克，炒白术10克，丝瓜络15克，醋柴胡10克，橘核15克，炒枳壳6克，川芎6克，当归10克，制香附10克，炙甘草3克。

每日 1 剂，水煎两次兑匀，均分，早、晚温服。

服上方数剂后，乳汁外溢显减，乳房胀痛减轻，乳中结块尚存，舌淡苔薄，脉缓略弦，继用上法调整方药中益气与疏肝之品比例，又服用数剂后，乳中结块渐消散，乳汁通畅，可正常授乳，乳房表面怒张之络脉亦平复。产妇所愿不遂可致肝胃不和，加之素体气虚，致乳汁自溢，乳络结滞。治之之法，当益气固摄、疏肝理气散结。以补中益气汤合柴胡疏肝散，散中有补，补中有散。

按：对于乳汁自溢，首当分清病理性或生理性。产妇在授乳期间，不因哺乳，未经婴儿吮吸乳头而乳汁自然溢出，不能自止，为病理性，属中医“漏乳”范畴；若产妇身体壮实，气血充盛，乳房可胀满而溢。或已到哺乳时间，未行哺乳而乳汁自溢者；或断乳之期，因乳汁难断，时有溢乳者，此二者均为生理性。其次，对于乳汁自溢症当明辨虚实。案 1 产妇两乳乳汁外溢，淋漓不断，但无结块与胀痛，伴疲乏无力，头晕短气，大便软溏，脉弱无力，此属气虚不摄之证。因乳血同源，证又与固冲汤证病机相合，故予固冲汤加减，益气固摄而速愈。案 2 虽亦有气虚证，但其病机尚有肝气郁结，而固冲汤收涩之力较甚，于理气散结有碍，故弃用之。因其治除益气固摄之外，尚须疏肝理气，从而选用补中益气汤与柴胡疏肝散合方，益气固摄与疏肝理气并举而取效。

案3 刘某，25岁，万荣县人。

初诊：1986年10月20日。

患者产后3月，双乳乳汁特多伴胀痛2月余。初始在当地输液消炎并服中药治疗不效。询之知其乳汁虽多，但并无乳汁自溢，胀痛时喜按。因乳汁太多，胀痛难忍，无奈之下只得另觅一周岁大小之婴童与自家小孩轮番吸吮，但每天还要挤出1～2大碗乳汁，约合1500毫升。其痛苦之处为，因乳汁过多、胀痛不已而晚上不能入睡，长此以往，令其身心疲惫。更令其揪心之事还有乳儿食其乳汁后频频腹泻，以致“小孩屁股都快擦烂了”，刘某不无心疼地反复诉说。

刻诊：患者面色发灰，神情疲惫，纳食尚可，大便头干。双乳内可触及硬块，压之疼痛不著。平时畏生冷，四末常冰冷。舌红，苔薄白，六脉缓弱无力。

先予补中益气汤加煅牡蛎、煅龙骨，以益气摄乳。

6剂。每日1剂，水煎两次兑匀，均分早、中、晚3次温服。

二诊：10月27日。

晚上可睡5个小时，自感已相当奢侈。唯乳汁减少不明显，每天两个小孩吸吮，仍需挤出一大碗。患者迫切希望能够减少乳汁。

中医有“乳血同源”之谓，产后乳汁不足者，治当养血；

产后乳汁过多者，亦可用张锡纯止血效方固冲汤，以达治疗乳汁过多之效。若胸中无定见，决计不可有此一用。

生黄芪 30 克，生白术 15 克，煅牡蛎、煅龙骨（先煎）各 30 克，山茱萸 30 克，乌贼骨（先煎）20 克，五倍子（分冲）5 克，炙甘草 5 克，柴胡 12 克，炙升麻 5 克，枳壳 10 克，炒白芍 10 克。

6 剂。每日 1 剂，煎服同初诊。

三诊：11 月 5 日。

药后乳汁显减，一个小孩吃乳后每天仅挤出一大碗，乳内结块亦退大半，患者自觉轻松了很多，睡眠明显改善，乳儿大便亦趋正常。

处以二诊方继服 6 剂。每日 1 剂，煎服法同初诊。

后有刘某介绍他人来诊，知其乳汁过多已愈，母子均健。

按：若论益气升阳，当以补中益气汤为最，但若论益气固摄则以固冲汤为佳。临床选方，重在依病机而定，所谓微细之处见精神，此之谓也。

益气活血、清热利湿法治疗尿痛血尿

案　刘某，女，25岁，芮城县人，农民。

初诊： 1984年12月3日。

患者孕1产1，戴避孕环年余，月经大致正常。3年前因尿急、尿频、尿痛在某地人民医院诊为肾盂肾炎。3年来，尿急、尿频、尿痛时有发生，如今又伴见血尿，且伴腰痛，既往治疗多用西药消炎药。舌淡红，苔薄白略黄，指下脉动大小不匀，强弱不一。

茯苓10克，泽泻15克，猪苓10克，阿胶（烊化）10克，滑石18克，生地黄15克，白芍15克，当归10克，川芎6克，蒲黄10克，益母草10克，白茅根30克，车前草30克。

3剂。每日1剂，水煎两次兑匀，均分，早、晚温服。

二诊： 12月7日。

脉证几无变化。患者自知病程久长，病情缠绵，恳望余父着力疗治。观其面黄少泽，神情怫郁，指下脉动气息不匀，遂予下方：

黄芪 12 克，党参 12 克，肉桂（后下）4 克，黄柏 6 克，制乳没各 10 克，赤芍 30 克，茯苓 15 克，郁金 10 克，石菖蒲 12 克，火麻仁 12 克，炙甘草 6 克，蒲黄 10 克，滑石 18 克。

3 剂。每日 1 剂，煎服法同初诊。

三诊: 12 月 12 日。

经以上两次诊治，终有小获，患者欣喜之余，谓其亲戚所荐不差，还是余父技高一筹，并谓小便痛感显减，尿中红色转浅，腰痛亦缓。刻诊：舌淡红，苔薄白略黄，脉数细。

黄芪 15 克，党参 12 克，桂枝 10 克，黄柏 6 克，制乳没各 10 克，赤芍 20 克，茯苓 15 克，郁金 10 克，炙甘草 10 克，蒲黄 10 克，滑石 18 克，白茅根 30 克，生地黄 12 克。

3 剂。每日 1 剂，煎服法同初诊。

四诊: 1985 年 4 月 14 日。

患者颇显无奈，去年经在本诊所治疗，效果斐然，本欲再诊数次以期根除，奈何侥幸心态作祟，加之囊中羞涩，致使尿急、尿频、尿痛再次发作，且伴恶心、腰痛、白带多。因妇科检查有盆腔炎，故于 3 月前将避孕环取出。舌尖红，苔薄白略黄，脉两尺沉细弱。

熟地黄 12 克，生地黄 12 克，山药 10 克，牡丹皮 10 克，泽泻 10 克，车前子（包煎）10 克，牛膝 10 克，肉桂（后下）3 克，萆薢 10 克，五味子 6 克，黄柏 10 克，木通 6 克，金樱子 12 克，芡实 12 克，石菖蒲 10 克。

3剂。每日1剂，煎服法同初诊。

五诊：4月19日。

仍腰痛，但尿急、尿痛、尿频及白带均减轻。舌尖仍红，脉两尺沉弱。

熟地黄12克，生地黄15克，山药10克，牡丹皮10克，泽泻10克，车前子（包煎）10克，牛膝10克，肉桂（后下）3克，萆薢20克，五味子6克，黄柏5克，木通6克，金樱子12克，芡实12克，石韦12克。

3剂。每日1剂，煎服法同初诊。

六诊：4月23日。

仍有尿急，思及病情如此缠绵，心情怫郁则尿急更甚，带下仍多，色白质黏稠，舌尖红，脉右尺弱、寸关缓，左关尺弦。

黄芪12克，党参10克，肉桂（后下）2克，黄柏6克，制乳没各6克，赤芍30克，茯苓10克，郁金10克，石菖蒲12克，火麻仁12克，蒲黄10克，滑石18克，甘草6克，金樱子15克，芡实12克，肉苁蓉12克，熟地黄10克，五味子3克。

3剂。每日1剂，煎服法同初诊。

七诊：4月27日。

尿急轻减，心情亦因之好转。查其舌尖微红，诊脉右尺沉弱。

黄芪12克，党参12克，肉桂（后下）2克，黄柏6克，制乳没各6克，赤芍30克，茯苓10克，郁金10克，石菖蒲12克，火麻仁12克，蒲黄10克，滑石18克，甘草6克，芡实10克，金樱子12克，熟地黄12克，肉苁蓉12克。

3剂。每日1剂，煎服法同初诊。

患者此后失联，因由难料。

按：至末诊算起，患者所患之肾盂肾炎已达4年之久，其尿痛、尿频、尿急及血尿反复发作，病情如此迁延必有“妖”，此“妖”何在？此“妖”之所在，一则正气必有伤损；二则湿热为病多缠绵，正所谓湿热相合，如油入面，缠绵难解；三则久病多瘀，阴柔涩滞。正气之伤，气血首当其冲，肝脾肾乃常犯之脏。从以上患者七诊之治即可看出，虽前后横跨两年，七诊所用方药不尽相同，唯第二诊以及第六、七诊所用方药居功至伟。首先，此绝非“第五个饼子”理论所能自圆。依临床所见，有湿有热之时舌苔当有变化，而本例患者舌苔薄白略黄，焉有湿乎？再则，依临床所见，湿热为病为证，其脉多濡细兼数，该例患者则无，何故？至于患者“瘀”之所在，亦可有以上之疑。余父谓，大凡尿血或见血尿，皆为离经之血随尿排出，离经之血即为瘀。无论西医所谓之原发性血尿、良性血尿、无症状性血尿、复发性血尿，以及所谓“炎症”导致之血尿，皆与“瘀”相关。况乎前贤有“以药测证”之法，而凭借黄芪、党参、肉桂、黄柏、乳香、没药、赤芍、茯苓、郁金、石菖蒲、火麻仁、蒲黄、滑石、甘草合方之力，病情明显好转，“以药测能”，则此方之作用在于益气活血，清热利湿；“以药测证”则当为气虚血瘀，湿热下注成淋。余父将此方称作参芪麻芍滑石汤，临床常用且效佳。

先看其方：黄芪12克，党参12克，肉桂（后下）4克，黄柏6克，制乳没各10克，赤芍30克，茯苓15克，郁金10克，石菖蒲12克，火麻仁12克，蒲黄10克，滑石18克，甘草6克。

再察其药：火麻仁甘平，《中华本草》谓其质润通降，具润燥滑肠、利水通淋、活血祛风之功，用于肠燥便秘、热淋等。《名医别录》称其主中风汗出，逐水，利小便，破积血，复血脉，乳妇产后余疾；《食医心镜》中有载：治五淋，小便赤少，茎中疼痛（冬麻子一升，杵研，滤取汁二升，和米三合，煮粥，着葱、椒及熟煮，空心服之）。综观现今之人用火麻仁，多取其润燥滑肠之功，而以其利水通淋者寥寥。

蒲黄生性凉，熟性平，多认为其性能“生行熟止”，但亦有人认为不必用炒，行血止血一律生用效亦佳，其止血、祛瘀、利尿之功，可治血淋涩痛。

郁金行气解郁，凉血破瘀。除治疗胸腹胁肋诸痛、失心癫狂、热病神昏、妇女倒经和黄疸外，尚可用于尿血、血淋、吐血、衄血等血证。久病多瘀，亦令人神情怫郁，尤其是妇人罹患此等血证用郁金正当其时。

石菖蒲辛温行散，苦温除湿。既能除痰利心窍，又能化湿和中焦。适于痰浊闭窍及湿阻中焦等症。《神农本草经》谓其主治风寒湿痹，咳逆上气，开心孔，补五脏，通九窍，明耳目，出音声。心窍开则百窍通，九窍之中当含前阴尿道。

黄柏、肉桂。《黄帝内经》云：“无阳则阴无以生，无阴则阳无以化。”黄柏苦寒，入肾与膀胱，黄柏之苦以坚肾，寒清下焦之热，杀龙家之沸火，此即浚其源而安其流；肉桂辛热，既可引火归原，使火安其位，不肆虐伤津，又可通阳化气，使膀胱气化得行而小便自利。

芍药在《神农本草经》中无白芍与赤芍之分，通称芍药。唐末宋初，始将二者区分。白芍为人工栽培，赤芍乃天然野生，二者药性微寒，前人谓“白补赤泻，白收赤散”，一语道破二者之别。白芍长于养血调经，敛阴止汗，平抑肝阳；赤芍长于清热凉血，活血散瘀，清泄肝火。白芍主治血虚阴亏，肝阳偏亢诸证；赤芍主治血热、血瘀、肝火所致诸证。白芍、赤芍皆能止痛，皆可用治诸疼痛。但白芍长于养血柔肝，缓急止痛，主治肝阴不足，血虚肝旺，肝气不疏所致的胁肋疼痛、脘腹四肢拘挛作痛；而赤芍则长于活血祛瘀止痛，主治血滞诸痛证，因能清热凉血，故血热瘀滞者尤为适宜。

参芪麻芍滑石汤之于尿痛血尿而堪大用者，在于其与虚实寒热错杂之病机相合。方中黄芪补元气、益中气，滑石、甘草清热利湿，乳香、没药活血化瘀止痛等，均为其专职专能，而肉桂、黄芪、石菖蒲之温与其他寒凉之品相伍，实乃配方之妙，病久者其病机虚实寒热夹杂者多，重在临机把握。临床每遇久病、慢病患者，虚实寒热错杂之病机虽非唯一，但心中当有此念，须仔细分辨、体会，如此或可顿悟之，于迷茫中识得个中曲妙，可应对繁杂多变之临床证情。

益气养血、化瘀除湿法治疗冲脉病

案　赵某　女，31岁，芮城县人，农民。

初诊：1986年10月16日。

临近正午，一位全身包裹得密不透风、只见双眼的患者被搀扶进了诊室。待摘了口罩，露出了一张年轻但色黄虚浮的脸庞。随着问诊的深入，患者的病情逐渐清晰起来。真是孕育多舛，婚后10余年，多次怀孕，均无果而终。幸得某医长期调理，历经万苦方于去年身怀六甲，一家人欢喜之余，期盼母子平安。岂料待到瓜熟蒂落之时，产程绵长，难产异常，虽母体筋疲力尽，但幸得子无大碍。现值产后第39天，产后患者渐觉双下肢无力，左腿尤甚，逐渐发展至麻木、疼痛，且麻痛感由下向上放射达腹股沟部，足大趾抽动，不痛；伴周身麻木、刺痛如闪电，活动时一不留神即加重，常忽然连连惊呼。舌淡黯，舌下静脉瘀血征（++），舌苔白厚，脉濡细弱。脉率62次/分，血压164/100mmHg（产前检测血压偏高，产后升高）。余父谓：患者下肢麻痛，阵阵上冲，此乃冲脉病。宜以益气养血，化瘀除湿之法治之。

黄芪60克，焦丹参30克，当归15克，王不留行15克，桂枝15克，神曲15克，山楂15克，车前子（包煎）10克，赤芍10克，炒白芍30克，萆薢15克，川牛膝10克，木瓜10克。

2剂。每日1剂，水煎两次兑匀，均分早、中、晚3次温服。

二诊：10月20日。

药进2剂，麻痛似有好转。左脉寸沉细弱。脉率61次/分。血压140/90 mmHg。仍依前法。

黄芪60克，焦丹参100克，当归30克，王不留行15克，桂枝15克，制乳没各10克，赤芍10克，炒白芍30克，萆薢15克，川牛膝10克，木瓜10克，熟地黄10克，砂仁（后下）3克，陈皮10克。

2剂。每日1剂，煎服法同初诊。

三诊：10月22日。

药后疼痛好转，腓肠肌及踝关节处拘胀疼痛，足大趾麻木、无力感从足大趾上达腹股沟部。脉右寸细弱，脉率74次/分。气虚血难行，当着力益其气。

黄芪150克，焦丹参100克，当归15克，王不留行15克，桂枝15克，制乳没各10克，赤芍10克，炒白芍30克，川牛膝10克，木瓜10克，陈皮10克，生姜5片，大枣（擘）

5 枚。

2 剂。每日 1 剂，水煎两次兑匀，每日早 6 时至晚 12 时，均分 4 次温服。

四诊：10 月 24 日。

从足大趾向上至股及腹股沟部麻木，伴疼痛。口唇干燥起皮，小腹冷甚，舌淡黯，苔白中心厚，舌下静脉瘀血征（+），脉迟弦。血压 140/100 mmHg。

黄芪 50 克，桂枝 10 克，赤芍 10 克，白术 10 克，茯苓 12 克，炙甘草 6 克，炮姜 5 克，生龙牡（先煎 15 分）各 15 克，鸡血藤 30 克，王不留行 15 克，陈皮 10 克，生姜 3 片，大枣（擘）5 枚。

2 剂。每日 1 剂，水煎两次兑匀，均分早、中、晚 3 次温服。

五诊：11 月 2 日。

自第四诊以来，从足大趾向上至股及腹股沟部麻木及疼痛明显好转。现小腹冷甚虽缓，但脐周筑筑不适，舌淡黯，舌下静脉瘀血征（±），苔白水滑，脉右缓，左寸关弦。腹诊：脐上、脐左下及脐右下触压搏动明显，压痛（++）。

茯苓 30 克，桂枝 20 克，白术 10 克，制乳没各 10 克，炙甘草 6 克，炮姜 5 克，鸡血藤 30 克，王不留行 15 克，党参 20 克，当归 15 克，生姜 3 片，大枣（擘）5 枚。

2 剂。每日 1 剂，煎服法同七诊。

六诊：11月5日。

下肢已无麻木及疼痛，脐周不适亦好转，患者纳食有增，心情大好，上诊方增损继服。

按：六诊之后，余父详细与余讲解患者病情：从本例诊治全程视之，产后多瘀多虚多寒，患者此三者皆具。初诊之时，患者下肢麻痛，舌淡黯，舌下静脉瘀血征（++），则瘀血证备；脉虚、面黄虚浮则虚证昭然；经治疗至第四诊诉“小腹冷甚”则属寒证无疑。然，本案重在冲脉病之诊。患者下肢麻痛，阵阵上冲至腹股沟部，且麻木、刺痛如闪电，患者常忽然连连惊呼，当系中医之冲脉病。冲脉之为病，气逆而里急，此乃其常，而如患者此类表现者乃为鲜见。

余父继而讲解道：一般而言，人体之疾患，从病位讲，由下而上冲者为冲脉之气上逆，即冲脉病，如哮喘、慢性支气管炎、胃痛、奔豚；由上而下行者为任脉病，如常见之坐骨神经痛；循脊柱者为督脉病；环腰一周者为带脉病。从病性讲，凉气上下窜者为肾阳虚；热气上下窜者为肾阴虚。

冲为血海，与肝藏血之功能相关，性刚，主动，动则易上冲。本案患者血分瘀滞明显，长产程致使血分亏虚，血属阴，阴血亏虚则冲气易动；第五诊时，患者小腹冷甚虽缓，但脐周筑筑不适，苔白水滑；腹诊时脐上、脐左下及脐右下触压搏动明显，压痛（++）。此属肾阳不足，冲脉并少阴之经夹脐上行，水寒之气乘袭，激动冲气上逆。证易则方转，除继用前四诊之益气养血祛瘀法外，主用苓桂术甘汤温化水饮，症情迅速好转。为医者除当熟识冲脉之循行外，尚须掌握：冲脉秉先天肾气与后天水谷之气合二为一，其脉浮而外者注诸络，深而内者联脏腑。

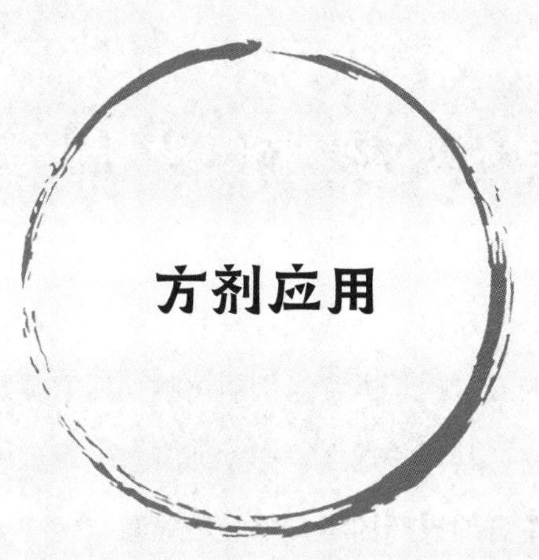

方剂应用

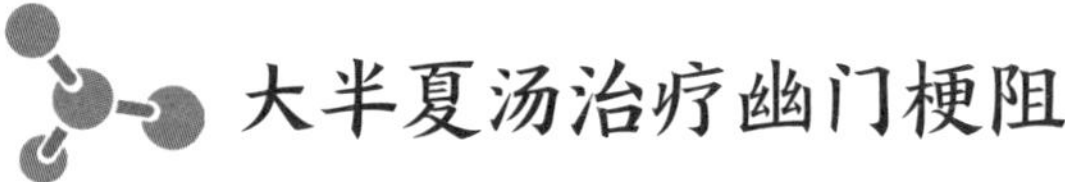

大半夏汤治疗幽门梗阻

案1　任某，男，32岁，农民。

患者1年来胃脘疼痛时作，近3个月来加重。其平素胃弱，畏生冷及甜食，食欲尚好，有时泛酸，但食后常有胃部不适感。家中老人常嘱其进食当细嚼慢咽，邻家友人曾嘱其多食干馍片类食物，其一并遵之，亦觉似有效验。近3月来，每于饭后2小时左右即胃痛加剧，呕吐后痛减，傍晚竟能吐出早饭所食之物，患者颇为疑惑。近日更是一进食即胃痛，吐后痛缓。吐物为所食之物及黏液糊状物，无酸味，大便五六天一行，偏干，有时似算珠样。某院上消化道造影报告：十二指肠球部溃疡，幽门不全梗阻。因长期服用中西药不效，幸得友人之荐，慕名前来求治。

初诊：1985年9月17日。

患者面黄少泽，形体消瘦，以手护腹缓步进入诊室。腹诊：腹肌紧张，有轻压痛。上腹有可疑之振水音。舌淡红，有齿痕，苔薄白，脉率60次/分，脉迟无力。余父谓：此属胃反，治用大半夏汤加味。

党参 15 克，姜半夏 12 克，炒白芍 20 克，陈皮 6 克，炒枳壳 6 克，炙甘草 10 克，蜂蜜（分冲）30 克。

3 剂。水煎两次兑匀，分早、中、晚 3 次温服。并嘱少食多餐，多干少稀，餐后右侧卧位 20 分钟左右。饮水亦须遵少量多次。

二诊：9 月 20 日。

药后患者胃痛缓解。吐由痛起，痛减吐缓。舌淡紫，有齿痕，苔白，脉迟。

上方既效，暂不更方，观其脉证，少加祛瘀之品。

党参 15 克，姜半夏 12 克，炒白芍 20 克，陈皮 10 克，炒枳壳 6 克，炙甘草 10 克，五灵脂 12 克，赤芍 10 克，炒三仙各 10 克，干姜 3 克，蜂蜜（分冲）50 克。

3 剂。每日 1 剂，水煎两次兑匀，分早、中、晚 3 次温服。其余医嘱同上。

三诊：9 月 29 日。

胃痛止，呕吐停。舌仍偏紫，有齿痕。沿腹主动脉脐上段有压痛。证属水湿偏盛，水瘀互结。拟大半夏汤合苓桂术甘汤加味。

茯苓 30 克，桂枝 20 克，炒白术 10 克，炒牡丹皮 6 克，炒白芍 20 克，桃仁 10 克，党参 10 克，姜半夏 12 克，陈皮 5 克，炙甘草 5 克。

2剂。每日1剂，煎服法同上。

按：患者服三诊方后，感觉良好，胃痛未作，呕吐全消，舌紫及齿痕有减，继服数剂后痊愈。

《金匮要略·呕吐哕下利病脉证治第十七》第5条云："趺阳脉浮而涩，浮则为虚，涩则伤脾，脾伤则不磨，朝食暮吐，暮食朝吐，宿谷不化，名曰胃反。"本条将"胃反"定义为"朝食暮吐，暮食朝吐，宿谷不化"，用"趺阳脉虚"说明胃阳不足；"脉浮而涩"为虚脉，虚在胃阳不足和脾伤，脾伤则"不磨"，脾伤为脾阴亏虚，水谷消化无力，既有胃阳不足，又有脾阴不足，即胃寒脾燥。余父常谓：胃寒脾燥之病机，在消化道疾病之中甚为重要，临床须时刻注意。治胃寒用温补合理合法，但切勿忽略脾阴虚之燥。"胃反"之所以复杂，就在于不仅有胃阳虚，尚有脾阴虚，两者相合即为胃寒脾燥，以"朝食暮吐，暮食朝吐"为特征。"宿谷不化"即完谷不化，与宿食、食积、经宿不化明显不同。宿食经宿不化为食积，用消导法或因病势吐、下即可。

"胃反"为上有阳虚而寒，下有津亏而燥。胃寒当温补，温补易伤津；津亏当滋阴，甘寒易伤阳，药治有矛盾，故治之不易。《金匮要略·呕吐哕下利病脉证治第十七》第16条云："胃反呕吐者，大半夏汤主之。"本案患者平素胃弱，畏生冷及甜食，随病情进展，又现纳后胃痛，以吐出为快，最终渐至朝食暮吐，当属"胃反"。患者大便五六天一行，且偏干有似算珠。审其脉症，病机为胃寒脾燥。胃寒则呕吐，脾燥则便秘。治法当补养胃气，滋脾润燥，用大半夏汤。本方三法具备：用半夏降逆气，人参生津养气阴，白蜜润枯燥。半夏得参蜜而不燥，专行降逆，参蜜得半夏而不湿，尽行滋润。

仲圣善用芍药治腹痛，如小柴胡汤方后有“若腹中痛者，去黄芩，加芍药三两”；通脉四逆汤加减法有“腹中痛者，去葱，加芍药二两”；防己黄芪汤方后有“胃中不和者，加芍药三分”。本案患者胃痛较甚，依仲圣之法，腹痛加用芍药后，腹痛渐缓，而呕吐渐止。末诊因患者舌仍偏紫，有齿痕。证属水湿偏盛，水瘀互结，故以大半夏汤合苓桂术甘汤加味治之。幽门不完全梗阻系西医病名，相当于中医的胃脘痛、呕吐等范畴，胃镜检查常可发现幽门部组织充血、水肿。患者当年虽未曾做胃镜检查，依其舌象脉证辨为水瘀互结，与西医之病理变化不谋而合，而苓桂术甘汤合桂枝茯苓丸方乃治疗水瘀互结之良方，在本案中作用至伟。

案2　葛某，男，65岁，医师。

1962 年 10 月 3 日，患者住运城地区医院内科。患者进食即吐已 20 余日，服中西药均无效。精神萎靡，头晕乏力，卧榻不起。余父原本在西医内科工作，但平时聆教于葛老，获益良多，遂毛遂自荐为葛老试治。处方以大半夏汤：半夏 12 克，人参 9 克，蜂蜜 30 克。葛老看到处方后，又加神曲、枳壳、麦芽3味。服此方2剂后即不吐，可进食，原方增减服用近一月后，葛老痊愈出院工作。经方之魅力若此，焉能不令人慨叹！

余父用大半夏汤之治并非局限于胃反。

曾治一新生儿呕吐，效果亦佳。患儿薛某，男，不足2月龄。生后每哺乳即吐，吐物为胃内容物，吐尽方止，已有月余。面白少华，高度消瘦，数日仅大便1次，量少而质欠软。舌淡，苔薄白。余父予服大半夏汤：半夏2克，人参0.5克，蜂蜜10克。服后吐减，加减治疗半月后吐止，形体亦渐充实。

又曾治一妇人，42岁，食后即吐两年余，吐后仍可进食，西医诊为神经性呕吐，多方求治无果。其吐均发于食后，不恶心，无反酸，吐物为食物，少杂黏液，舌苔白，脉虚弦。予大半夏汤数剂呕吐即止，10余剂后痊愈。

又及：《金匮要略》中治胃反不独用大半夏汤，尚有茯苓泽泻汤可选。茯苓泽泻汤别名茯苓汤，由“茯苓半斤，泽泻四两，甘草二两，桂枝二两，白术二两，生姜四两”组成。治胃反，吐而渴欲饮水者。余父认为此两方证之别在于：大半夏汤证以虚为主，呕吐食物，其人体衰瘦弱；茯苓泽泻汤证以痰湿为主，呕吐涎水，兼见眩、悸、心下有振水音、小便不利，其人形体较盛。

论及半夏，其为呕家圣药已为众所周知。以半夏名方者有小半夏汤及大半夏汤，二者均为呕家圣方，其所治之证有别，余父于此颇有心得，他老人家曾谓：小半夏汤证主在水饮而用生姜散饮，其人不食亦吐，甚则呕不能食，且多为新病，体质较好；而大半夏汤证津亏较著而用人参、白蜜滋润脾阴，其人食后则吐，不食则不吐，多为久病，体质较弱。此乃二方应用之主要鉴别点。现特载于此，以飨同道。

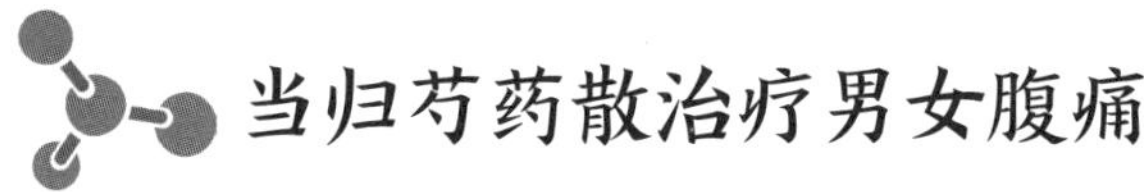

当归芍药散治疗男女腹痛

《金匮要略·妇人妊娠病脉证并治第二十》云："妇人怀娠，腹中㽲痛，当归芍药散主之。"《金匮要略·妇人杂病脉证并治第二十二》云："妇人腹中诸疾痛，当归芍药散主之。"

当归芍药散由"当归三两，芍药（白芍）一斤，茯苓四两，白术四两，泽泻半斤，川芎三两"组成。原旨服法：六味杵为散，取方寸匕，酒和，日三服。

余父常将此方用作汤剂，恒用剂量为：当归9克，川芎9克，白芍30～50克，泽泻15～25克，茯苓12克，白术12克。水煎，每剂均分两次温服。

细究余父临床习用当归芍药散方所治范围较为广泛，除主治妇人妊娠腹痛和妇人腹中诸疾痛外，尚用于他科或他种疾病。所治妇女各种腹痛之性质，或为绞痛、钝痛，或为抽痛、刺痛等，不一而足。此等患者大多经过西医检查或化验，均无特殊阳性发现，而以"腹痛待查"为诊者不在少数，且治疗乏效。用此方随症加减，常获良效，现举例如下：

案1 尉某，女，32岁，农民。

初诊：1985年3月18日。

患者身形单薄，幼多疾患，年长体弱。初潮滞后，经期尚准，唯经量偏少。经后腹痛年余，近数月加剧。经后下腹抽痛而胀，时喜按，时拒按。前医有谓经后腹痛者多虚，补之不效，甚或反剧；有谓其证属实者，药后腹痛反增。因慕余父之名前来，恳望愈疾。患者面黄少泽，询知晨起面目虚浮，舌苔薄白而腻，脉象细弦。余父谓：患者自幼多疾、身瘦小乃先天不足，经量少系因肝血亏虚，面目虚浮，苔白腻乃脾虚湿盛之象，气受湿阻则滞，气滞则血滞。如此虚实夹杂之证，法当兼顾则可。此肝肾不足，湿阻气郁血滞之腹痛。治以当归芍药散合枳实芍药散加味。

当归10克，川芎10克，白芍30克，泽泻15克，白术12克，茯苓12克，枳实6克，菟丝子15克，仙灵脾10克，续断15克。

3剂。每日1剂，水煎两次兑匀，均分，早、晚温服。

二诊：1985年3月26日。

上方服6剂后腹痛已除，腰酸显减，精力好转。嘱下次经后续服。

越半年后随访，患者每于经后服上方数剂，连续数月，经后腹痛已愈，经量亦复如常。

当归芍药散实乃治腹痛之良方，余父恒用之，常信手拈来，每多获良效。

一南姓妇，35岁，孕3产3。面黄少泽，经量少，一月三行，色淡红，大便似算珠。下腹部有压痛，舌淡红，脉细弦。此血虚肠燥，血滞腹痛，肾虚经少之证，予当归15克，川芎6克，炒白芍60克，泽泻10克，生白术30克，茯苓10克，阿胶10克，生地黄10克，菟丝子15克，肉苁蓉30克。3剂后诸症即显减。

一姚姓少妇，24岁。右下腹疼痛月余，多方医治不效。腹诊已除外阑尾炎，查无他证。余父谓：妇人腹中诸疾痛，先予当归芍药散。着即用当归芍药散加香附、砂仁数剂而安。

一乔姓少妇，30岁。患脐腹痛，脐周压痛，下腹部触有实体感，但常规检查无异常。六脉尚和。余父谓：当归芍药散治妇人腹痛如神，予之则可。遂令服当归芍药散合苓桂术甘汤数剂而瘥。

一康姓少年，15岁。一跑步即腹痛，痛在脐周及脐下，常因之而停出早操，休息或饮热水可缓解。予当归芍药散2剂，腹痛减，再2剂而多年不发。余父谓：此肠中有气滞兼血滞，若有此者，无论男女，皆可服当归芍药散。

案2 曾某，男，39岁，芮城县人，阀门厂工人。

初诊：1985年6月6日。

患者禀赋素弱，多才多艺。连日来，既要为某校六一儿童节排练节目出谋划策，又要参与家中夏收夏种，车间工作亦不能放松，如此劳作，难免气力劳伤、心浮气躁，素弱之体更显疲惫，素有之腹痛亦时时而作，时而隐隐，时而阵阵挛急，痛甚则牵及两胁，伴头晕头痛，短气，夜寐梦多。观其面色，黄白相兼而虚浮，闻其语声，低沉断续而烦乱，口唇色暗，舌淡红，苔薄白滑，脉象两寸虚弱，余脉皆弦。

余父谓：大凡此等虚弱之人，脉象两寸弱为气血不足，脉弦乃肝郁不达之象。肝之郁，一因于气血虚，一因于脾湿阻；面虚浮，苔白滑乃湿阻之明证；劳则气耗，气血本虚之人愈显不足。治之之法，当疏肝健脾除湿，佐以益气养血。方用当归芍药散合四逆散加味。

当归10克，茯苓15克，炒白术10克，川芎6克，炒白芍10克，赤芍10克，泽泻16克，柴胡15克，枳实10克，党参10克，炙黄芪15克，炙甘草5克。

3剂。每日1剂，水煎两次兑匀，均分，早、晚温服。

二诊：7月5日。

上方连服6剂，感觉良好，近来又觉头晕头沉乏力，晨起明显，易汗出。令服补中益气汤加山药、肉苁蓉。

炙黄芪60克，白术10克，陈皮5克，党参15克，炙甘草3克，当归6克，炙升麻5克，柴胡5克，炒山药30克，肉苁蓉12克，大枣（擘）3枚。

上方服 4 剂，诸症皆平。

按：当归芍药散并非女士之专方，以上康姓少年及案 2 曾某即为男士。经施以养血疏肝、益气健脾除湿之法，方以当归芍药散为主加味，数剂而瘥。要在谨守病机，依法治之。

又，曾治一壮年男性，数月来腹痛频发，多在脐左腰腹，可及左背下胁部，在脐右腰腹亦偶有腹痛，可及右胁下。其痛时为抽痛，时为胀痛，有时揉按后舒适，有时按后痛增。约每周发作一次。曾多次在多家医院检查，均无阳性发现。二便及眠纳均无异常。舌淡红，苔薄白，脉沉细弦。余父谓：无名腹痛归芍散（即当归芍药散），胁痛不适当疏肝。遂以当归芍药散合四逆散加延胡索、川楝子，10 余剂后痊愈。

按：临床应用当归芍药散时，白芍的用量要大。《神农本草经》谓本品主“腹痛”“止痛”；《本草纲目》谓“白芍益脾，能于土中泻木”。白芍在本方中用量独大，论及治腹痛，当为全方之主帅。如若其人素有算珠便或如山羊粪，属西医之痉挛性便秘，遵芍药甘草汤意，以大剂白芍 30~60 克配甘草 10~20 克治之效佳。白芍有于土中泻木之能，配以白术、茯苓健脾益气，故能调和肝脾，合当归、川芎养肝血、行肝郁，配泽泻利血滞、祛水湿，对女性腹痛实为治本之方。依药测证，本方实乃益脾调肝之剂。如治壮年男性之腹痛时，因其疼痛部位在腹部之两侧且及两胁，为肝胆经脉所辖，故选用当归芍药散合四逆散加川楝子、延胡索，肝脾同治而瘥。

当归芍药散目前在临床上应用广泛，关于其适应证，以八纲辨证，分属里证、阴证（足厥阴肝、足太阴脾）、虚实夹杂证，且偏于寒证；按脏腑辨证而言，病机为肝郁脾虚，湿邪内停，病位在肝脾。典型症状为：①血虚症候群：面色萎黄、头晕头昏、经少色淡、舌质淡等。②脾虚湿盛症候群：大便软而不爽、小便不利、口中黏腻、脉细弦等。依气血辨证而言，属血分虚郁并气分湿滞，其所治病位在腹部。此外，若肝经所循部位出现异常，证属肝脾不调，血虚血滞，湿邪内停者，亦可使用本方。

余父用本方所治之西医疾病包括：慢性附件炎、痛经、月经不调、更年期综合征、功能失调性子宫出血、慢性盆腔炎、盆腔瘀血综合征、输卵管粘连不通、输卵管积水、子宫内膜炎、子宫内膜异位症、习惯性流产、异位妊娠、卵巢囊肿、子宫肌瘤、葡萄胎、产后恶露不尽、胎膜残留、产后子宫复旧不全、产后尿潴留、肝硬化腹水、慢性肾炎水肿、血栓性静脉炎等。亦曾用本方治疗舞蹈病、眩晕，属治肝之列。因肝主动摇，为风木之脏，如《素问·五运行大论》云："肝在天为风……其用为动。"但在临床上仍以妇科及妊娠病为主。尤其是妊娠后，因胎体逐渐长大，阻碍母体气机升降，影响水血运行，出现水血互结之病理，导致各种妊娠病的产生，诸如妊娠胎位不正、妊娠中毒症、妊娠水肿、妊娠小便难、妊娠高血压综合征、羊水过多、妊娠腹泻等疾病，均可能出现当归芍药散证。临床遇及以上疾病，要注意思及本方。诚然，与妊娠相关的多种疾病使用本方确有佳效。

经验加减法：

痛处固定不移，刺痛者，加失笑散（蒲黄、五灵脂）。孕妇慎用五灵脂，因其腥臊、重浊，恐生恶阻、动胎之变。

钝痛绵绵，疼痛范围较大，痛处不定者，加延胡索。

腹痛喜暖，痛剧时自觉有气向胸口攻冲者，加桂枝、吴茱萸、炮姜。孕妇慎用吴茱萸，因其药性过于燥烈。

腹痛甚者，重用白芍，再加木香、延胡索。

经行腹冷痛者，加炮姜、吴茱萸、肉桂。

经后腹痛者，加菟丝子、熟地黄、枸杞子。

兼气虚者，加党参、黄芪。孕妇阳气易亢，或春季阳气易动之时，少用黄芪，而多选党参。

兼阳虚者，加附子、肉桂。孕妇宜选加仙灵脾、巴戟天、枸杞子、菟丝子、补骨脂之属，因其较为温和。若阳虚甚者，桂、附之用不必拘泥。

当归芍药散治疗头痛、头晕

案　杨某，女，35岁，芮城县人，农民。

初诊： 1985年3月24日。

患者头晕、头痛3月余，近日加重。面黄虚浮，易疲乏，常感冒，多寐易醒，时有腹痛，小便尚利，大便干稀不定。经量偏少，夹少量血块，周期尚准。结扎术后2年，孕5产3流2，10年前曾患肝炎。舌尖红，苔白滑，脉弱。

连番产育戕伐，必致羸弱。今又恰逢春分节气加临，久病之人愈觉不适。加之操劳过度，更为耗气伤血。育龄妇女肝血不足者实属常见，血不足则气易郁，郁久则亢，头晕、头痛易作。大便干稀不定而苔白滑则为水湿作祟，易感冒乃因肺气不足。为今之计，当理气血，助脾运湿，补益肺气。方选当归芍药散合玉屏风散。

当归10克，白芍30克，茯苓12克，白术12克，泽泻20克，川芎10克，黄芪30克，防风5克。

3剂。每日1剂，水煎两次兑匀，均分，早、晚温服。

二诊：3月28日。

药进2剂，自觉诸症有减，但原有之腰痛近日加重，遂于上诊方中加入沉香（后下）3克、杜仲10克、续断10克。

三诊：4月7日。

上方已服用4剂，头晕、头痛显减，腰痛渐缓，腹痛亦除，本次行经未见血块，唯血量仍少，仍觉疲乏。余父谓：病久当取之于肾。治以补肾为主，兼理气血。

黄芪15克，党参12克，菟丝子12克，枸杞子12克，女贞子12克，狗脊12克，山药15克，茯苓12克，白芍10克，当归10克。

四诊：4月12日。

上方连服4剂，诸症显著减轻，患者精神渐振，神情愉悦，面部略显红色，嘱上方续服，以期肾精充足，经水增多，早日康复。

余父又曾治一王姓产妇，“生产于1965年8月16日，住运城某医院妇产科，产后彻夜失眠，头痛、头晕，稍劳或思虑，即头痛加剧，心烦心悸。余父去内科上班，路经妇产科门前，患者诉失眠头痛，痛苦异常，求治。患者苔白，脉细无力，辨为血虚头痛失眠，用当归芍药散原方治疗。药用：当归10克，芍药30克，茯苓12克，白术12克，泽泻20克，川芎10克。服1剂即能入睡，头痛亦轻，3剂愈”。

按：仲圣之当归芍药散治腹痛效佳，但并非仅治腹痛。杨案患者以头痛、头晕为主，兼有腹痛，又常感冒，病机为肝血虚、脾湿盛、肺气虚，治用当归芍药散方合玉屏风散；王案患者头痛、头晕难耐且有严重失眠，西医束手。病机为血虚肝旺，而此“肝旺”当分虚实。头晕、头痛因于虚者则面黄少泽脉虚弱，因于实者则面色红赤脉弦滑。盖肝为刚脏，体阴而用阳。肝又为藏血之脏，血少则阳易上亢。养血而血充则肝体得柔，补血而血盈则清窍得养。阴血充则阳下潜，阳入于阴则寐安，故王案用当归芍药散即愈。

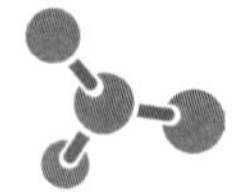

地黄饮子治疗老年性皮肤瘙痒症

案　周某，男，65岁，芮城县人，农民。

初诊：1988年3月18日。

患者形体清瘦，去年冬天开始肛周奇痒，后及阴囊与下肢，终至全身搔痕累累，晚上解衣时瘙痒加重，遇热尤甚。长年五心烦热，冬季双膝冰冷，常觉短气，失眠多梦，夜尿频数，夜间盗汗，脚掌脱皮。舌质偏红，被薄白苔。脉细略数，两尺无力。对此老年性皮肤瘙痒症，因既往有用严氏当归饮子治疗此症之验，余遂自告奋勇用之，余父暂允。

当归、炒白芍各30克，川芎10克，生地黄、炒白蒺藜、防风、荆芥各15克，制何首乌、黄芪、炙甘草各10克。

3剂，每日1剂，水煎两次兑匀，早、中、晚均分温服。

二诊：3月22日。

患者服药3剂，竟无寸效，余思虑再三不得其解。余父谓：衰老乃肾虚之明证，今依病家所述，再验之于脉舌，当属肾阴阳两虚。严氏当归饮子为气血虚损而设，虽然气为阳，血为阴，但气血之与肾之阴阳，层次有别。余父嘱用地黄饮子加减治之。

生地黄30克，巴戟天10克，山茱萸10克，肉苁蓉10克，石斛10克，炮附子5克，五味子6克，肉桂3克（分冲），茯苓12克，麦冬10克，制何首乌15克，白鲜皮30克，蛇床子20克，炒白蒺藜15克，防风10克，生姜3片，大枣（擘）3枚，薄荷（后下）2克。

3剂。每日1剂，煎服法同初诊。

三诊：3月26日。

患者皮肤瘙痒显减，大喜过望，连连道谢。并云：去冬今春曾服祛风养血止痒方药多剂，初有效而终无效，今服余父3剂即获显效，真是名不虚传。余父嘱上方多服数剂，以竟全功。

按：余父“衰老即生理性肾虚”之说，实为吾侪临床之指针。余忆及咸阳一张姓名老中医临证之时，若前来就诊之妇人，只要生育三胎者，一律按肾虚论治。细思之虽不尽然，但生育三胎而无肾虚者极少。因基于此，故临证之时，必当重视肾虚之辨，当然治法亦勿忘补肾。又及，关于方中防风之用，余父谓：防风乃风药中之润剂，药性平和，用于老幼虚弱患者，较之荆芥更为适宜。

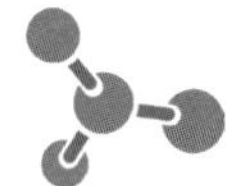

地黄饮子治疗痿证及中风

案1　董某，男，51岁，芮城县人，供销社职员。

初诊：1986年4月16日。

脑出血后3月余。左侧肢体失灵，左腿沉重、乏力，并觉冰凉。口干不欲饮，夜尿频数。舌质嫩红，苔白薄。脉细弦，两尺沉细无力。证属肾阴阳两虚，方选地黄饮子加减。

生地黄20克，党参15克，炙黄芪30克，巴戟天12克，山茱萸10克，肉苁蓉12克，茯苓10克，肉桂（分冲）3克，石斛10克，制附子3克，麦冬15克，五味子6克，生姜5片，大枣（擘）3枚。

3剂。每日1剂，水煎两次兑匀，均分早、中、晚3次温服。

二诊：4月24日。

初诊方连进6剂，诸症均有所好转，唯腹略胀、纳食减，苔白略腻。继以上方增损。

生地黄12克，党参15克，炙黄芪30克，巴戟天10克，山茱萸10克，肉苁蓉10克，茯苓12克，石斛10克，肉桂（分冲）3克，制附子5克，麦冬10克，五味子6克，石菖蒲10克，远志10克，陈皮10克，砂仁（后下）5克，生姜5片，大枣（擘）2枚。

3剂。每日1剂，煎服法同一诊。

三诊：5月2日。

二诊方服用6剂后，左腿沉重、乏力及冰凉感均有改善。欣喜之余，患者重拾治疗信心，要求继服上方。后以二诊方为主，随症增损，连续治疗3月余，左下肢基本恢复正常，精神亦较振作，唯左手精细动作恢复较慢。嘱其加强康复训练，并将上方配制成丸剂，服用两月后，左手功能恢复较理想。

按：地黄饮子主要由三组药物组成。一为滋阴药，地黄合山茱萸补肾填精，配石斛、麦冬、五味子滋阴敛液，壮水以济火；二为补阳药，肉苁蓉、巴戟天温壮肾阳，配制附子、肉桂温养下元，补阳以配阴；三为开窍化痰药，石菖蒲配茯苓、远志以交通心肾、开窍化痰。少许薄荷以疏郁而轻清上行，生姜、大枣以和中。补阴药与补阳药相伍，阴阳并补，滋阴涵阳、水火相济；补肾与化痰相配，标本同治，重在治本。然此方终偏滋补，而中风一病，病初有风、火、痰之标急，中、后期重在本虚。然不可不防其标证之复。本案二诊时出现腹胀、纳差、苔腻之症，即为痰湿内生，当防继而随血逐流而壅塞脉道，致生他变，故加陈皮、砂仁，配合地黄饮子中之远志、石菖蒲、茯苓，以杜痰湿之患。临证用药，当药随证转，法随证变，务在灵活、切合病情。

案2 张某，男，48岁，农民。

患者4月前出现发热，咽痛，头痛，于当地治疗后发热得清，但出现双上肢麻木、双下肢无力、步履艰难，后在西安某院诊为格林巴利氏综合征。

初诊：1984年10月10日。

患者面色㿠白，两颊嫩红，头晕，视物昏花，晨起受冷后尤甚。腰麻、困、凉、喜暖，步态不稳，入夜畏行。双上肢麻木、无力。咽干口燥不欲饮，舌淡胖而嫩，苔薄白，六脉沉细。双下肢腓肠肌轻度萎缩，肌力Ⅳ级。此气血阴阳俱虚之证，上为血痹，下为痿证。方选黄芪桂枝五物汤合地黄饮子。

黄芪30克，桂枝20克，炒白芍20克，生地黄20克，巴戟天10克，山茱萸10克，石斛10克，肉苁蓉10克，茯苓10克，五味子6克，附子6克，石菖蒲6克，麦冬10克，远志6克，片姜黄10克，怀牛膝15克，薄荷（后下）2克，生姜5片，大枣（擘）5枚。

3剂。每日1剂，水煎两次兑匀，均分早、中、晚3次温服。

二诊：10月17日。

服用上方6剂，双上肢麻木有减，双下肢较前有力，腰仍凉，麻、困有减。药既奏效，毋庸更张，继服上方。

三诊： 11月3日。

又连服12剂后，上肢麻木解除，唯下肢痿软改善较慢，故主以地黄饮子温养下元。

生地黄20克，巴戟天10克，山茱萸10克，石斛10克，肉苁蓉10克，茯苓10克，五味子6克，肉桂3克（分冲），附子6克，石菖蒲6克，麦冬10克，远志6克，薄荷（后下）2克，生姜5片，大枣（擘）5枚。

3剂。每日1剂，煎服法同初诊。

另以制马钱子研粉，每服0.3克，开水送下，每日两次。

上方增损服至次年4月，共服药百余剂，马钱子曾一度增至每日1.5克，下肢痿软显著改善，行走较稳健有力。诊治过程中曾做如下加减：上肢麻木偶作，加黄芪、当归、鸡血藤、片姜黄；纳差腹胀，地黄饮子中阴柔之品减量，并加用砂仁、陈皮；腰冷加仙茅、仙灵脾。立春前后阳气升动而口咽干燥，生地黄增量，并加玄参。当年春寒较甚，患者曾出现全身困重如绳束样，然脉无浮象，曾合用麻黄附子细辛汤。

按： 黄芪桂枝五物汤出自《金匮要略·血痹虚劳病脉证并治第六》，功在益气养血通痹，善治血痹。阳虚乃气虚之甚，阴虚乃血虚之极，故阴阳两虚者，气血必不足。本案患者之上肢麻木不仁，除与痰阻络脉相关外，与气血不足亦息息相关，此时用该方甚宜。地黄饮子功在滋肾阴，补肾阳，开窍化痰，用治喑痱效果显著。本案患者热病耗伤真阴，累及真阳，而呈阴阳并虚之局，阴虚则虚火上浮，故双颊嫩红。肾阴肾阳亏虚，不能温养下肢，故痿软不用。方中肉桂、附子、巴戟天、肉苁蓉温补肾阳，山茱萸、生地黄、麦冬、五味子填补肾阴，茯苓、石菖蒲、远志开泄痰浊，合方共奏肾阴阳并补之功，使下肢得以温润滋养。如法而治，故疗效较著。

附：关于马钱子用法的探讨

马钱子又名苦实、番木鳖，为马钱科植物马钱的种子。性寒，味苦，有毒。归肝、脾二经。功在散结消肿、通络止痛，传统用于风湿顽痹、麻木瘫痪、痈疽肿痛、跌打损伤等。张锡纯在《医学衷中参西录》中谓马钱子“开通经络，透达关节之功远胜于他药”。现代药理研究表明，马钱子所含生物碱主要为士的宁及马钱子碱。用其治疗量可兴奋脊髓的反射功能，并兴奋延髓中的呼吸中枢及血管运动中枢，可提高大脑皮质感觉中枢的机能。余父认为，临床应用马钱子务必注意两点：

1. 炮制。目前应用较多的炮制方法主要有两种，即沙炒法和油炸法，已被《中华人民共和国药典》收载为法定方法。沙炒法为炒至马钱子有爆烈声，表面鼓起，压之即碎，外表变为棕黄色、内核为紫红色。经沙炒或油炸等高温处理后，可降低马钱子之毒性。多年来，余父使用沙炒法炮制之马钱子，未见中毒反应。

2. 用量。一般将制马钱子制粉，每次 0.15 克，渐加至 0.6～0.8 克，每日服两次，可加蜂蜜或糖（红糖性温，白糖性凉，具体应用依体质而定）适量，用温开水吞服。在治疗过程中，以绿豆汤佐餐，可免马钱子蓄积中毒。服药一到两小时后，若手脚略有跳动感，或讲话时稍觉不灵便；烦躁不安或呼吸增强；或略感胸闷，全身微汗、发痒或出现小红疹；或睡不着，甚至次日上午还略感头晕，此均为正常反应，以后按照此药量吞服。切记不可随意加量。

案3　刘某，男，75岁，农民。

初诊：1985 年 5 月 16 日。

患者于 3 月前患脑梗死，经住院治疗后遗留言语謇涩，饮水或进流食则呛咳不已，右侧肢体活动不灵。患者消瘦，面白，双颧略红，神情漠然，步履欠稳，行走时巍巍颤颤。入夜口干甚，不欲饮，双下肢冰凉，双足尤甚，舌体大，边尖红，苔白薄腻，六脉细弱略数（心率 86 次 / 分）。头颅 CT 示：左侧基底节区脑梗死。中医辨证为肾阴阳两虚：阳虚则易生痰湿，痰阻经络则偏侧肢体活动失灵；阴虚则虚火夹痰上阻舌络而言语不利，法当温阳滋阴以治其本，化痰通络以治其标。方选地黄饮子加减。

生地黄 10 克，巴戟天 10 克，山茱萸 10 克，石斛 10 克，肉苁蓉 10 克，制附子 10 克，五味子 5 克，肉桂（后下）5 克，茯苓20克，麦冬10克，石菖蒲12克，远志6克，胆南星3克，半夏10克，陈皮10克，生姜5片，大枣（擘）2枚。

3剂。每日1剂，水煎两次兑匀，均分早、中、晚3次温服。

二诊：5月23日。

服药6剂后，患者步履较前有力，饮水或进流食呛咳、语言謇涩稍有好转，饮食渐增，脉象较前有力。嘱上方再服6剂。每日1剂，煎服法同初诊。

三诊：5月31日。

以上各症继续好转。后以此方加减共服药70余剂后，患者步履较有力，言语渐流利，进食较顺畅，虽未完全康复，但患者及家属均较满意，并决心继续治疗。

按：本案与地黄饮子方证相合。案中加用胆南星者，因患者苔腻，乃痰湿之明证，当此之时，余父常用南星祛无形之痰。另需注意的是，因南星性燥烈，当腻苔退净后即当撤去，以免伤及正气。

地黄饮子出自金元四大家之首刘完素《黄帝素问宣明论方》卷二之诸证门，而考其源流，与唐代孙思邈《备急千金要方》内补散、宋代《圣济总录》地黄饮，其实一脉相承。地黄饮子乃以补为主之补消兼施之剂，功在滋肾阴，补肾阳，开窍化痰。主治下元虚衰，痰浊上泛之喑痱证。临床常用于治疗晚期高血压病、脑动脉硬化症、中风后遗症、脊髓炎等慢性疾病过程中见有阴阳两虚者。

本方配伍特点有三：一乃上下兼治，标本并图，尤以治下、治本为主；二为补中有敛，开中有合，而成补通开合之剂；三则滋而不腻，温而不燥，为平补肾阴肾阳之方。

临床常用加减法

1. 偏于肾阴虚而见骨节烦热者，可加桑枝、地骨皮、鳖甲以退虚热。

2. 偏于肾阳虚而见腰膝冷感者，可加仙茅、仙灵脾以温化肾阳。

3. 兼有气虚者，可加黄芪、党参以补气。

4. 仅有足废不用之症者，可去石菖蒲、远志等开窍之品。

5. 纯属阴虚痰火盛者，可去肉桂、附子，加竹沥、胆南星、贝母、天竺黄以清化痰热。

关于地黄饮子在缺血性脑卒中治疗中的应用时机

现代中医对缺血性脑卒中的认识，即正气内虚、脏腑阴阳失调、气血逆乱，夹痰湿瘀毒直冲犯脑，闭阻脑脉，神机先受损、后失用。治疗之目的在于使失用之神机复用。目前治法虽多，但扶助正气为第一要务，主要分为平调阴精阳气与益气活血两大法。人体精、气、神三者相互依存，精充气盛则神旺；精亏气虚则神衰；精气养神，神驭精气，互根互用，人体方能维持正常生命活动。神机健旺，需要阴阳平衡充足：阴足则神气得以充养、濡润，阳旺则神气得以温煦、气化，故中医多以补益精气、平衡阴阳之法养用结合以恢复神机。而促进神机复用，治疗宜早不宜迟，治程宜长不宜短。活血化瘀之品使用宜早不宜晚，但久用则耗气伤阴；地黄饮子乃平调阴精阳气之剂，其临床使用宜晚不宜早，早用则滋腻碍邪或煽风助火。而益气养阴之剂，顾护正气、养用结合、促进神机复用，无助邪伤正之弊，可作为基础方，结合辨证，配伍用药，促进神机恢复，实为脑缺血后改善脑组织可塑性可行之法。

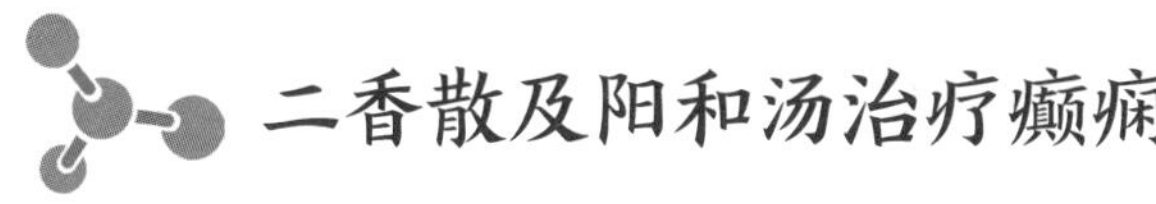

二香散及阳和汤治疗癫痫

案1　伍某，女，16岁，学生。

初诊：1985 年 8 月 30 日。

年余前突然出现肢体抽搐、头晕，甚则昏迷及全身抽搐。去年春季因心情不佳出现双上肢抽动，并伴腹痛、头晕。数分钟后平复，一切如常。家人认为与其个性强有关，未曾介意。某日于放学路上淋雨，在家换衣服时又有如上发作，家人疑为受凉后打冷战。其祖父懂医，认为其两次发病均应属病态，后在西安某院诊为癫痫。服西药（具体不详）近一年，逢阴雨天或生气后仍间断发病，且逐渐加重，曾一度昏迷、不省人事。患者面色黄白，神清，舌体胖大，齿痕累累，苔白腻，脉细弦。素体耐夏不耐冬，手足易冰冷。14 岁初潮，月经常推后 5～8 天，经血夹块。余父谓，此乃阳虚痰迷为患，又与情志相关。遂处方如下：

①验方二香散：醋制香附 9 克，广木香 9 克，朱砂 4.5 克，白矾 4.5 克，郁金 9 克。共为细末，均为 30 包。前 10 天每晚

睡前服一包；后10天每天早、晚各服一包。生姜红糖水送下。

②熟地黄12克，白芥子10克，肉桂（分冲）3克，干姜3克，麻黄3克，生甘草3克，鹿角霜（先煎）10克，当归6克，党参6克，砂仁（后下）3克。

3剂。每日1剂，水煎两次兑匀，均分早、中、晚3次温服。

按：本案患者舌体胖大，齿痕累累，苔白腻，乃痰湿内盛之明证；素体耐夏不耐冬，手足易冰冷，属阳虚体寒之禀赋。余父治疗癫痫患者之属阳虚者，多不用桂、附等辛温燥烈之品，以防引动肝风，诱发癫痫发作。临证多选用巴戟天、仙灵脾、鹿角霜等。癫痫之治，除方证相投外，关键在于坚持服药，诚所谓“病来如山倒，病去如抽丝”。本案在治疗过程中，汤剂之变，有因感冒而更张为人参败毒散，有因脉促间歇而改用人参养营汤，但概以阳和汤为主，意在于温阳之中化痰饮，于扶正之中祛风邪，更因麻黄善温散，白芥子善搜剔。无论汤剂如何变换，散剂二香散一以贯之。余父在癫痫治程中，如若有新发作，则短期（一般在发作后一周之内）加用少量麝香。因其香窜透窍，可引药上达巅顶，有开壅散结通闭之功。能开脑窍之闭，通脑络之瘀，是开窍醒神治脑病之要药，功效之捷，绝非他药所能替代。西医药理实验证明：麝香所含的麝香酮能通过血脑屏障，保护脑细胞超微结构，提高脑细胞对缺氧的耐受性。实践证明，经如此治疗，患者癫痫之发作次数逐渐减少，程度亦逐渐减轻。经治10余例，大多经一年以上之治疗，病情可渐趋稳定。

案2 肖某，女，15岁，芮城县人，学生。

1995年4月上课期间曾“休克”1次，前3天午睡中曾手足抽搐、口吐白沫，其后持续昏睡30~40分钟。西安某院诊为癫痫，嘱服丙戊酸钠，因其父知医，虑其未成年，恐影响中枢神经发育及学业，要求中医中药治疗。余父观其女体质较好，面色红黄隐隐有泽，脉象有力。直疏验方二香散一料，用法同案1。治疗期间，最初半年内仅发作1次，且较轻。连续用药年余，未再发作，临上大学之前，其父要求再配两料，余嘱其减量服用，以资巩固，至大学毕业，随访至参加工作、结婚、生子亦未再发作。

按：癫痫俗称“羊角风”，是神经系统的一种常见多发病，由于该病病因复杂，常发作突然，反复无常，难以根治。其发作时之临床症状各异，其轻者失神发呆、眨眼点头、吞咽咂嘴、语言中断、幻听幻视，日发数次至数十次不等，重者突然跌倒、口吐白沫、眼睛翻白、全身抽搐、二便失禁，甚者持续发作而危及生命。

中医学有“痫为痰蓄，无痰不作痫”之说，明代楼英在《医学纲目·癫痫》中说：“癫痫者，痰邪逆上也。”指出痰邪是癫痫的根本病因，故痰邪作祟最为重要。痰浊聚散无常，致病发无定时，故治疗癫痫多以祛痰为主，豁痰息风、豁痰开窍、豁痰镇惊为治疗本病的常用方法。

余父参阅大量古今文献，经过多年临床探索，认为癫痫发病多是风、火、痰、瘀为患，肾虚乃发病之根，其总病机为本虚标实，本为肾精肾气虚损，标属痰瘀阻滞。而情志失调、劳作失度、饮食不节、风邪所伤、睡眠不足等因素均可诱发癫痫发作。在治疗上，余父认为应四诊合参，整体辨证，灵活运用健脾补肾、豁痰开窍、活血化瘀、镇惊除风等方药坚持治疗。

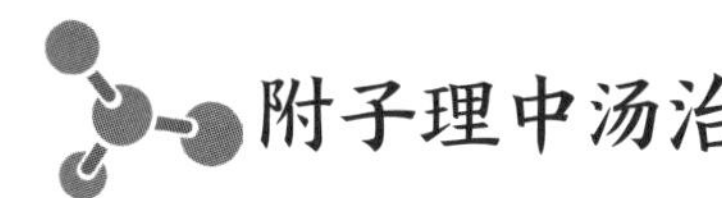

附子理中汤治疗面赤咽痛、吐涎不食

案　李某，临猗县人，学生。

春花初放之季，15岁李姓少年郎面赤如妆，进得诊室后，手持卷纸，低头频频擦拭嘴角涎液，家属将一清洁篓置于其面前，照顾有加。经仔细询问，得知其病缘于伤风咽痛伴咳嗽，已在当地经输液用抗生素10天有余，终至如今之频频呕恶，泛吐酸水清涎，纳差少食。咽痛于吞咽时加重，并觉食管上段灼痛。他人望之，皆谓此子面容姣好，不似病患。其面虽红赤，但触之冰冷，双手掌背红而冰凉，咽部深红，舌红，苔薄白，六脉细弱。余父以生姜一大片令少年含于口中，移时下咽后，其并不觉麻辣，再令其将姜片嚼碎慢慢吞咽，亦不觉咽痛、咽干。遂辨为戴阳证，属阴寒内盛，格阳于上，当以附子理中汤加减治之。

制附子（先煎30分钟）15克，红人参（另炖）3克，炮干姜6克，炒白术10克，炙甘草6克，春砂仁（后下）6克，法半夏10克，鲜生姜10克。

3剂。每日1剂，水煎两次兑匀，频频少量呷服，不拘时。

二诊：药进3剂，诸症悉减，面、咽、手、舌之红色均转浅，咽痛好转，可进流食。

效不更方，嘱继服上方2剂。每日1剂，煎服法同上诊。

三诊：面色转白，咽、手、舌色均正常，面部及手触之温和，精神明显好转，继服附子理中汤数剂后痊愈。

按：本例临床所见，系阴盛格阳证。《伤寒论》第317条有云："少阴病，下利清谷，里寒外热，手足厥逆，脉微欲绝，身反不恶寒，其人面色赤，或腹痛，或干呕，或咽痛，或利止脉不出者，通脉四逆汤主之。"本条所述之证，后世称为阴盛戴阳证。此乃阴寒盛于内，阻格虚阳于外之故。"其人面色赤"，为阴盛格阳证中常见之戴阳，故格阳可伴之以戴阳。"或腹痛，或干呕，或咽痛"，腹部与咽部均为足少阴肾经所过之处，足少阴肾经循喉咙、夹舌本。肾阳虚衰，阴寒凝滞经脉则腹痛或咽痛，肾阳虚衰，寒邪上逆犯胃则干呕。本例当属阴盛格阳之证，既有格阳于上之面赤如妆，又有格阳于外之手背色赤，病机为脾肾阳虚阴盛。虽未用通脉四逆汤，但附子理中汤与病机亦合，故用之效佳。此验案表明：

1.咽痛、咽红绝非仅西医所谓之"炎症"一端。当今为医者，一见咽痛、咽红即做所谓"消炎"之治，大量抗生素输液治疗为通用之法。此法对于肺经实热证之咽痛、咽红有效，而对于虚寒证则无异于雪上加霜，本例之阴盛格阳证，可资证明。

2.咽痛、咽红虚实之辨，临床验之之法虽多，但以鲜生姜片嚼碎徐徐咽下以验之，确为有效之法。生姜辛辣性温，功可温经散寒、温胃止呕。凡属肺经实热之咽痛，本已既痛且干，复以生姜含咽之，必使咽痛增重；而虚寒咽痛者含咽之，则咽痛不增重或反轻，此物性使然，毋庸置疑。再参之以六脉沉细无力，临证当无彷徨。

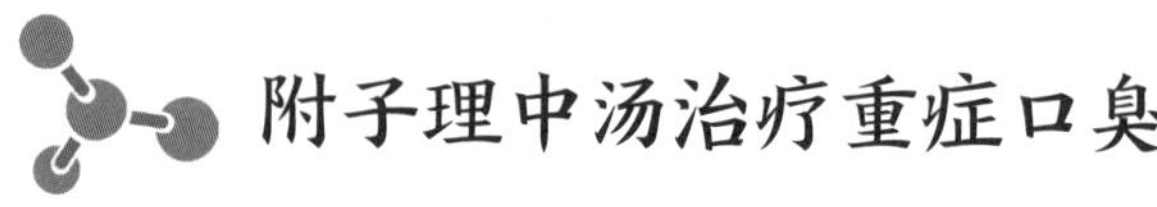

附子理中汤治疗重症口臭

口臭指口中所呼出之气臭秽，自觉或他觉而言。其常见病机或为食滞胃肠，或为胃热炽盛，或为痰热壅肺。

曾遇一妇人，年四十六，一进诊室门即呼："大夫！我受不了了！"此语一出，诊室内候诊病患闻之者有掩鼻者，有扭头回避者。此妇离人尚有数尺，即可闻及其口中秽气喷人，实不堪忍。观其身形瘦高，面色褐中夹黄。询其"受不了"之由，乃因口臭无比，其家人颇有微词。曾屡用中西药治之，或有好转之时，但隔数日旋即复原。询其所服之药，该妇仅辨认得其中有麦芽、山楂数味，并诉曾服用治疗"口臭"中药后泻下糜烂，以致腹痛、纳差且增腹胀，而口臭依然。询知该妇食欲尚可，且无腹痛、恶心，显然不似食滞胃肠；口不渴，无便秘，又与胃热炽盛无缘；无胸痛、咳嗽、吐浊，与痰热蕴肺相去甚远。平日食肉、蛋、奶之类即口臭增重，以后即便粗茶淡饭，凡食之较多亦易如此。该妇虽口臭特甚，但纳食尚可，唯易疲乏，便溏不爽，舌苔白厚腻滑，六脉虚大乏力。遂处以附子理中汤加味：炮附子（先煎1小时）30克，淡干姜12克，炙甘草5克，苍术10克，缩砂仁5克，姜厚朴15克。服用3剂后再诊，对坐时仅可稍闻其有口臭，知其病情大减，且舌苔转薄，大便虽不成形，但较通利，不似既往之不爽。效不更方，前方继进。如此四诊后，口臭除，大便常，精力旺，面色亦改善矣。

按：口臭乃人们饮食结构改变后常见之症，虽与饮食中蛋白质与脂肪增多相关，但思其因由，本源在于中阳不足，脾虚难运。阳主动，阴主静，阳不足则动不力。现今之人饮食起居多失常度，工作压力较大。子夜本当休息之时，但今人或妄作劳，或以酒为饮，醉以入房，或沉迷于网络而耗费时光，或耽误于网络文学而夜不睡，早不起。稍有不适，“消炎药”即不离口，更有甚者，一有发热，不打点滴便过不了坎……长此以往，则阳气耗散不收，焉有阳足之理？治之之法，首当慎饮食、适起居，切忌暴饮暴食，用药切勿动辄消食导滞，清理通下，当注意顾护阳气，鼓舞中阳，以助运化。

甘麦大枣汤的特殊应用指征

说起甘麦大枣汤，不仅为医者，即便在民间亦有众多之人耳熟能详。《金匮要略·妇人杂病脉证并治第二十二》云："妇人脏躁，喜悲伤欲哭，象如神灵所作，数欠伸，甘麦大枣汤主之。"

甘草小麦大枣汤原方组成：甘草三两，小麦一斤，大枣十枚。

组方虽简单，药味又平淡，实为诸清心方之祖，不独脏躁宜之，盗汗、自汗用之亦可。《素问》谓：麦为心谷。《千金要方》曰：麦养心气。是见其养心安神之功，加之口感良好，有药厂将其制为成药，如市售之"脑乐静"，主要作用为养心安神。用于心律失常所致的精神忧郁，易惊不寝，烦躁。而另一成药"脑立静"亦由甘麦大枣汤加维生素类组成。

其实，时下很多网友均可自制甘麦大枣合剂，自用或为亲人之需。

本方以小麦为君，味甘性平，养肝补心，除烦安神；甘草为臣，味甘性平，补养心气，和中缓急；大枣为佐，甘温质滋，益气和中，润燥缓急。三药合用，甘润平补，养心调肝，共奏养心安神、和中缓急之功。主治妇人脏躁，其症为：精神恍惚，常悲伤欲哭，不能自主，心中烦乱，睡眠不安，甚则言行失常，呵欠频作，舌淡红、苔净，脉细微数。

脏躁，由汉代张仲景在《金匮要略》中首先论及，其谓："妇人脏躁，喜悲伤欲哭，象如神灵所作，数欠伸，甘麦大枣汤主之。"《灵枢·本神》曰："肝藏血，血舍魂，肝气虚则恐，实则怒""心主脉，脉舍神，心气虚则悲，实则笑不休。"

本方在情志病中运用的机会较多，如注意力不集中、焦虑不安、情绪低落、嬉笑怒骂等，皆可见之。总以"体格偏瘦，易激动，无故伤感"为主，其程度亦轻重不一。轻者常小声哭泣，郁郁寡欢；重者则狂躁骂詈，哭天恸地。亦可表现为神情与躯体紧张，如惊悸烦怯或失眠；或全身发作性昏冒痉厥或/和局部挛急抽搐。其人易激惹，可因微小刺激而发作，也有无故悲愤恼怒者，常令人难以理解。治用甘麦大枣汤补益心脾，安神宁心，缓肝之急。此《黄帝内经》所谓"心病者宜食麦""损其肝者缓其中"之法则也。本方被广泛用于癔症、精神分裂症、神经衰弱、更年期综合征、癫痫等病之治疗。此时应用本方，可使高敏感、紧张、兴奋的精神状态逐渐复常。

脏躁一证，不唯妇人独有，男子亦间患之，其治相同。余忆及岳美中早年曾治一青年男子患精神病，在精神病院治疗无效。该病患有典型的悲伤欲哭，嬉笑无常，不时欠伸，状似巫婆、神灵的脏躁证，岳老以甘草9克、淮小麦9克、大枣6枚治愈。诚所谓小方真能治大病，但千方易得，一效难求，关键是要辨证准确，用药精当。

余父对甘麦大枣汤亦甚是推崇，临床常用此方，兹举例如下。

案1　尚某，女，42岁，芮城县人。

初诊：1985年7月26日。

咽中似有物梗塞，颈部常有憋胀感，晨起明显，无奈之际常反复用力咳吐以求缓解，非但咳不出多少痰涎，反更觉咽部不适，已四月有余。此症情缘于其父半年前因食管癌去世，患者常郁郁寡欢，渐觉咽中有梗塞感，自疑罹患“食管癌”，常因之眼含泪花，默默呆坐。饮水之时偶有吞咽不利，然吞咽固体食物如馒头、面条类反而无碍。四月来曾先后在县医院、地区医院及三门峡某医院求治，历经内科、耳鼻喉科、神经内科、妇科做各项检查，均无明显阳性发现，诊为“慢性咽炎”或“咽神经官能症”。各种西药、中药服用无数，病情不见好转。彷徨之际，半月前又赴西安某医院诊治，以“咽神经官能症”为诊，西医处方用药与之前所用药物大同小异，仍建议服用谷维素、维生素B1等治疗，并嘱同时进行心理干预，嘱其多参加社会活动，避免独处，多与友人交流；中医处方为半夏厚朴汤加味，患者已服用10余剂，咽部不适几同之前。万般无奈之时，幸得一邻人举荐，今日来诊。患者偏瘦，面黄少泽。情志抑郁，咽部症状同前，自觉胸口似有物顶着一样，舌尖红，苔薄净，脉弦细。胸部叩诊：胃泡鼓音区明显扩大。腹部触诊：胃下界触诊不满意。余父遂令余处方：

炙甘草15克，小麦60克，大枣（擘）10枚，百合30克，苏梗、枳壳各10克。嘱先煎小麦，待小麦煮至开花后再入他药同煎。

每日1剂，水煎两次兑匀，均分，早、晚温服。

二诊：1985年8月2日。

上方服用6剂后，咽部不适感十去其五，家属谓数月来患者仅近数日面有喜色，一家人面部愁云亦渐散去。

方既得效，不必更换，续服6剂。

按：此后患者又来诊数次，均以上方增损治疗，药虽平淡，终获良效，患者已复往日常态，不再为咽部不适而烦恼，彻底相信自己未患食管癌。临床上只要是情绪不稳、悲伤欲哭者，甘麦大枣汤即在考虑使用之列，但该例患者以咽部症状为主，医者易疑为半夏厚朴汤证，事实证明“此路不通”。患者初诊时，因有“胸口似有物顶着”，故做胸部叩诊，随即发现胃泡鼓音区明显扩大，表明胃体因痉挛而上移，用甘麦大枣汤加味，甘缓平养，故而获效。

案2　陈某，男，35岁，芮城县人，农民。

初诊： 1985 年 6 月 12 日。

患者系一精干之年轻人，面色白中透黄，双眸中虽透着精明，但眉头紧皱，身材清瘦，自进诊室以来，时不时以手按腹部。询知其胸口似有物顶着样难受，重则腹痛，已 2 月有余。恼怒或遇事紧张即出现，纳食尚可，大便似算盘珠样。曾在县医院检查未见明显异常，服药不效，经友人介绍来诊。胸腹诊：胃泡鼓音区扩大，双侧腹直肌虽无触痛，但触之紧张，沿乙状结肠可触及索条状硬结（干燥粪便），无触痛。舌红，苔薄净，脉细弦。证属肝木偏旺，心失所养。

炙甘草 15 克，炒白芍 30 克，小麦（先煎）50 克，大枣（擘）6 枚，百合 30 克，延胡索 10 克。

3 剂。每日 1 剂，水煎两次兑匀，均分，早、晚温服。

二诊： 1985 年 6 月 16 日。

本次来诊，患者面部平静中带着愉悦，诉说服药 3 剂后，胸口顶明显好转，近日腹痛亦轻微，尤其是大便较为顺畅，自谓排便好久未如此痛快了，较之前吃泻药效果还好。方药对证，继服便是，暂不更方。

按： 本例患者诉说胸口顶，腹痛，大便似算盘珠。胸腹诊发现胃泡鼓音区扩大，乃胃体挛缩上提而致，触诊腹直肌紧张，显系痉挛性体质，乙状结肠可触及干燥粪块，系结肠痉挛所致。依余父经验，挛缩当柔肝养心，而甘麦大枣汤、芍药甘草汤正当其用；百合养阴润肺，清心安神，便溏者忌服，便燥者当用，临床以之治疗便秘亦可收佳效。

案3　许某，女，23岁，芮城县人，农民。

初诊：1986年6月18日。

进得诊室甫坐，尚未详询之际，患者便谈及去年国庆节前后曾经来诊。翻开既往病历，清晰标明就诊日期为1985年10月2日，当时病情记录为"呃逆6月余，逐渐加重，近来影响进食，总觉胸口似有一块儿东西顶着，胸腹诊发现胃界上移。舌边尖色红，脉细弦。方药：炙甘草10克，百合30克，党参10克，陈皮6克，半夏6克，枳壳6克，白芍30克，小麦30克，大枣（擘）5枚。3剂"。当问及患者因何仅诊1次，服药3剂后不复诊时，患者诉说当时仅服1剂即明显减轻，余药服完便已痊愈，故未再诊。刻诊：嗳气，咽喉部有噎塞感，伴疼痛，双手麻木，口干苦黏，经水40天左右一行，持续五六天，量多，有血块，无痛经。脉率92次/分。舌偏红，苔薄腻、中心色黄，脉细弦数。胸腹诊：胃界上移。

牡丹皮6克，炒栀子6克，桔梗10克，当归10克，炒白芍15克，柴胡10克，茯苓10克，白术10克，炙甘草5克，薄荷（后下）3克，厚朴10克，小麦（先煎）30克，大枣（擘）3枚。

3剂。每日1剂，水煎两次兑匀，均分，早、晚温服。

患者随后又曾因他病来诊，得知虽仅一诊，其“咽喉部噎塞感”早已痊愈。

小结

一、甘麦大枣汤使用指征

有以下症状之一者，加之胃界上移，即可单用或加用甘麦大枣汤。

（一）症状

除却“情绪不稳，悲伤欲哭”即可考虑使用此方外，还要注意：

1. 喉憋或喉部噎塞感。

2. 胸口顶或自觉胸口有一块堵着：胸口好像有东西顶着似的不舒服。

3. 与胃痉挛相关的症状：尤其是表现为仅觉胸口不适，轻则无疼痛，或仅有轻微疼痛或似痛非痛时。

4. 颗粒状大便：似山羊粪或算珠样。

（二）体征

1. 两侧腹直肌紧张。

2. 胃界高或胃界上移。

（1）正常胃的位置：常因体形、体位和胃充盈程度不同而有较大变化。在中等程度充盈时大部分位于左季肋区，小部分位于腹上区，前壁的中间部分位于剑突下方，直接与腹前壁相贴，是临床上进行胃触诊的部位。胃大弯的位置较低，其最低点一般在脐平面，高度充盈时，大弯下缘可达脐以下，甚至超过髂嵴平面，胃底最高点在左锁骨中线外侧第六肋间隙。

（2）胃泡鼓音区的界定：由胃底穹窿含气形成。

①胃泡鼓音区：位于左前胸下部和肋缘的中间，呈半圆形。上界为膈肌及肺下缘，下界为肋弓，左界为脾脏，右界为肝左缘，长径为 5 ~ 13cm，横径为 2.7 ~ 10cm。

②胃泡鼓音区叩诊手法：检查时在左锁骨中线前胸下部，自上而下做间接叩诊，由肺区清音变为鼓音，即为胃泡鼓音区的上界，再做水平方向叩诊探查鼓音区大小。

（3）胃泡鼓音区增大与变小的临床意义。

若鼓音区明显缩小提示重度脾脏增大，胸腔积液，肝左叶增大，急性胃扩张或溺水患者等。若鼓音区明显增大，提示胃界上移，此时多伴随横结肠上移。

临床上并非每个患者均需腹诊，但若患者有喉部拘紧感或喉部憋胀感，或 / 和胸口顶得难受，此时即需腹诊。若此时腹诊发现胃界上移，我们常在辨证基础上加用甘麦大枣汤。如：

1985 年 7 月 3 日，张某，男，农民。因喉憋来诊，诊得腹肌紧张，予以党参 10 克，炙甘草 10 克，桂枝 15 克，白芍 30 克，茯苓 10 克，五味子 10 克，山药 15 克，小麦（先煎）30 克，大枣（擘）30 克。水煎服。

1985年4月1日，谢某，女，农民。因吃软馍咽下不利，嗳气来诊，腹诊检得胃界上移，予以生甘草10克，小麦（先煎）30克，大枣（擘）15克。水煎服。

1986年3月7日。杨某，男，职员。因胸口顶得难受月余来诊，诊脉右关弱，腹诊胃界上移。予服：炙甘草10克，陈皮6克，白芍30克，百合5克，青皮6克，白术10克，神曲10克，小麦（先煎）30克，大枣（擘）15克。

1985年1月9日。张某，女，农民。喉拘，气短，胸口似手抓样难受，山羊粪，腹诊胃界上移，脉左尺弱，病发于其父新丧于食管癌。予服：炙甘草10克，川楝子10克，小茴香10克，延胡索12克，牵牛子12克，百合15克，生地黄15克，小麦（先煎）30克，大枣（擘）15克。

1985年3月10日。樊某，女，农民。自觉胸口顶，腹诊胃界上移。予服：炙甘草10克，百合12克，莲子10克，合欢皮15克，茯神10克，远志6克，酸枣仁15克，小麦（先煎）30克，大枣（擘）10枚。

二、甘麦大枣汤使用注意事项

（一）剂量

在剂量上，方中甘草可用至15~30克，小麦可用至60~100克，大枣可用至30克，约等于10个中等大小的大枣。

（二）煎煮法

1.原方煎服法为："上三味，以水六升，煮取三升，分温三服。亦补脾气。”

2. 我们一般嘱咐患者先将小麦用凉水浸泡半小时以上，煎煮至小麦开裂，再入甘草、大枣等其他药物同煎。煎煮至大枣软而烂，易于去皮即可。煎好后饮汤食枣。

注意：有人将小麦捣碎用。在此建议将小麦粒捣破即可，捣得过于细碎易致药汤黏稠，会影响其他药物有效成分的析出，尤其是小麦大量使用时。

（三）药物选择

（1）甘草：其性味甘平缓和，故而古人有“热药用之以缓其热，寒药用之以缓其寒”之说。临床甘草用炙还是用生，仲师未明示，历代不乏仁智之见。依余父之见，若以郁郁寡欢、乏力倦怠等心脾气虚表现为主，当以补养为主，可选用炙甘草，益气和中；烦热较明显，伴有口干舌燥，手足心热，舌质偏红，舌苔薄少者，此系心肝阳亢，当以清养为主，可用生甘草，补虚之时兼能清热。

（2）小麦：江淮地区用淮小麦，临床冬小麦所用最多。长江以北地区可用春小麦，长江以南地区可用冬小麦。入药以淮小麦为佳，冬小麦次之，春小麦再次之。通常用小麦的饱满成熟果实即可；而当阴虚夜间盗汗严重时，则可用小麦未成熟的干瘪果实“浮小麦”代替，在益气除热之余还可以敛汗、止汗。

（3）大枣：选用色深红、富有光泽、无虫蚀者为佳。入药时宜擘开。

（四）使用宜忌

虽然甘麦大枣汤性味平和，适应证广泛，但因为其能助湿生痰，故舌苔厚腻，口中常觉黏腻即体内有痰湿者不宜单服，或合用半夏厚朴汤、二陈汤、温胆汤等方。

三、注论精选

大塚敬节等在《中医诊疗要览》中云：此方（即甘麦大枣汤）能镇静神经过度兴奋，并有缓解各种痉挛症状之效。对妇人多效，对男子少效。最常用于癔症、神经衰弱症。患者无故悲痛哭涕，不能安眠，甚至昏迷或发生惊狂症状。或在癫痫、神经病等猛烈发作，几无间断之剧症，用之有奇效。两腹直肌多拘挛如板状，但亦有软弱者。方中甘草、大枣为缓和剂，能缓解异常紧迫之肌痉挛、神经兴奋、疼痛等。小麦亦有缓和镇静之效，尤能缓和脑神经之异常兴奋。根据上述适应证，此方应用于癔症、神经衰弱、小儿夜啼症、失眠、癫痫、舞蹈病、精神病、胃痉挛、子宫痉挛、痉挛性咳嗽、因蛔虫之腹痛、呕吐等。

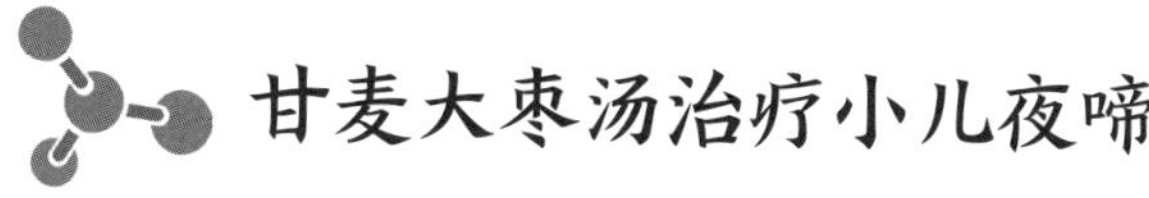

甘麦大枣汤治疗小儿夜啼

甘麦大枣汤不仅常用于内科疾患，儿科应用之亦常获佳效。余父常以甘麦大枣汤用于小儿夜啼、多动症、盗汗、厌食等病的治疗。此等病症之病机多为心脾气虚和心肝阳旺之轻症。用甘麦大枣汤加减治疗，口感好，患儿顺应性佳，每每获效。小儿夜啼之治，前贤或温散治脾寒，或清降攻心热，或镇摄疗肝旺。对于脾气不振，心神失养，至夜啼哭者，因婴孩系娇嫩之体，不任攻伐，此时清温镇摄皆非所宜，应其脏气清灵，投甘麦大枣汤加味调理心脾，每可获效。

1. 心脾气虚：婴孩面色皖白，形体瘦削，常自汗出，哭声低怯，性情较躁，纳差，唇舌淡红，苔薄白，指纹淡红不显。治宜调理心脾，方用甘麦大枣汤加味：淮小麦 12～30 克，炙甘草 5 ～10 克，大枣 15～30 克，山药 5～10 克，蝉蜕 1～2 克。

2. 心肝阳旺：体瘦神旺，夜寐欠安易醒，纳少便硬，脉弦数，舌红，舌苔薄净。或好动，常因之头皮手足擦伤，上课小动作频频，贪玩少食，虽形体瘦弱，但神情健旺。治宜清养心肝，方用甘麦大枣汤加味：淮小麦 30～50 克，生甘草 5～10 克，大枣 15～30 克，茯神、龙齿各 5～10 克，白芍 5～10 克。

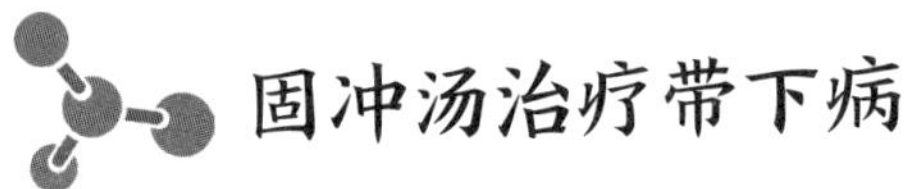

固冲汤治疗带下病

案1　宋某，女，27岁，芮城县人，农民。

初诊：1984年8月11日。

患者自初潮后即开始带下量多，色白或淡黄，质稀薄，无异常气味。结婚、产后更甚，常常连绵不断。尤其是第二胎产后，经前常忽然似水泻样呼呼而下，一日需更换数次裤头。近来更甚，且伴头晕倦怠，昏昏欲睡，遂不顾及中秋节前来求治。患者四肢欠温，早晚尤甚，腰膝酸软，纳少便溏，两足跗肿，面白少泽，舌质淡，苔白腻，脉缓弱。此脾肾阳弱失运，水湿白浊下注，任带损伤，约固无力。治宜温阳健脾助运，益气除湿止带。方选固冲汤加减。

炙黄芪30克，炒苍白术各10克，党参20克，茯苓12克，黑芥穗3克，车前子（包煎）10克，制附子10克，山茱萸15克，煅龙牡（先煎15分钟）各30克，海螵蛸（先煎15分钟）20克，炙甘草5克。

3剂。每日1剂，水煎两次兑匀，早、中、晚均分3次温服。

二诊：8 月 18 日。

上诊 3 剂汤药，患者反复煎煮服用约一周。问其缘由，答曰此 3 剂药很管用，而且全身感觉轻快了许多。不仅如此，还将药渣晒干存储备用。其实尚有难以启齿之处在于囊中羞涩。

依患者意愿，初诊方再予 2 剂，并处以附子理中汤合完带汤加减以资巩固。

按：余父常用固冲汤治带下量多之属于脾肾阳虚者多例，取效较捷。若禀赋素弱、带下清稀者，此治当以肾虚为本，常加鹿角霜、仙灵脾、炒山药、金樱子、芡实；若带下夹黄色者，常加黄柏、炒薏苡仁。

案2　蔡某，女，31岁，农民。

初诊：1985 年 4 月 7 日。

白带多已年余，伴少腹及腰骶抽痛。经前及经净后带下如崩，汩汩然不止。带下色白质黏，有时呈清水样，量多似小便。每逢劳累则带下量即增多，以致乏力短气，疲惫不堪，伴小腹疼痛、腰酸，曾多处求治，然不见显效，近半月尤甚，苦不堪言。孕 2 产 2，结扎术后 3 年。今依亲友之荐，慕名来诊。患者面色淡白无华，舌胖淡，齿痕累累，被薄白苔，脉沉细无力。余父以中气不足，脾虚肾亏失固为诊，立健脾益气、补肾固摄止带之法，方选固冲汤加减。

黄芪30克，炒白术20克，煅龙牡（先煎15分钟）各30克，山茱萸15克，棕榈炭10克，乌贼骨（先煎15分钟）20克，炙升麻5克，党参15克，金樱子15克，芡实15克，炒山药30克，茯苓15克，车前子（包煎）10克。

3剂。每日1剂，水煎两次兑匀，均分，早、晚温服。

二诊：4月12日。

白带量减过半，气力渐增，腹痛腰酸渐缓。舌淡胖，有齿痕。苔白，脉细。前方既效，法当继进。

上方3剂。每日1剂，煎服法同初诊。

三诊：4月17日。

连续二诊健脾益气固摄并举，带下十去七八，腹痛几除，但腰酸觉冷，舌痕有减，舌体仍大，脉较有力。夫带下俱为湿邪作祟，治湿重在脾，久病多伤肾。为今之计，当以补肾健脾为主，以资久图。

黄芪20克，党参10克，干姜10克，茯苓15克，炒白术30克，车前子（包煎）10克，金樱子15克，芡实15克，炒山药30克，补骨脂15克。

按：带下俱为湿邪作祟，湿又有内外之别。外湿指外感之湿邪，如经期涉水淋雨感受寒湿。农村妇女诸多罹患，或产后胞脉空虚，摄生不洁，湿毒邪气乘虚内侵胞宫，以致任脉损伤，带脉失约，而成带下病。内湿与脏腑功能失调密切相关；脾虚运化失职，水湿内停，下注任带；肾阳不足，气化失常，水湿内停，又关门不固，津液下滑；素体阴虚，感受湿热之邪，伤及任带。

总之，带下病系湿邪为患，而脾肾失司为之内因；病位在前阴、胞宫；主要病机为任脉损伤，带脉失约。带下病之辨证，首重带下之量、色、质、气味，次辨伴随症状及舌脉，依此分辨其寒热虚实。余父对于带下量多色白或淡黄，质清稀，属脾阳虚者，于常用方中重用茯苓、白术、干姜；对于色白质清稀如水，有冷感，属肾阳虚者，于常用方中重用炮姜、鹿角霜；对于带下量不甚多，色黄或赤白相兼，质稠或有臭气，为阴虚夹湿者，于常用方中重用薏苡仁、天花粉；对于带下量多色黄，质黏稠，有臭气，或如泡沫状，或色白如豆渣状，为湿热下注者，于常用方中重用桔梗、败酱草、薏苡仁；对于带下量多，色黄绿如脓，或浑浊如米泔，质稠，恶臭难闻，属湿毒重证者，于常用方中重用土茯苓、白花蛇舌草。带下病之治则以健脾、升阳、除湿为主，辅以疏肝固肾；但湿浊可从阳化热而成湿热，亦可从阴化寒而成寒湿，故亦当注意清热除湿、清热解毒、散寒除湿诸法之应用。

案中带下病用张锡纯治血崩之固冲汤，实因病机相合，方证合拍。初诊因带下量多如注，以固冲汤健脾益气、补肾摄带并举。方中止血之品多有止带之功，金樱子、芡实即为水陆二仙丹，原治遗精白浊，余父常将之用于带下量多之虚证。夫带下俱为湿邪，治湿利小便当为正治，车前子即具此功。带下之患，源于任带，本于脾肾，当带下显著减少后，应固本清源而补脾肾，故三诊依此立方，意在治本。

固冲汤治疗血证

固冲汤出自张锡纯《医学衷中参西录》，原方组成：白术（炒）一两，生黄芪六钱，龙骨（煅，捣细）八钱，牡蛎（煅，捣细）八钱，萸肉（去净核）八钱，生杭芍四钱，海螵蛸（捣细）四钱，茜草三钱，棕边炭二钱，五倍子（轧细，药汁送服）五分。

原方加减：脉象热者，加大生地一两；凉者，加乌附子三钱。

固冲汤功可固冲摄血，益气健脾。用于脾肾亏虚，冲脉不固之证，而表现为猝然血崩或月经过多，或漏下不止，色淡质稀，头晕肢冷，心悸气短，神疲乏力，腰膝酸软，舌淡，脉微弱者。方中生黄芪、炒白术补气健脾，固冲摄血；萸肉补益肝肾；生杭芍敛阴养血；煅龙骨、煅牡蛎、海螵蛸、棕边炭、五倍子收敛止血；茜草祛瘀止血，使血止而不留瘀。

余父临床常用此方，多获效验，不但用于崩中漏下，且于鼻衄、带下、乳汁自溢等病亦常用之，每获良效。

案1　张某，男，12岁，芮城县人，学生。

初诊：1985年6月19日。

鼻衄月余，几乎天天发作。病初某日在上体育课时突然左侧鼻孔出血如注，血色鲜红，紧急送医院鼻腔填塞后好转。次日右侧鼻孔又出血，仍在医院做填塞治疗。经化验检查未发现内科疾患，曾服止血药及“泻火药”，1周后缓解。岂料病情反复发作，天天鼻衄，稍一用力或咳嗽一声均可诱发。血色淡红，或渗漏而出，或滴沥而下。平日体弱，文静少动，自患鼻衄后更显羸弱，来诊时见患者眉目清秀，面色苍白，目视少神。询知其夏日易头晕疲乏，近来益甚，伴纳少便溏，盗汗易惊，短气少言。舌质胖淡，苔白薄，脉缓弱。鼻黏膜色淡。余父谓：此乃脾气虚弱、统血失职之证，盖因气虚摄血无力，血溢脉外，故鼻衄常发，渗漏而出；脾不统血者，气血两亏，血亏则血色淡；气虚血少，鼻窍失荣，故鼻黏膜色淡。综观患者脉症，当为脾气亏虚之血证，治以益气固摄止血，方用固冲汤增损。

黄芪15克，党参10克，煅龙牡（先煎15分钟）各20克，炒白术10克，山茱萸10克，棕榈炭6克，乌贼骨（先煎15分钟）15克，茜草6克，炒白芍10克，阿胶（烊化）10克，怀牛膝6克，炒山药30克，仙鹤草30克。

3剂。每日1剂，水煎两次兑匀，均分，早、晚温服。

二诊：6月23日。

上方服用3剂后，鼻衄止，精力增，他症皆有好转。孩童之疾转化较速，诚所谓“脏器清灵，随拨随应”，唯纳食仍欠佳，乃禀赋使然。嘱继服上方3剂，后以四君子汤、参苓白术散调理而安。

按：鼻衄一症，其因众多，病机复杂多变。而其要者不外外感六淫、内伤七情，以及饮食劳逸、损伤等，其基本病机可归纳为火伤血络和气不摄血两端。火伤血络者，所谓“阳络伤则血外溢”。火有虚实之分，实火（热）与肺、胃、肝胆、心密切相关，虚火则责之于肺胃与肝肾阴虚。气不摄血则与脾虚密切相关，主要病机为脾不统血。盖脾主运化，为气血生化之源，又司统血。伤于饮食劳倦，或思虑太过，或久病伤脾则脾气虚弱，统血失司，血溢脉外而发为鼻衄。固冲汤原为血崩或月经过多而设，有益气健脾摄血之功，本案鼻衄用之，实乃病机相投之变通治法，故用之效佳。余父予原方中加阿胶以增止血补血之力，加仙鹤草益气收敛止血，炒山药入肺、脾、肾经而补之，怀牛膝引血下行而归经。加之患儿年少，生机盎然，故收效满意。

固冲汤治疗脾虚失摄之鼻衄效佳且快捷，病程久者尤多此汤证。一则因久病多虚，二则乃因病初热随血泄，继则耗气伤血，加之素体中气不足，失于固摄所致。又于1985年7月30日治一李姓患者，男，15岁，学生。间断鼻衄两月，每次

1～2 毫升，可自止。舌体大，色淡红，苔白薄，右脉细弱。余父以固冲汤加麦冬、阿胶、生地榆治之，2 剂即愈。

案2　姚某，女，33岁，农民。

初诊： 1982 年 8 月 21 日。

一大早，诊室门前拉来一辆小平车。时值盛夏，车上之人以被相裹，并不断呻吟。掀开被缝看其人，面色似黄纸样且无泽，睑结膜淡白。询其因由，语声低微断续，家属告知曰：近一月淌血不止，某医院诊为功能性子宫出血。因出血多，曾一度几近昏迷，无奈之下，1 周内急诊在某医院输血两次，每次均在 300 毫升。怎奈输血赶不上淌血，病情仍不见好转。一老者告之曰：光输血不止血，何时能了？！真是一语点醒梦中人，因患者疲乏无力，且稍动即出血量增多，故急急以小平车拉来求治。患者舌淡、苔薄白，脉芤。患者孕 4 产 1 刮 3，结扎术后年余。治崩之法，当先塞流。诚所谓有形之血不能速生，无形之气所当急固。余父为其疏方固冲汤加减。

黄芪 30 克，炒白术 10 克，煅龙牡（先煎 15 分钟）各 30 克，乌贼骨（先煎 15 分钟）20 克，山茱萸 30 克，棕榈炭 10 克，茜草 6 克，五倍子（分冲）3 克，阿胶（烊化）10 克，三七粉（分冲）6 克，仙鹤草 60 克。

2 剂。每日 1 剂，先将仙鹤草水煎两遍，以其药汁代水煎煮诸药，均分，早、晚温服。

二诊：8 月 23 日。

上方服 2 剂后血止，面虽黄但稍有泽，气力有增，自觉口干、便硬，观其舌尖红，苔薄白，脉缓带弦。失血家气随血耗，阴血更伤，当于方内加养血益阴之品。

黄芪 30 克，知母 10 克，生白术 10 克，煅龙牡（先煎 15 分钟）各 15 克，乌贼骨（先煎 15 分钟）10 克，山茱萸 30 克，棕榈炭 6 克，茜草 6 克，五倍子（分冲）2 克，阿胶（烊化）10 克，三七粉（分冲）3 克，仙鹤草 60 克，生地黄 20 克，女贞子 15 克，墨旱莲 15 克。

上方又服 2 剂后，仍未再出血，余症皆显减，患者拒绝再次输血，要求继服中药。予以补肾培元、滋养阴血之法调治，并嘱其注意将养，适当多食血液制品，如猪、牛、羊血等，以期早日康复。

按：崩漏之治，祖国医学有著名之止血三法，即常用的“塞流”“澄源”“复旧”三种治法。首见于明代方约之所著《丹溪心法附余》，方氏主张治疗崩漏初用止血以塞其流，中用清热凉血以澄其源，末用补血以复其旧。本着急则治其标，缓则治其本的原则，慎守病机，结合临床，具体辨证，灵活变通，对止血三法进行充实和完善。本案之初诊，患者于炎炎盛夏裹被来诊，阳不足则气必虚，加之语声低微、面黄无泽、舌淡脉芤，乃气虚气陷之崩血明证，急以固冲汤加减塞其流。仙鹤草，俗称脱力草，苦涩性平，有收敛止血之功，乃止血之圣品，配伍得当，无论寒热虚实皆可用之。二诊时血虽止，但阴血亏虚之症显现，此时当澄其源。一则益气固脱之品减量，二则加用滋养阴血之味。黄芪配知母乃张锡纯常用之著名药对，黄芪性甘温，益气升阳，知母性甘寒，清润生津，二味相伍，善治气阴两伤之证。生地黄、女贞子、墨旱莲清凉养阴止血。经水出诸肾，血止之后，继用补肾培元、滋养阴血之法以复其旧、固其本。

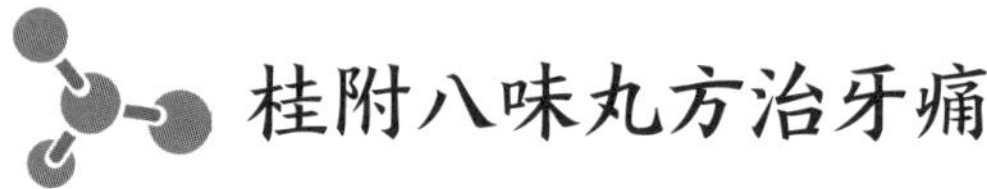

桂附八味丸方治牙痛

案1　张某，女，49岁，芮城县人，农民。

初诊：1985年7月25日。

禀赋素弱，不耐劳作，稍劳即易牙痛已数年。患者近因田间繁忙，早出晚归，牙痛旧疾又作。自以"上火"为治，三黄片、索米痛片、消炎药齐上阵，非但牙痛未愈，反增口烂灼痛，饥肠辘辘而不能食，昏昏欲睡而不能寐。如此寐纳几废已有数日，面容憔悴隐青，痛牙似可摇动，牙龈略显红肿，口内可见多个溃疡，周围微有红肿，口干，不欲饮。舌体大，有齿痕，边尖红，苔薄白，六脉沉细，两尺尤甚。证属肾虚牙痛，治当上病下取，补肾为要。

生熟地黄各12克，山药12克，山茱萸12克，茯苓9克，牡丹皮9克，泽泻9克，肉桂（后下）3克，制附子片3克，怀牛膝12克。

2剂。每日1剂，水煎两次兑匀，均分，早、晚温服。

二诊：7月28日。

牙痛、口烂俱显减，乏力改善，带下量亦减，唯纳差便溏。舌尖红，苔薄白、中心略厚，六脉沉弱，尺脉渐起。此乃中阳不运，治当兼以温化。

初诊方加炮姜5克，炒苍白术各5克，砂仁5克（与熟地黄同捣）。

3剂。每日1剂，煎服法同上诊。

服后诸症皆瘥。

案2　董某，男，40岁，芮城县人，农民。

初诊： 1986年9月21日。

牙痛10年。体弱多恙，经常牙痛，易患感冒，邻里送其绰号谓“感冒专业户，牙痛冠军”。平素常易头晕乏力，畏寒肢凉，衣着厚于常人。屡屡犯病牙痛，劳则甚或发作。家中常备索米痛片，服之有效，停服又作。近因忙于农事，牙痛异常，夜间亦需服止痛药，甚以为苦。观其齿龈不肿，舌色黯红，苔白略厚，脉细迟无力。阳气者，烦劳则张。治当引火归原。

熟地黄24克，砂仁3克（二味共捣），山茱萸12克，山药12克，牡丹皮9克，茯苓9克，泽泻9克，附子5克，肉桂（后下）3克，当归10克，焦丹参15克，党参10克，灵磁石（先煎15分钟）30克。

3剂。每日1剂，水煎两次兑匀，均分，早、晚温服。

二诊：9月26日。

牙痛大减，夜寐安稳。因农事繁忙，嘱其朝服玉屏风散1袋，晚服桂附八味丸2丸，连服两周。

某日，其邻里因牙痛来诊，谓董某10年牙痛，服数剂中药即瘥，且亦少见其感冒，体力渐增云云。

案3　焦某，女，61岁，农民。

初诊：1985年4月17日。

素有慢性支气管炎旧疾，又添牙痛新恙。近月余牙痛不止，痛牙为龋齿，略显松动，龈红略肿，患侧面部轻度肿胀，双足膝常冷。舌质略红，边有齿痕，苔薄白润。脉左细缓，右脉浮大，唯两尺独弱，此独处藏奸，显系命火虚于下，虚火浮于上。诚所谓“水寒不藏龙”是也，治当阴阳并补，兼清浮游之火。

生熟地黄各12克，牡丹皮10克，泽泻10克，茯苓10克，山茱萸12克，山药12克，肉桂（后下）3克，附子3克，元参10克，酒炒黄芩6克，地骨皮12克，怀牛膝12克，生甘草3克。

2剂。每日1剂，水煎两次兑匀，均分，早、晚温服。

二诊：牙痛显减，面、龈肿消，心情转佳，夜可安卧。右脉由浮转缓，尺部仍显无力。年迈肾虚日久，又久患肺疾，嘱再服上方2剂，续服桂附地黄丸，并嘱看牙医，以绝后患。

按：余父治牙痛，每用桂附八味丸方加减，多获显效。所治牙痛之标的为：①多绵绵而痛（亦有痛甚者），牙龈不肿（亦有微肿而略红者）不痛，或牙齿动摇；②脉弱，尺脉尤甚；③下肢常觉冷或触之不温；④舌质淡或淡红。

俗语谓：牙疼不是病，疼起来要人命。诚然斯语！牙痛虽属小恙，发则痛苦难当。治之之法繁多，然余父特用桂附地黄丸治牙痛属肾虚者。肾阴亏则阴不恋阳，肾阳虚则阳不固阴，以致虚阳上浮而牙痛。度其病机，一为肾阴亏虚，阴不制阳而虚火上浮；一为肾阳亏损，阳虚阴盛而虚阳上越。二者同时存在，各有侧重。或以阴虚为主，或以阳虚偏重，临证宜悉心辨析。

案1以阴虚为主，牙痛兼口疮。用生、熟地黄补中兼清，以怀牛膝配肉桂引热下行。

案2以阳虚为主，牙痛兼易外感。用熟地黄补肾填精，以肉桂引火归原，附子加量以增温补肾阳之功，加参归益气养血，益以灵磁石潜纳浮阳。

案3有龋齿，肾虚之中浮火较甚，以齿龈、颜面皆肿为鉴，且多兼有实火，故加善清浮游之火之玄参、善清中上热邪之酒炒黄芩，更加善清热止牙痛之地骨皮，疗效较好。

关于阴盛阳浮之理，清代火神派开山师祖郑钦安对此阐发精详，其在《医理真传》云："水盛一分，龙亦盛一分（龙即火也）。水高一尺，龙也高一尺。是龙之因水盛而游，非龙之不潜，而反其常。”因病涉肾亏，故病人于牙痛、口烂、齿衄等虚火上浮之时，尚有下肢或足冷等阴寒之象。临证之时，此类病患极易误作阴虚火旺，更有误为上焦火热者，而犯“虚虚”之戒，不可不慎！如是则伤及真阳，变证蜂起。治当“上病下取”，诊当“见上询下”。

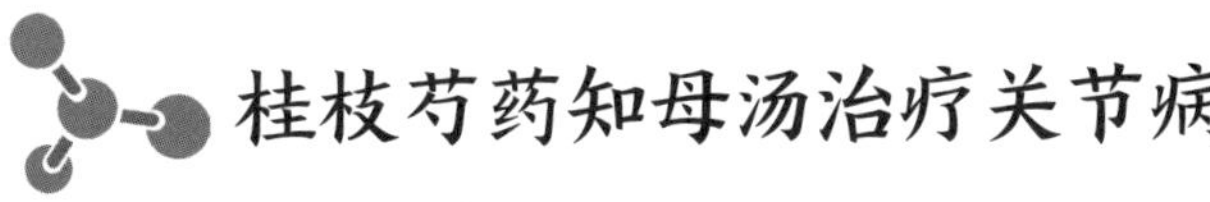

桂枝芍药知母汤治疗关节病

案1 郭某，女，38岁，芮城县人，农民。

初诊：1985 年 5 月 10 日。

已值夏月，此妇仍着厚衣来诊。诉产后半年，关节疼痛2 月。缘于产后月余即开始操持家务，洒扫洗涮、劳作备餐等，无不亲为。一日忽觉两手腕关节疼痛，以为早劳、过劳所致，怎奈疼痛逐渐加重，且伴左足踝疼痛。双腕关节冷痛，屈伸不利，得温熨则痛减，逢阴霾则痛增。舌胖淡，有齿痕，苔薄白润，脉细弦。此为痛痹，方选金匮乌头汤加减：

制川乌、制草乌（先煎 30 分钟）各 10 克，麻黄 10 克，生黄芪、白芍各 30 克，炙甘草 15 克，生姜 5 片，大枣（擘）5 枚，白蜜 60 毫升。

6 剂。每日 1 剂，水中加白蜜 60 毫升，先煎制川乌、制草乌 30 分钟，再下他药续煎两次兑匀，均分早、中、晚 3 次温服。

二诊：5 月 18 日。

初诊方服6剂后，痛减，但腕关节出现肿胀、微有热感，左踝疼痛依然，伴轻劳即汗出、畏寒、恶风。舌体胖淡尖红，苔薄白腻，脉缓略弦。面对如此状况，患者及家属均有疑惑，余亦不解。余父曰：此寒气渐退，湿气渐显之故，有何怪哉！痛痹原本寒盛，用乌头汤实乃正治。产后多虚，易感外邪，方中制川乌、制草乌、麻黄功善祛寒则寒邪渐退；生黄芪益气、白芍养血则气血有助；正气鼓荡湿邪则关节肿胀，此乃湿邪外出之兆。况患者体本湿盛，当改用桂枝芍药知母汤加减。

桂枝、制附子各10克，炙甘草6克，炒白芍30克，生黄芪50克，当归10克，炒白术12克，汉防己15克，防风、知母各10克，牛膝20克，生姜3片，大枣（擘）4枚。

每日1剂，水煎两次兑匀，均分早、中、晚3次温服。

又服6剂后，汗止，畏寒与恶风亦缓，肿痛减轻。守方随症加减，调理月余而痊。

按：本案之初，寒气与湿气偏盛，故以关节冷痛为主，治当辛散祛寒以止痛，故主用乌头汤。用蜜水再煎调服，以解乌头毒，遵古训也。乌头有川乌、草乌之分，案中何故二者并用？当知草乌止痛效速，但不持久；川乌止痛虽缓，然而效长。二者一速一缓，止痛力胜而持久，忆及《新中医》上曾载一代姓医师，治疗风湿热痹亦常用川、草乌配生石膏监制二者之辛热，治痹止痛效若桴鼓，二乌止痹痛之能可见一斑。

缘何谓“患者体本湿盛”？“舌胖淡有齿痕，苔白润”即为明证。而“逢阴霾则痛增”又为佐证。盖舌胖为临床所习见，舌胖之由，因素体湿盛，即或经较长时日调理，彻底转变亦属难事，此乃体质之故也。

患者病在产后，产后多虚，易感外邪。加之产后早劳伤正，实乃虚上加虚；洗、涮用水寒凉，邪气因入，不病痹者反当为奇。初诊用乌头汤虽为正治，但因以虚为本，二乌、麻黄之辛散伤及正气，故畏寒、恶风、易汗；复因二乌、麻黄之温燥，寒邪化热则舌尖红、关节微热。药后痹痛缓而肿现，乃湿盛之故。遵仲圣之嘱，吾侪临证当“观其脉证，知犯何逆，随证治之”。临证之要，当药随证转。本案初诊用乌头汤乃因其寒盛为主，复诊改用桂枝芍药知母汤乃因其湿气与风气偏盛，而寒气少。然今用桂枝芍药知母汤何以减去麻黄？君当见“轻劳汗出”，故去麻黄之开腠。舌尖红、关节肿处微热，乃化热之兆，方中知母配白芍可担此任。相较而言，毕竟以风寒湿为主，而以热邪为辅。又配合防己黄芪汤、玉屏风散、当归补血汤四方于一炉，祛邪与扶正并举，除湿、祛风兼清热，共收益气固表、除湿散寒、祛风止痛、佐以清热之功。方中加用牛膝者，因其有补肝肾、壮筋骨、引药下行治踝痛之能。

或谓：本案初用乌头汤，后用桂枝芍药知母汤，二方当如何区别应用？

痹证无论寒痹、热痹，均有正气亏损、卫外不固，外邪乘虚而入，痹阻气血经络，此乃痹证之共性病因病机。正因痹证乃风寒湿杂至，合而为痹，而风、寒、湿三者伤人各有轻重之异，而治之之法亦当有别。

乌头汤所治乃寒湿历节。《金匮要略·中风历节病脉证并治第五》云："病历节不可屈伸，疼痛，乌头汤主之。"寒湿历节寒气偏盛，而风气较少，寒气夹湿气流注于关节、筋骨，而致痹阻"不可屈伸"且疼痛。此痛之特点为冷痛，得温可减，遇冷则剧，治以乌头汤。方中乌头辛热，性猛力宏，长于搜剔筋骨风寒湿邪而温经；麻黄性善走散，温经散寒而止痛；白芍性寒味酸，阴柔和缓，长于养血敛阴、柔肝缓急止痛。辛酸并用，一散一收，开痹而通经络，祛邪而不恋邪，发散而不伤正；乌、麻性热而白芍性寒，寒热相伍，通痹止痛而相成相制。黄芪益气固卫，生用则走而不守，鼓动血液运行；甘草调和补益，亦解乌头之毒。五药同舟，共谋扶正祛邪之略，以达开痹止痛之功。

桂枝芍药知母汤所治乃风湿历节。《金匮要略·中风历节病脉证并治第五》云："诸肢节疼痛，身体尪羸，肢肿如脱，头眩短气，温温欲吐，桂枝芍药知母汤主之。"邪之所凑，其气必虚。大凡风、寒、湿三气痹阻日久，可致诸关节疼痛、畸形。邪上犯则"头眩短气"，中阻则"温温欲吐"，下注则"肢肿如脱"……治以桂枝芍药知母汤。方中桂枝温经通络；芍药、知母清热和阴止痛，又可制桂枝之燥热，故取此三药而命为汤名。桂枝、麻黄与防风三者结合，宣痹祛风。白术健脾助运，配附子散寒化湿。甘草、生姜益气和中。九味合方，桂麻相合，发汗之力益彰，麻术相伍，善祛表里之风湿。知母合附子，可引阳入阴，散寒而消肿痛。白芍合甘草，缓急而止疼痛。全方寒热酸甘苦辛并用，诚乃治痹之良方。

桂枝芍药知母汤所治之痹，虽兼有热，但终以寒胜；如若以热胜为主之痹，则当选白虎加桂枝汤之辈，方得万全。君当知热痹痛甚至呼天喊地者，施今墨先生尚有“紫雪散”一法，可堪大任。

近代名医程门雪前辈之论历节甚为精辟，医者不可不读。程老曰：历节一证，有纯寒者、有纯热者、有寒热夹杂者。纯寒者，《金匮》已有乌头汤之治矣，其症多无汗，历节疼痛，屈伸不利，痛处作肿，冷而不热，形反瘦削，脉必沉细，体必虚羸。其病因乃由肝肾不足，筋骨素弱，沉寒固里，深入骨节，乌头汤用之固灵，然必佐以温补肝肾、血肉有情之品，多服久服，方收全功。亦有体未大虚，重受寒湿，流入关节，阳气痹塞不通而成者，以麻黄附子细辛汤开之，其愈较速，曾经验过。唯有一层最需注意，则病者一身毫无热证可见，方可用此法也。

寒热夹杂者，乃初起寒湿之邪逗留关节，久则郁而化热，其症历节疼痛相同，唯多有汗，或汗出而黄，痛处肿甚，热而不冷，脉必带数，病必延久。治方宜寒热并用，如《金匮》桂枝芍药知母之例。唯本方药味仍以祛寒为重，清润过轻，恐有偏胜之害。后贤用桂枝白虎一法，用桂枝温散通荣，白虎清化郁热，较之《金匮》桂芍知母汤已有发明。用治寒郁化热，热胜于寒者，甚为有效，近人多仿用之。若再不应，可进一步用桂枝羚羊法。羚羊清热通络，胜于白虎，以石膏仅能清热而少流通之性也；唯与桂枝同用者，以热从寒化，寒为主体，祛寒之药仍不可少，唯当轻用之耳。此寒热夹杂历节之治法也。

更有纯属热证者，其痛处红肿发热更甚，拒按作疼，按之烙手，脉必弦数，舌必红绛，初由血虚有热之体，复感风邪，舍于骨节，血虚则肝热，肝热则生风，风胜则化热，素蕴之热与邪合化，两热相合，两阳相并，肝火升腾，流窜关节，无所不至，此时若用温燥通络成方，必致助其火焰，即桂枝白虎之桂亦不可用，唯有大剂清肝凉营，泄风化热，庶能平其燎原之势，《千金》有羚羊散、犀角散二方，即为历节纯热证者之妙治，惜乎无人为之表扬，故没而不彰耳，今特提出，以便对证施治。

程氏之论堪称经典，愿与同道共勉。

案2　张某，男，45岁，芮城县人，农民。

20世纪六七十年代之农村，家家户户均有水井，随着人口增多及水浇地之增加，地下水位直线下降，每每需将水井下挖以取得水源，称为“淘井”。当时农村实行同工同酬计分制，夏季夜短昼长，农家每于夏季中午收工后帮邻里“淘井”，张某长得白皙清秀，虽体质纤弱，但因技术过硬，常为“淘井”之不二人选。如此长年累月，数年后落了个病根——腿痛。虽因之不再“淘井”，但腿痛逐年加重。虽经多方医治，并无大效，因慕余父之名，前来求治。

初诊：1984 年 10 月 5 日。

腿痛 10 余年，逐年加重，近来不任远行。两膝、踝关节痛甚，尤以两膝为甚，且右膝肿胀，屈伸维艰，关节畏寒喜暖，每逢阴雨将至则疼痛有增，甚以为苦。其妻又耳语其尚有遗精，其人素性暴烈，近来大怒后双手颤抖，平息后则手抖止。观其貌，清瘦面白少泽，舌胖嫩，苔薄白。诊其脉，左细弱，右浮缓。此人常年于夏热易汗之时，遽入寒凉井底，汗为寒水所阻，聚而成湿成寒，着于关节为痛为肿。治之之法，非祛湿散寒祛风莫属，方用桂枝芍药知母汤加减。

方 1：桂枝 12 克，芍药 10 克，炙甘草 6 克，麻黄 6 克，生姜 15 克，白术 15 克，知母 6 克，防风 12 克，制附子（先煎 30 分钟）20 克。

3 剂。每日 1 剂，水煎两次兑匀，均分早晚温服。

方 2：制川乌、制草乌各 15 克，细辛 10 克，樟脑 3 克，荞麦面适量。将前四味共研细末，与适量荞麦面以温水调成糊状，布包外敷右膝关节。

二诊：11 月 10 日。

原嘱上方服用 3 剂后复诊，岂料因出行维艰，更因服药后自觉关节肿痛减轻，全身亦觉舒适，故患者前后服用上方20余剂，加之外敷药物，膝、踝肿痛明显好转，但易汗出，且伴盗汗，口干少饮，时有遗精。面色微红，舌质嫩红，舌苔薄净，脉象缓弱。此因疏散过剂，卫气失固，拟桂枝加龙骨牡蛎汤加味治之。

方1：黄芪30克，桂枝10克，炒白芍15克，炙甘草6克，生龙骨（先煎15分钟）15克，煅牡蛎（先煎15分钟）15克，莲须10克，金樱子15克，生姜2片，大枣（擘）4枚。

每日1剂。水煎两次兑匀，均分，早、晚温服。

方2：同初诊方。

上方连服12剂，诸症悉除，食欲大增，体力恢复，并连连道谢，此为后话。

按：本案患者初诊所见乃一派虚弱寒凉之象，但观其人：面白而清瘦，舌体胖嫩，实为阴阳两虚之质。桂枝芍药知母汤中之桂枝汤与本案患者之体质甚为合拍，而麻黄、防风祛风寒，附子温阳气，知母以其清润之质缓其燥烈，全方有刚有柔，有散有收，益佩服仲圣组方之妙。至于外敷所用制川草乌、细辛、樟脑、荞麦面，乃余父常用之效方，曾用治关节肿痛数百例均效。临床应用之时，个别患者有过敏现象，主要表现为局部瘙痒出红疹，可暂停使用。更有病患突发奇想，曾在方中加用西药马来酸氯苯那敏于其中，据云有效，同道不妨一试。

案3　李某，女，20岁，农民。

患者初中未毕业即辍学，因年少难任农事，遂至县城某个体冰棍厂（所谓冰棍厂，即20世纪80年代前后小县城制作雪糕之处，清水加糖，再经冷冻加工后，供消暑之用）打工。该女踏实肯干，不久便成为操作能手，终日与“冰冷”打交道：料槽装料→入冰冻柜→成形后分发成品。操作间经常积水，需穿雨靴。如此数年之累，终因双手指关节疼痛难忍而停工。两手指关节对称性肿胀、强直、疼痛4年余，经多处医治，服吡氧噻嗪不计其数，后因胃痛停服；亦曾因疼痛难忍而服用泼尼松，停用则病情如故，亦非长久之计。经友人介绍，前来求治。

初诊：1985年5月1日。

面色青气隐隐，痛苦病容，双手关节强直，肿胀疼痛，得热痛减，遇寒加重，阴雨天疼痛更剧。经迟量少，血色黯黑，小腹冷痛，渐至经闭两月。舌淡尖红，苔白薄腻，脉弦细略数（脉率86次/分）。此乃风寒湿邪流注经络，治当温阳散寒，祛风除湿，暂投桂枝芍药知母汤以观后效。

桂枝12克，炒白芍10克，知母12克，防风10克，苍术10克，炮附子6克，麻黄6克，甘草5克，生姜15克。

6剂。每日1剂，水煎两次兑匀，均分，早、晚温服。

二诊：5月8日。

药进6剂，指关节肿痛有减，但患指有热烧感，口干欲饮冷而不多，脉转弦细数（脉率94次/分）。邪本风寒湿，日久化热，致成寒热夹杂之局，唯以寒为主，兼热而已。仍以上方增损。

桂枝12克，炒白芍10克，防风10克，苍术10克，炮附子、麻黄、甘草各5克，生姜15克，知母15克，生石膏30克。

6剂。每日1剂，煎服法同初诊。

三诊：5月16日。

指关节疼痛、热烧均减，唯关节肿胀差强人意。上方加炒薏苡仁30克。

6剂。煎服法同初诊。

四诊：5月24日。

指关节疼痛、热烧感均减，关节肿胀好转。近日小腹疼痛，午后小腹胀，脉弦略滑，此经行之兆，需防寒凉冰伏，当加引经之品。

桂枝12克，白芍15克，防风、苍术各12克，炮附子、麻黄、甘草各5克，炒薏苡仁30克，炮姜6克，知母10克，生石膏15克，川牛膝10克，乌药6克，当归15克，川芎12克。

3剂。每日1剂，煎服法同初诊。

五诊：5月30日。

四诊方服2剂后经至，初始血色黯黑，继则色转暗红伴大量小血块，小腹胀痛随之轻减，5日后经净，自觉全身轻松，指关节肿痛亦显著减轻。舌红，苔薄白，左脉缓略弦，右脉缓弱（脉率72次/分）。此邪气渐退，正虚渐显，治当扶助正气。

处以第四诊方加黄芪30克。

如此守方，以桂枝芍药知母汤为主加减治疗月余，关节疼痛消失，屈伸自如，肿胀消除。一年后结婚生子，未再复发。

按：本案患者于年少未丰之际，过受寒冷刺激，风寒湿邪流注关节经络，气血运行不畅，终致指关节肿痛难以屈伸，罹患类风湿性关节炎。初诊予以桂枝芍药知母汤，虽有小效，但关节自觉热烧。虽口干欲饮冷，但所饮不多，脉弦细数，未至洪大，非白虎桂枝汤证可比，其仍以寒湿为重，兼有化热之征，故二诊方知母加量，并加生石膏以为应对。三诊时关节热烧及疼痛有减，唯肿胀难消，故重加薏苡仁，此味既能利湿消肿，又能舒筋缓急，为治痹之要药。正如缪希雍在《本草经疏》中所云："薏苡仁，性燥能祛湿，味甘能入脾补脾，故主筋急拘挛、不可屈伸及风湿痹，除筋骨邪气不仁。"四诊时因患者小腹痛胀、脉弦略滑，知其经水将至，为防寒凉冰伏，将石膏、知母减量，以炮姜易生姜，并加牛膝、归、芎以引经。经行过后，全身轻松，关节肿痛亦明显减轻。仲圣有"血不利则为水"之精论，本案关节肿痛，与经血闭阻、血化为水成肿不无关系。自经水来潮过后，病入坦途。余父常谓，临床习见女性患者在治程中往往随经血来潮而他症显减，盖虽“经水出诸肾”，但五脏和合方能“月事以时下”，而月信之潮，亦即五脏和合之佳兆。再者，“血不利则为水”，血利则水消，水消则肿退，故关节肿痛显减。对于女性患者，临证要注意经水之闭潮，以为病情进退之验。诚哉余父之言，吾侪当谨记！五诊时邪气渐退而正虚渐显，故加用益气扶元之黄芪，以收全功。全程应对有节，故疗效显著。

桂枝芍药知母汤治疗下肢深静脉血栓性静脉炎

案 王某，女，29岁，芮城县人，护士。

初诊： 1979年1月25日。

产后第三天左下肢出现轻微疼痛，自以为卧姿不正、受压所致，未曾介意。怎奈此后逐渐加重且伴肿胀，整个左下肢皮肤肿胀、硬痛，活动艰难。所在医院确诊为髂静脉血栓形成，下肢水肿。经用抗生素和中药活血化瘀及清热解毒药物治疗，效果欠佳。

患者形体中等，面色微黄，左下肢肿胀、微有潮红，抬高患肢肿胀可减轻，下垂则加重。自觉下肢凉痛，喜暖畏寒，气候变化或遇冷加重，背部常觉恶寒，舌质淡，苔黄腻，脉滑数。此乃寒湿热内郁，治宜温阳散寒除湿，清热祛风消肿。处以桂枝芍药知母汤加减。

桂枝10克，炮附子10克，苍术15克，防己15克，炒白芍30克，黄柏10克，知母6克，防风10克，麻黄6克，炙甘草 6 克，川牛膝 20 克，生姜 5 片。

每日 1 剂。水煎两次兑匀，均分早、中、晚 3 次温服。

二诊： 2 月 9 日。

初诊方服 12 剂后疼痛减轻，局部温度降低，下肢肿胀减轻，唯舌仍黄腻，脉滑数。此寒湿渐退，邪热内郁，于上方加生薏苡仁、金银花各 60 克，连翘 30 克。

每日 1 剂。煎服法同初诊。

三诊： 2 月 24 日。

二诊方服 12 剂后，舌苔渐退，脉转细缓，左下肢肿胀几全消，唯下肢久垂仍有微肿。此寒湿俱减，余邪未尽，前法继进，加用通络活化之品。

黄芪 30 克，桂枝 10 克，炮附子 10 克，苍术 10 克，防己 10 克，黄柏 10 克，赤芍 30 克，知母 10 克，防风 10 克，麻黄 6 克，甘草 6 克，川牛膝 20 克，穿山甲（研细分吞）3 克（注意使用替代品），皂角刺 10 克，三棱 6 克，莪术 6 克，生姜 5 片。

每日 1 剂。水煎两次兑匀，均分，早、晚温服。

经上方增损调治周余，患者完全康复。

按： 本案发于产后，病由瘀阻脉络，营血受阻，水液外溢，聚而为湿，肿胀乃作。苔腻而黄，脉滑数者，乃湿热内郁；肢肿喜温，身恶寒者，乃阳气不足，尤以气候变冷加重为其辨证眼目。初诊用桂枝芍药知母汤加防己、黄柏、川牛膝，意在增强清热利水之力，此即“治湿不利小便，非其治也”，川牛膝一味具三功：引药下行、通利血脉、利小便。二诊寒湿渐退而邪热内郁，热与湿合，缠绵难解，予前方加生薏苡仁清热利湿而运脾，加金银花、连翘清热解毒而散结。因药证相投，故三诊时诸症几全消，炉火虽熄，当防灰中有火，复因邪退则正衰，故二诊方中黄柏、知母继用，加黄芪扶助正气，增穿山甲、皂角刺、三棱、莪术通络散结、活血化瘀以绝其根，终至圆满收功。

侯氏黑散治中风
——兼议侯氏黑散

中风，现代医学分为缺血性与出血性，而仲圣在《金匮要略》中则谓："邪在于络，肌肤不仁；邪在于经，即重不胜；邪入于府，即不识人；邪入于脏，舌即难言，口吐涎。"即将中风分为中络、中经、入腑、入脏，其治则各有不同。治疗中风，余父恒用侯氏黑散。

侯氏黑散，见于《金匮要略·中风历节病脉证并治第五》："大风，四肢烦重，心中恶寒不足者。侯氏黑散主之。"由"菊花四十分，白术十分，细辛三分，茯苓三分，牡蛎三分，桔梗八分，防风十分，人参三分，矾石三分，黄芩五分，当归三分，干姜三分，川芎三分，桂枝三分"组成。方后注云："上十四味，杵为散，酒服方寸匕，日一服，初服二十日，温酒调服，禁一切鱼肉大蒜，常宜冷食，在腹中不下也，热食即下矣，冷食自能助药力。"

余父谓侯氏黑散组合精当，为古代妙方。此方祛风、清热、补虚、下痰之法皆备，而中风之病，莫不由"风、火、虚、痰"所致。方中菊花用量独重，达四十分。重用菊花，亦示本方重在平肝息风。本方于大队风药之中，伍以健脾之品，充分体现仲圣注重顾护脾胃之制方特色。本方功在平肝祛风，健脾化痰。以方测证，其治重在肝脾。总之，侯氏黑散所治，病位在肝、脾两经，病机重点在肝风上扰，脾虚失运。余父临床多用于肝风兼脾虚之有中风先兆与中风者，获得肯定疗效。

1960 年，运城某商店店员王某，男，50 岁。因凌晨 5 时出现心慌气短、肢软无力、口角流涎、左半身不遂、口角㖞斜、失语而住院。诊为脑血栓，余父予侯氏黑散 5 剂后神清，能言语，但左半身不遂如故。后改用补阳还五汤数剂后能下地行走。1969 年秋，余父赴汾阳为杏花村汾酒厂老技师王某治疗脑出血，亦用侯氏黑散原方治疗，两周后患者基本痊愈。

用侯氏黑散注重原方原量

余父退休之后，余侍诊在侧，见其治疗中风常用侯氏黑散，且多为原方原量，少有加减。询其缘由，余父曰：经方之用，贵在原方原量，因其配伍严谨，用量如神，若非成竹在胸，药味及其用量以不增损为好。他以研究人参白虎汤降血糖为例，讲述日本医者采用各种方式，或将人参白虎汤减一味，或减某味药量，如此反复多次，其最终结果，均不如原方原量效果好，无不慨叹吾中国古人之伟大。医谚有曰：鸡生火，肉生痰。肥人多痰湿，痰湿易伤脾，脾虚多痰湿。在临床应用侯氏黑散过程中，总结余父经验，本方用于体态偏胖者之中风急性期，辨证为肝风兼脾虚之中风急性期，即发病多在两周左右者。在治疗过程中，多数患者所合并之高血压亦明显获效。在余父行医生涯中所治之中风患者，多凭借侯氏黑散之功。

用侯氏黑散不忘随证施治

余父用侯氏黑散虽注重原方原量，但绝不反对加减变通。他老人家曾曰：侯氏黑散治大风，四肢烦重，心中恶寒不足者。此大风为外风，然临证见内风亦可治之。内风乃体内阳气之变动，方中以大量菊花配黄芩、牡蛎清肝潜阳而降肝气，肝风重甚者可加天麻；四肢烦重，乃体内郁热、湿着烦扰，蕴结酿痰，药用黄芩、人参、白术、茯苓清热健脾，白矾祛除顽痰，甚则可加南星以助祛痰之力，神志欠清者，尚可加石菖蒲、郁金之辈；心中恶寒不足，乃中脏虚寒之明证，土虚则五脏失养，正不抵邪，使证情虚实夹杂，病程迁延难愈，致使久病入络，夹虚夹瘀。方中茯苓、白术、干姜祛湿补中，湿壅水盛者，重用细辛、干姜以配桂枝诸药温化水饮；当归、川芎养血活血通络，桔梗载药上行直达首脑，防风灵清通透布散全身。全方药味十四，看似杂乱，但温、清、补、消四法共施，标本内外兼治，配伍精妙。临床当以原方为纲，并配专药画龙点睛，以收佳效。

案1　薛某，男，51岁，芮城县人。

患者于1976年11月5日因脑卒中发作，住山西省芮城县人民医院内科。时余父退休归里，因既是族亲，又为邻里，院方慕余父之名，特邀往诊。患者素有冠心病，病发于下乡工作中，突感手足麻木，口眼㖞斜，肌肤不仁，语言不利，瞬即左侧肢体瘫痪，神志不清。经查，患者血压不高，面色苍白，双颧色红，舌偏红，苔白中心厚，脉滑数。余父诊为卒中，风阳上扰。方用侯氏黑散加减。

菊花40克，白术10克，细辛（后下）5克，茯苓10克，当归9克，桂枝6克，川芎6克，沙参5克，干姜3克，白矾5克，生牡蛎（先煎15分钟）15克，防风10克，桔梗8克，黄芩5克，石菖蒲10克，郁金10克。

2剂。每日1剂，每剂水煎两次兑匀，均分，早、晚温服。

上方服2剂后，诸症有所好转，但又并发后壁心肌梗死。患者手足不温，口唇青紫，出汗溱溱，心烦躁急，神志朦胧。舌质暗红，苔白中心厚，脉数。余父辨证：风阳上扰未罢，又现心阳欲脱，治用侯氏黑散合独参汤加减。

菊花40克，白术10克，细辛（后下）15克，人参（另炖）10克，当归10克，干姜3克，川芎10克，桂枝10克，炒丹参30克，煅牡蛎（先煎15分钟）15克，石菖蒲10克，郁金10克。

每日1剂，煎服法同上诊。

上方服3剂后，神志清，胸不痛，手足转温，能坐起进食。守方续服，先后酌加桃仁、红花、苏子、白芥子、胆南星等味，又服15剂后，患者可下地行走，上肢活动度恢复虽较缓，但日见好转，语速虽慢，但逐渐清晰。

按：临床证情常瞬息万变，当随证治之。证变方亦转，证杂方亦繁，中医方药虽一锅煮，但若辨证准确，用药精当，则药入腹中，各入该入之脏，各赴该赴之经，相辅相成，加之智能机体参与燮理调和，则沉疴可起，重疾可疗。本例卒中新患，胸痹又至，既有风阳上扰之患，又添心阳欲脱之忧，何去何从，全凭医家当机立断，若非成竹在胸，此重疾焉可速愈？侯氏黑散合独参汤加减成方，看似杂乱，但乱中有序，以愈疾为要务，临证当参详。

案2　张某，男，64岁，芮城县人。

初诊：1978年3月15日。

10天前患者无明显诱因出现嘴角不自觉流涎，伴右侧面部及右上肢麻木。病发突然，晨起较重，但活动后轻减，故未曾在意。次日病渐增，急忙四处求治，得友人之荐，前来求治。

患者面黄，形体偏胖，胃纳尚可，大便软溏，夜尿2~3次，右侧鼻唇沟变浅，口中流涎，言语尚清，行走虽不需搀扶，但觉肢体沉重，步态艰涩，右上肢麻痛，右手握力差，右臂上举受限。舌淡红，苔白腻、中心略黄，脉弦滑。此风阳上扰清窍，脾虚痰阻经络。处以侯氏黑散加减。

菊花 40 克，茯苓 10 克，细辛（后下）3 克，当归 10 克，桂枝 10 克，川芎 10 克，党参 6 克，干姜 6 克，白矾 3 克，生牡蛎（先煎 15 分钟）6 克，白术 10 克，防风 10 克，桔梗 8 克，黄芩 5 克。

3 剂。每日 1 剂，水煎两次兑匀，早、中、晚均分 3 次温服。

二诊： 3 月 18 日。

患者病情有所改善，欣喜之情溢于言表。自此先后服本方汤药 15 剂，原方药物与剂量均未做大调整，病情显著好转，几为常人，后又予侯氏黑散原方二料，嘱每日服两次，每次 6 克，适量（用量视酒量而定）黄酒加温后调服。

按： 本案患者内虚乃卒中之因，风邪乘虚得中经络。风为阳邪，与痰湿相合而痹阻经脉，加之中土虚羸，四肢失主，故四肢烦重。证属风阳上扰清窍，脾虚痰阻经络。方用侯氏黑散原方治疗。初用汤剂，因“汤者荡也”，以治其急；后用散剂，因“散者散也”，以治其缓，实乃谨遵圣训之为。

侯氏黑散为中医治疗脑卒中之重要方剂，治疗风中经络、中脏腑疗效均较佳。而在中风之中，后期若辨证为肾阴阳两虚者，余父常用《宣明论方》中之地黄饮子，对于肢体恢复缓慢者，尤其注重其应用。

兼议侯氏黑散

鉴于侯氏黑散中温、清、补、消四法皆备，或以为此方用药，内外不分，寒热杂陈，补泻兼用，不及重点，故后人少用，余父以为此识有待商榷。百病以胃气为本，大凡人在未病之前，或大风为病之后，健运中焦，均为重要议题。侯氏黑散治风而顾本，制肝而补脾，大有培土宁风之妙。盖病为中风、大风，其风之内外、证之寒热虚实，其纯然者绝难分清，且往往相合杂至。人性之杂，在于男女老幼有异；人病之杂，在于寒热虚实错杂。中医治之之法，在于燮理阴阳，以平为期。君不见急救所用之通关散、安宫牛黄丸、苏合香丸、至宝丹、紫雪丹……哪个方药以纯寒、纯热、纯补、纯泻见长？再如人参再造丸用药更为繁杂，不亦为医者所习用且均有佳效乎？侯氏黑散所具之用药风尚，独为以上诸方开先河，此正为其可贵之处、价值所在。

赵锡武老前辈富有临床经验，其“半身不遂善后方，选用侯氏黑散，宜冷服”以及“病愈后还可用侯氏黑散加六味地黄丸以巩固其疗效”之论，确为经验之谈。

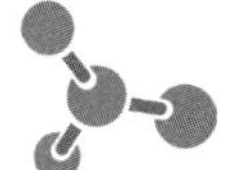

金匮肾气丸方治疗肝硬化腹水

案1 胡某，男，48岁，农民。

体素健，常辛劳。近年常觉乏力，曾屡有鼻衄，不以为然。半年前，因亲属规劝，赴西安某院诊为肝硬化，才如梦方醒。然因家境之故，仍需劳作。

初诊：1985 年 7 月 6 日。

面黄发稀，短气多痰，上身易热，下肢易凉，疲乏少力，大腹便便。腹围 92cm，腹壁静脉曲张，腹水征（++）。腹诊：肝大质硬，于肋下 3cm 处可及，脾在肋下 5cm，肝脾均质硬，触之有不适感。双下肢呈可凹性浮肿。大便色黄，小便欠利。舌体胖大，舌质淡红，苔薄白水滑，脉虚弦，尺弱。证属脾肾阳虚水聚。治宜温补脾肾，利水消肿。

熟地黄 12 克，炒牡丹皮 5 克，炒山药 10 克，山茱萸 5 克，泽泻 10 克，茯苓 10 克，桂枝 6 克，制附子 3 克，怀牛膝 12 克，猪苓 10 克，车前子（包煎）10 克。

2 剂。每日 1 剂，水煎两次兑匀，早、中、晚均分 3 次温服。

二诊：7月15日。

初诊方连服6剂。腹围88cm，脾在肋下3cm，肝脏触诊不满意。纳食有增，便溏色黄，每日二三行。下腹隐痛，喜按。温暖肾阳，命火生土，则万物可安，此一定不移之理。

茯苓15克，炒山药15克，炒白术15克，炒扁豆12克，炒薏苡仁30克，补骨脂15克，炒三仙各10克，高良姜6克，山茱萸10克，炒牡丹皮3克，泽泻10克，熟地黄10克，猪苓10克，车前子（包煎）10克，桂枝10克。

3剂。每日1剂，煎服法同上诊。

三诊：8月5日。

二诊方加减服用15剂，腹围75cm，脾在肋下可及边缘，质韧，肝在肋下一横指，质韧。双下肢浮肿渐退。腹略胀，仍隐痛，大便先形后溏，舌体胖大，色正红，有齿痕，苔薄白，脉缓尺弱。前法中的，依法续进。

二诊方3剂。每日1剂，水煎两次兑匀，均分，早、晚温服。

四诊：8月19日。

二诊方连服12剂。腹围72cm，腹水征（–）。脾在肋下可及边缘，质韧，肝在肋下一横指，质韧，触痛不明显。双下肢无浮肿。腹微胀，隐痛失，大便成形，偶软溏，痰量显减，偶觉气短。舌体大，有齿痕，苔薄白，中心稍厚。脉缓，右关弱，治以健脾理气为主，佐以补肾。

党参20克，茯苓10克，苏子6克，炒白术10克，陈皮6克，半夏10克，枳壳6克，厚朴6克，山药15克，仙灵脾15克，大腹皮10克，车前子（包煎）10克，炒神曲10克，炒山楂10克，生麦芽10克。

5剂。每日1剂，煎服法同三诊。

五诊：9月4日。

如上治疗约两月，患者纳佳，精神增，面色已有红色，无明显不适。脾脏触诊不满意，肝仍可及，质韧。舌有齿痕，脉象平和。嘱慎劳役，适寒温，续服丸药以缓图善后。

朝服附子理中丸、午服鳖甲煎丸、晚服桂附八味丸各一丸，适时来诊调理。

案2　岳某，男，57岁，夏县人。

1962年3月19日，因患肝硬化入运城地区医院3病区。患者面色暗，消瘦，口干，腹水轻度，腹胀，诊为脾肾两虚，肝硬化腹水。用高蛋白饮食，以牛乳、鸡蛋、瘦肉为主，全部工资用于饮食。给服桂附八味丸汤剂：熟地黄12克，生地黄10克，山药12克，山茱萸12克，泽泻9克，牡丹皮9克，桂枝3克，附子3克，猪苓20克，车前子10克。服4剂后下肢浮肿消失，8剂后腹水消退，食欲渐增，改服：茯苓10克，苏子10克，白术15克，枳壳6克，厚朴6克，山药15克，大腹皮10克，车前子10克，莱菔子10克，神曲10克，山楂10克，麦芽10克。

按：“用高蛋白饮食，以牛乳、鸡蛋、瘦肉为主，全部工资用于饮食”，如此高质量动物蛋白可增加血浆胶体渗透压，有利于腹水消退，但要注意患者的脾胃运化能力，以防食积；更要注意患者睡眠和神志的变化，以及血氨的检测，以防氨性脑病之发生。

案3　张某，男，58岁，干部。

1973年10月1日住某医院内科，诊为肝硬化腹水。下肢轻度浮肿，食欲减退，辨为中度腹水，肝肾两虚，湿困脾阳。先用桂附八味丸：熟地黄12克，生地黄10克，山药12克，山茱萸12克，泽泻9克，牡丹皮9克，桂枝3克，附子3克。煎服15剂，下肢浮肿、腹水均消失。改服：茯苓10克，苏子10克，白术15克，枳壳6克，厚朴6克，山药15克，大腹皮10克，车前子10克，莱菔子10克，神曲10克，山楂10克，麦芽15克。服100余剂后，恢复工作，至今20余年仍未复发。

按：肝硬化相当于中医之水臌、臌胀。审其因，多由情志忧伤、酒食不节、劳欲过度、邪毒感染或黄疸、胁痛、积聚等失治所致；度其病，可见腹部胀满、肢体浮肿，甚则青筋暴露等一派实象。而究其实质，因病程大多较长，五脏所伤，穷必及肾；初病病在经、在气，久病病在络、在血，从而形成本虚标实，虚实兼夹之候。余父通过多年之临床实践，有着自己独到的见解。他认为，治疗肝硬化腹水之立法用药，除活血通络、行气利水治标之法外，尤应注重补虚，且以补虚为先，尤以补肾健脾为要。余父常谓：五脏六腑无贪狞之徒，神旺气足即各司其职，六淫七情自可调控，阴平阳秘，何来疾患？

肝硬化腹水之腹胀大、小便难，乃其主要矛盾，而《金匮要略》所列肾气丸诸治项多与小便相关。肾气丸方在《金匮要略》中凡五见：①《中风历节病脉证并治第五》有“崔氏八味丸，治脚气上入，少腹不仁”。②《血痹虚劳病脉证并治第六》用治“虚劳腰痛，少腹拘急，小便不利者，八味肾气丸主之”。③《痰饮咳嗽病脉证并治第十二》治“夫短气有微饮，当从小便去之，苓桂术甘汤主之，肾气丸亦主之”。④《消渴小便不利淋病脉证并治第十三》治“男子消渴，小便反多，以饮一斗，小便一斗，肾气丸主之”。⑤《妇人杂病脉证并治第二十二》中的“转胞不得尿……但利小便则愈，宜肾气丸主之”。依上可见，肾气丸方所主疾病多与饮证与小便相关，而此二者又为肾所主，水之本在于肾，水之患治在肾。肝硬化腹水亦为水之患，治从肾主，理所当然。肾气丸虽与桂附八味丸组成有小异，但补肾温化利水之功无大异。余父认为，若依引火归原计，方中用肉桂为妥；而为温化利水计，则用桂枝较佳。至于熟地黄拟或生地黄之用，则依病情或使用经验而定为宜。

肝硬化腹水之病机为本虚标实，治当补中有疏，补中有利，补中有行。以补肾为主，具体遣方用药，《金匮要略》中的肾气丸方当为首选。方中八味通调五脏，干地黄滋补肾阴，填精益髓；桂枝补心阳，壮心火；心阳既旺，何以下达？茯苓淡渗，引心火于脾土；泽泻利水，引心火于肾主。如此则心肾相交，以生肾气；山药滋脾固肾以补脾为要，健运中焦，既助心火下行，又增运化之力，使后天得以补先天。山茱萸味酸性敛，酸乃肝之本味，其补肝可知，酸敛心阳入肾，使本虚之肾气得固。肝肾同源，其气同宗，肾气不足则肝气无力升腾而郁，肝气不足则肝郁日久而热，故以牡丹皮活血兼泻血中伏火，使肝血得活而化，肝气得疏而畅。附子纯阳入于心肾，重在补肾中真阳，温一身之阳气，如此则肾气丸实乃治肝硬化腹水之要方。

肾为人身水液之大主，司开阖，主二便。肾气旺则温煦正常，阳旺则水利，腹水及水肿何愁不消。案1胡某为农民，时常辛劳，病情亦较重，然胜在年轻，腹水消退较快，治程亦较短，依据其病情，先后以肾气丸及健脾理气方药治疗。并以朝服附子理中丸、午服鳖甲煎丸、晚服桂附八味丸各一丸善后。案2、案3患者营养条件均较好，病情亦较轻，虽然年龄较大，但恢复亦较快。先以肾气丸方加猪苓、车前子治之，腹水消退较快，后以健脾理气方药治疗善后。

诚如以上所述，肾气丸方药用八味，功在温肾化气，以补为主，有利有行，实可阴阳并调。临床若逢“上热”之证，当虑有否“下寒”之忧。凡遇久劳体弱年迈之人，其之“上热”，多因于“下寒”，此“上热”多非真热，而“下寒”则多属真寒。临证无论用何方何法，医者当以病去人康为所图。观余父众多病案，以肾气丸方为主，伍以他味，屡起沉疴，病家欣喜之余，常感恩戴德。

一刘姓妇人，舌痛日久，胸中烦热，扪之如火，以肾气丸方加元参、地骨皮、银柴胡、知母数剂而痊。

一李姓老者，咳嗽10年，伴上腭干痛痒，用肾气丸方加元参、牛蒡子、胖大海病愈。

一壮汉面红头晕欲仆，目糊肢冷，六脉沉细，用肾气丸方加白术、菊花、牛膝加减，病速得缓。

一任姓多产妇人，患口疮伴大便干结，以肾气丸加知母、肉苁蓉、怀牛膝而安。

一赵姓男性患者，咽干喉痛数年，痰白质黏，治用肾气丸方加青果、半夏、乌梅、陈皮数剂即缓，20余剂痊愈。

一女子引他人来诊，问及其数月前因尿急烧痛，平日夜尿频多，经余父以肾气丸方加味仅数剂治愈后，因何至今未犯?详询得知，患者平日尿急烧痛屡作，初服消炎药有效，短时复作，以后多次服用消炎药后渐至效欠佳，终至无效。经服肾气丸方加味，肾气得充，正气得复则邪不可干，该女闻之，愈信中医可去病根也。

附：鲜羊肝治疗肝硬化腹水

余父在陕西某医院时，该县白杨村杜某之嫂，年45岁，患肝硬化腹水，医治数月无效，于1948年4月25日来诊。腹大如鼓，小便不利。因无钱购药，余父嘱其购羊肝一个，以竹片切碎捣泥拧汁，加红糖50克一次服下，先后共服羊肝两个，腹水消失，竟获痊愈。

按：此案所用方药系民间验方，可试服，然不一定均效。现今之人，可佐用此法，不当为主。鲜羊肝有益血、补肝、明目之功。主治血虚萎黄羸瘦，肝虚目暗昏花，雀目，青盲，障翳。适用于萎黄病、妇人产后贫血、肺结核、小儿衰弱及维生素A缺乏之眼病（疳眼、夜盲等）。临床用其多煮食，或入丸、散。而用鲜羊肝绞汁治肝硬化腹水，乃陕西泾阳一带民间用法，临床可参考使用。

又，余父曾用熟羊肝治一慢性腹泻患者，成效斐然。处方：鲜羊肝一个，白矾二至三两，食用粮食醋数斤。制法：先用竹片将羊肝切成薄片，去脂膜；再将白矾烧令汁尽，存性，制为枯矾，研末备用。将食醋加温煮羊肝，醋之用量以能将羊肝全淹没为度，煮羊肝令烂熟，倒入面盆内研成糊状，后入枯矾，搅拌均匀，其人分数日食完后，数年沉疴竟愈。此民间用法在《中药大辞典》中有类似记载，用治冷劳久不瘥，食少泻痢：羊肝与枯矾和丸如梧桐子大，每服空心及晚食前，以粥饮下二十丸，渐加至三十丸（见《圣惠方》羊肝丸）。

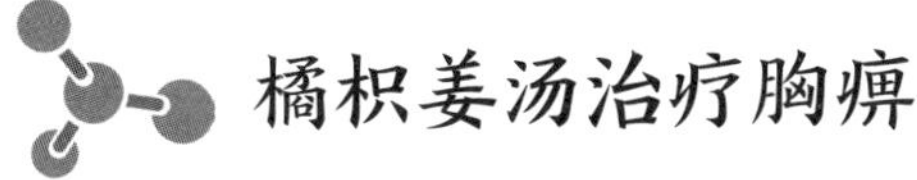

橘枳姜汤治疗胸痹

案　包某，女，50岁，甘肃人。

因胸憋、短气两月余，在当地治疗无效而来诊。胸憋之初发于夜间，伴短气，出冷汗，嗳气后好转。每晚发作两次，每次约半小时。在当地屡次检查（胸大片、心电图、心脏彩超等）均无明显阳性发现，故而诊断不明。曾服冠心苏合丸有效，但仍常常发作，且常于夜间憋醒。舌体大，色淡红，无齿痕，舌苔白而水滑，脉细。

病属胸痹，气滞使然。方选橘枳姜汤加味。

橘红 15 克，枳壳 15 克，生姜 6 克，桂枝 6 克，降香 6 克。

3 剂。每日 1 剂，水煎两次兑匀，均分，早、晚温服。

二诊：患者大喜过望，“如此简单的几味药，不但花费很少，关键是能解决困扰我数月的问题，真是不可思议！”她高兴地说着，面部充满感激之情。原来患者服药当晚胸憋仅发作一次，且时间短，第二晚即没有再发作。现在胸不拘不憋，仅背部有些憋，但不影响睡眠。晨起面、手有些拘胀，效不更方，原方再进3剂。服法同上。

三诊：背胀及晨起手、面拘胀均好转。舌体大，苔白薄水滑。嘱一诊方再服3剂。

四诊：背胀及晨起手、面拘胀均解除。现觉腹中拘胀，大便通而不畅。舌体大，苔薄白，脉弦，右为甚。脐左与脐右均有压痛。此乃中焦气机不利，升降失常。

牵牛子30克，槟榔30克，橘红15克，枳壳15克，生姜6克，桂枝6克，降香6克。

3剂。每日1剂，煎服法同三诊。

五诊：腹部较舒适，大便通畅，溲黄。舌体大，苔薄白，脉弦。上中腹部、脐左右压痛（±）。

上方牵牛子、槟榔各减为20克，余药不变，3剂后诸症皆瘥。

按：《金匮要略·胸痹心痛短气病脉证治第九》云："胸痹，胸中气塞，短气，茯苓杏仁甘草汤主之，橘枳姜汤亦主之。"依据患者之临床表现，当为胸痹病、气滞证，用橘枳姜汤加味能有如此疗效，确属始料未及，经方之魅力，神奇若此！

人体之气机，贵在升降有序，患者初诊时，由于胸痹气滞，血压较高，而随着气滞之改善，血压亦随之下降；后来胸痹气滞除，但又出现腹胀、大便不利之中焦气机不利之症，血压再次升高，在原来治疗胸痹气滞方的基础上，加用牵牛子、槟榔后，腹部不胀、大便通利，血压亦再次下降至正常。

天津治癌专家孙秉严先生善用槟榔、牵牛子，只要患者脐左或脐右有压痛，多用之有效。二味合用，能通利二便，除满消胀。

中医中药魅力无限，望中医学子努力学习，发扬中华优秀传统文化，为全人类造福！

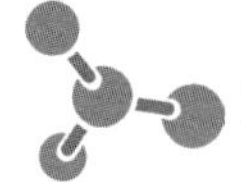

理中汤合薏苡附子败酱散治疗青春痘

案 李某，男，25岁。

患者工作在太原，五一假日期间随父母探亲归里，老人看着满脸痘痘的外孙子，知道他在太原也间断服用过不少中药，其外祖父就把“难题”推到了我们诊所。

初诊：5 月 2 日。

虽然小李面部满布青春痘，鼻头、两颧与两颊均有较大皮损，似石榴籽样，但底色偏淡。面痘平日以口周为多，观其口唇鲜红色艳，似涂口红样，舌体胖大，有齿痕，舌质暗红，苔白腻湿滑。脉弦。

如此症状，令人一时难下定论，问其病史，面痘已有七八年之久，每年春季始盛，夏日尤甚，秋冬渐衰，似有年节律。询其所用药物，得知但凡服用中药，面痘初似有效，继服则越治越多，其结果大多因腹痛腹泻、食欲不佳而停药。数年来为治痘更换大夫不下十数位，因其外祖父即为脾胃虚寒体质，其母亲体质亦如此，此与遗传基因有关。经仔细询问，从患者平日易便溏，食生冷瓜果易腹泻得以验证。至此，得知患者土虚金盛，子盗母气昭然。患者之证：肺金热盛宜清，中土虚寒待温，遂予理中汤合薏苡附子败酱散加味治之。

党参10克，土炒白术10克，干姜10克，制附子5克，生炒薏苡仁各30克，败酱草30克，白花蛇舌草30克，川牛膝10克，炙甘草5克。

3剂。水煎服，每日1剂，每剂连续水煎两次，药液合并混匀后再煎煮10分钟，终得药液500毫升，均分，早、晚温服。

同年5月中下旬，其外祖父前来索方，余纳闷之余，查阅记录方知因由。患者回至太原后开始服药，原本不抱太大希望的他，服第一剂药后即见疗效，连续服完，患者一日照数次镜子，不仅高兴异常，而且大惑不解，区区3小包中药，竟有如此疗效，这几乎颠覆了他的认知！因参加工作不久，不便反复请假，故求其外祖父前来索方。

至年关，患者前来拜访，得知为其治愈青春痘的药方在其圈子内传得神乎其神，与其病情相似者服后多有疗效，以病史长者效果为最。

按：依据患者之病证，余用理中汤固护中焦常人可解，而用薏苡附子败酱散方则有生疑者。后者在《金匮要略·疮痈肠痈浸淫病脉证并治》第3条中治“肠内有痈脓”之肠痈，与面痘何干？患者原用方药中，黄芩、连翘清热解毒之品多多，非但痘未平，且反伤中阳。盖肺肠本为表里之脏，治肠即治肺，薏苡仁、败酱草清热、排脓、消肿，稍加附子以解寒郁凝滞之气，而利痈脓之排出，如此则疗效彰显。

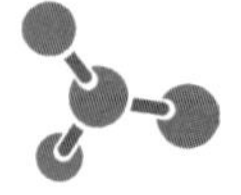

连理汤加味治疗溃疡性结肠炎

案　卫某，男，41岁，芮城县人，农民。

初诊：1985年10月10日。

患者腹泻伴十二指肠溃疡及慢性胃炎三四年。纳食稍有不慎即腹泻，泻甚则粪中杂有红白黏液，且经常胃痛、烧心。初服西药消炎有效，后因一服西药即胃痛难受，不能坚持治疗而不了了之；又曾服用中药，症情时好时坏。其人秉性刚强，常自嘲曰：要活就活得好好的，要死就死得硬硬的，这不死不活哪像个人？余父悉此，动之以情，晓之以理，好言劝慰，以鼓其勇。观此人清瘦，面色黄白少泽，面王两侧有隐隐青气。近10余日来，每日腹泻五六次。便前左下腹痛，便后痛减，有下坠感，所下物中有黏液，红白相兼。近两日又增胃痛，纳谷欠香，渐致疲乏无力。舌质黯，舌尖红，苔白薄。脉左缓，右弱。此久泻必虚，中气必亏。然民以食为天，当以理中扶正为主，佐以清热疏肝。

野党参15克，炒白术10克，干姜6克，黄连3克，茯苓

10克，砂仁（后下）3克，防风10克，陈皮6克，赤芍10克，炒丹参10克，炙甘草3克，大枣（擘）5枚。

3剂。每日1剂，水煎两次兑匀，均分早、中、晚3次温服。

二诊：10月16日。

药进3剂，用时6天，为省药资，每剂药均服两天。现胃痛渐缓，纳食稍增。腹泻仍为每日五六次，杂以红白黏液。伴畏寒，足心热烧，舌尖红，苔白薄，根部白厚。脉左寸关沉弱，右缓弱。胃气有渐复之象，前法续进。

野党参10克，黄芪15克，苍术10克，干姜10克，制附子10克，肉桂（后下）3克，黄连10克，炒山药15克，炒牡丹皮6克，茯苓15克，防风10克，陈皮6克，当归6克，炒白芍10克，阿胶珠10克，炙甘草5克。

3剂。每日1剂，煎服法同初诊。

三诊：10月20日。

每日大便1～2次，未见红白黏液，纳食继增，疲乏亦减，足心仍热。舌红苔剥，脉细缓，尺沉弱。五脏所伤，穷必及肾。舌红、剥苔为伤阴之明证，为防灰中有火，仍宗前法再兼滋肾水治之。

生地黄10克，生山药15克，炒牡丹皮10克，茯苓12克，泽泻6克，制附子3克，白术5克，补骨脂10克，桂枝3克，黄连6克，干姜3克，当归3克，炙甘草5克，炒白芍10克，砂仁（后下）3克。

3剂。每日1剂，煎服法同三诊。

四诊：11月8日。

药后诸症悉除，自以为痊愈，怎奈未经两周，症情复作。每日大便两三次，仍带黏液，似鼻涕样，不下坠，微有腹痛。晚上身热，至室外即身冷抖颤。舌根白厚，脉细弦。真如三诊时所虑，死灰竟又复燃。为医者之难，难在虽知当如何治之，但因患者囊中羞涩又不可力勉，唯能告知其应当如何，以尽医事。依二诊方意，理中清利并举。

野党参10克，苍白术各5克，干姜6克，黄连6克，当归6克，白芍12克，阿胶珠10克，茯苓15克，制附子5克，山茱萸10克，炙甘草6克。

3剂。每日1剂，水煎两次兑匀，均分早、中、晚3次温服。

按：本案患者医治之路，为多数农村人士之常态，即病情仅见好转即停止治疗。业界曾称此为“蜻蜓点水法”，即点到为止，稍见好即停药。如此则常使病情转为慢性或变证蜂起。本案所用方药以连理汤加当归、白芍、阿胶为主，此乃余父常用之法，常获显效。为医之责，当嘱病患连续治疗，以求根治。

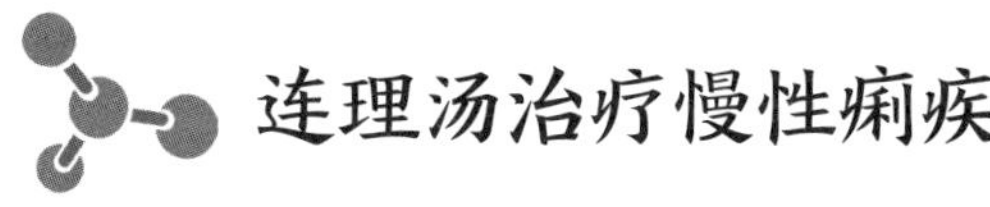

连理汤治疗慢性痢疾

案1 张某，女，67岁，芮城县人，农民。

初诊：1985年3月9日。

间断性腹泻20余年。病初在20年前之秋，先见身热腹痛，继而痢下频频，日夜数次至十数次不等，服用磺胺类药后痊愈。以后每年至秋即泻，泻下频则粪少黏液多，泻次少则粪多黏液少。本次病发于冬，已连续腹泻4月余，每日2~7次，为红白痢，红多白少，伴左侧少腹痛，口干不欲饮。舌质淡，舌尖红，六脉细弱而数，两尺尤甚。初病发于秋，乃湿热之邪内伤脾胃，更夹积滞，酝酿于肠道而成。现今由冬至春不愈者，此乃日久由脾及肾，年高之人受此磨难，良可叹也。逢此本虚标实之证，固当标本兼治，舍此当无佳途。治当补脾肾，清湿热，方选连理汤加味。

黄连10克，党参12克，制附子6克，炒白术12克，炙甘草5克，干姜6克，当归10克，炒白芍10克，阿胶（烊化）10克。

2剂。每日1剂，水煎两次兑匀，均分早、中、晚3次温服。

二诊：3月11日。

便下黏液减少，红色黏液几除，粪质稀溏，初诊方干姜、附子均加至10克，黄连、阿胶均减为6克。

3剂。每日1剂，煎服法同初诊。

三诊：3月16日。

便下几乎看不到黏液，腹痛轻微，晨起即泻，晚上临睡前亦泻。六脉均弱。继以前法增损，以补脾肾为主。

黄连3克，党参20克，制附子10克，炒白术20克，炙甘草10克，干姜10克，当归6克，茯苓15克，补骨脂15克，伏龙肝30克。

3剂。每日1剂，煎服法同上诊。

四诊：3月20日。

便下无黏液，早晚泻下各一次，伴轻度腹痛，便质转稠。

三诊方继服3剂，每日1剂，煎服法同三诊。

五诊：4月2日。

患者精气神较佳，告知20年腹泻显著好转，大便每日一行，多则两次，有时仍不成形。嘱服附子理中丸合四神丸，从长计议，以防来年再作。

按：20年痼疾，服10余剂中药得以痊愈，当属快事。本案之初，以连理汤加归、芍、胶为主，加附子温阳以助脾化腐，黄连用10克者，乃肠道湿热之邪较盛。二、三、四诊时，随症情之演化，邪气渐退而正虚宜固，故将祛邪之品减量，而扶正诸药加量或增味，如此循序渐进，环环相扣，步步为营，终除宿疾。案中所用伏龙肝即灶心土，系农家烧柴草灶中之物，现已难觅。然此物治寒性呕吐、腹泻极效，著名治便血方黄土汤中即用之，唯该方用以止血，而余父用以止泻，有异曲同工之妙。

本例所患即休息痢，中医之因，为治疗失宜，或因素体气血虚弱，脾肾不足，以致正虚邪恋，湿热积滞伏于肠胃而成。每当受凉或进食生冷食物，或因他病正气不支，均可引起急性发作，出现不典型之痢疾症状，如腹痛、腹泻、腹胀等，治疗效果常欠佳而致迁延。余父认为，休息痢之治，病发重标，平时重本。时机的选择很重要，一旦病发，必一鼓作气，疾不愈，治不休，疾虽愈，必固本，剔除病根定在此一役，否则后患无穷。所用方药，多为连理汤，本方以人参、白术、干姜、甘草温中健脾；用黄连清除肠中余邪。亦可在方中选加木香、槟榔、枳实调气行滞，加当归和血。发作期，偏湿热者，可加白头翁、黄柏清湿热；偏寒湿者，可加苍术、草果温中化湿。休息痢多因寒热错杂，虚实互见，病情顽固者，也可用乌梅丸加减治疗。若大便呈果酱色而量多者，合用鸦胆子仁治疗效果较好，用胶囊分装或用龙眼肉包裹，饭后服用，连服7～10日。鸦胆子仁可单独服用或配合上述方药使用。若脾胃阳气不足，积滞未尽，遇寒即发，症见下痢白冻，倦怠少食，舌淡苔白，脉沉者，治宜温中导下，方用温脾汤加减。若久痢伤阴，或素体阴虚，阴液亏虚，余邪未净，阴虚作痢，口干心烦，舌红绛或光红，治宜养阴清肠，方用驻车丸加减。

案2　周某，女，71岁，芮城县人，农民。

初诊：8 月 22 日。

三天前因逢邻家喜事，邻里老姐妹相谈甚欢，但因纳食失节，入夜肠鸣辘辘，次晨即腹痛、腹泻。因自思伤食泻下，泻几次即可自愈，怎奈没完没了，且由泻转痢。虽每觉腹痛即急急登厕，亦有难以控制而污染衣裤之时。泻下物色黑，带白色黏液，红色黏液未见（疑其混于黑色粪便中），每日有 10 余次之多。纳呆，易出汗，口干喜热饮，恶心未吐。舌红，苔剥，脉细数（脉率 100 次 / 分）。患者年事已高，阴血素亏，脾虚有寒，肠中湿热虽为新患，但其已盛，治当扶正祛邪并举。方选连理汤加味。

党参 12 克，白术 10 克，干姜 6 克，黄连 6 克，阿胶（烊化）10 克，炒白芍 15 克，当归 10 克，半夏 6 克，炙甘草 5 克，生姜 5 片。

2 剂。每日 1 剂，水煎两次兑匀，均分早、中、晚 3 次温服。

二诊：8 月 26 日。

泻痢止。纳仍差，易出汗，口干少饮喜温，不觉恶心。舌红，苔剥，脉细无力（脉率62次/分）。治当以养阴补虚为主，佐以清湿热。

太子参20克，炙甘草6克，白术10克，干姜6克，黄连6克，阿胶（烊化）10克，炒白芍15克，当归10克，麦冬10克，玉竹10克，石斛10克。

2剂。每日1剂，煎服法同上诊。

按：本案为泻痢新疾，因素体阴亏，脾虚有寒，以连理汤加归、芍、胶最为合拍，故取效甚捷。二诊时以补阴扶正为主，仍不忘以黄连清肠中湿热，当在法理之中。

以上案例中，案1类慢性痢疾，案2属急性细菌性痢疾无疑。其体质特点为年迈体弱，症情特征为腹泻且粪中杂以红白黏液，属中医学之滞下、泄泻、休息痢范畴。对于此等病症，中医学认为多由感受外邪，饮食不节等因素而致湿热蕴结大肠，伤及肠络而发本病。根据案中各病患的体质及症情特征，属于久泻久痢，病情复杂，其病机为正气已虚，而余邪积滞未尽。若单纯补涩，则积滞不去；若贸然通导，又恐伤正气。故其治宜两相兼顾。于补益之中佐以清肠祛疾，扶正祛邪，权衡运用。

谈及休息痢，叶天士在《临证指南医案·泄泻》中指出："久患泄泻，阳明胃土已虚，厥阴肝风振动。故以甘养胃，以酸制肝……"并创泄木安土之法。余父在临床上常用加味连理汤加归、芍、胶治疗此等症情。方中当归、白芍、阿胶养血柔肝，人参、白术、干姜、甘草温中健脾，黄连清除肠中湿热。全方共奏温中清肠止泻之效。医界尝谓：痢无补法。此乃言其常，而对于体弱之人，当补则补，此乃言其变。病无常形，医无定法，或三补七泻，或七补三泻，或五五为治，全在为医者统观全局，把握病机。对于正虚体弱之人，湿热侵肠，余父之法屡屡获效，余常用之，每获佳绩。现代药理研究认为，中药黄连有良好的杀灭痢疾杆菌作用。余父常谓：若辨证准确，用药得当，连理汤中每味中药均可杀灭或抑制痢疾杆菌；麻杏甘石汤中每味中药均可杀灭或抑制细菌、病毒。正所谓：任尔病毒细菌疯，吾有良方在心中。

连理汤治痢疾效佳，用之得当，效如桴鼓。忆及20世纪70年代前后，余父赋闲在家，邻里有亲友前来求诊。时值初秋，一村妇覆被踡卧于小平车之上，呻吟不止。其夫代诉病情之时，几近耳语，言及患者因泻痢不止，多日水米不进，因发现其鼻梁歪斜，疑有生命之忧。时余初涉灵兰，随父习医不久，虽茫然不全解其所谓，但所用方药记忆犹新，正是理中汤加黄连。数日后患者丈夫复来，得知患者病情大减，可进食，余父稍事调整方药，嘱服至痊愈。余家乡坊间流传，人在患病过程中凡有鼻梁歪斜或脊柱塌陷（平卧位时医者不能将手从患者腰部一侧伸往另一侧）者预后不良。正因为如此，该病患痊愈后病家感恩之情溢于言表，益犹证连理汤功用之卓著。余临床大凡见中焦虚寒者之细菌性痢疾，或素有中焦虚寒又有湿热内蕴之寒热虚实夹杂证，均放胆使用，常取佳效。

连理汤组成：人参、白术、干姜、炙甘草、黄连。

徐灵胎在《医略六书》中本方用黄连八分（姜汁炒），人参一钱半，白术一钱半（炒），干姜一钱半（炮），炙甘草五分，水煎，去滓温服。

余父善用连理汤治疗脾胃虚寒、湿热内蕴、寒热相搏、升降失常之呕吐酸水，口糜，腹痛，泻痢，腹胀者。包括现代医学所称之急慢性细菌性痢疾、慢性非特异性溃疡型结肠炎、急慢性肠炎而中医辨证为寒热虚实夹杂者。

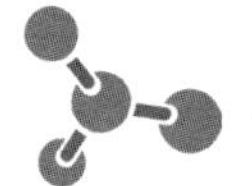

苓桂术甘汤治疗口渴多饮多痰

案　张某，男，37岁，临猗县人，农民。

初夏来诊。诉痰多易咳，质稀色白，食荤或夜间进食则痰更多。病此已10余年，伴大便先干后溏，常自汗出。有花粉过敏史，春季易喘。形瘦，面色萎黄，舌淡红，苔白薄腻，六脉沉细而弱。

病属痰饮，遵《金匮》之旨，当以温药和之。

茯苓20克，桂枝15克，炒白术10克，炙甘草10克，橘红10克，法半夏12克。

6剂。每日1剂，水煎两次兑匀，早、晚均分温服。

二诊：药后无进退。面色灰暗，右上牙痛，舌淡红，苔白薄腻，脉缓弱。

病久及肾，当顾及先后二天，予以脾肾两治。

制附子（先煎30分钟）30克，干姜10克，炙甘草10克，茯苓20克，桂枝15克，炒白术10克，党参30克，灵磁石（先煎15分钟）30克。

6剂。每日1剂，煎服法同上诊。

三诊： 牙痛好转，昨晚进食后，今晨痰又多。因思患者往返来诊有百里之遥，而痰症改善不著，何故仍频频来诊？患者告之曰其饮水量大减。细询之方知，患者多年来，除痰多咳嗽外，每日需饮水5～6暖瓶（每瓶约2000毫升），并习以为常，否则口干难耐，无法继续劳作。若饮水温度偏低，饮罢不久即需排尿，故常需饮开水。下田间劳作宁可不带食物，亦必带几暖瓶开水。曾检查血糖、尿糖均正常。刻诊面稍有泽，不似前之灰暗，药既对证，二方再进6剂。每日1剂，煎服法同上诊。

四诊： 每日饮水仅需数杯，面有光泽，便溏好转。脾为生痰之源，肺为贮痰之器。晚上若进食则次晨多痰，吃个桃子亦如此。脾虚若此，痰湿仍在，继以温药和之。

茯苓20克，桂枝15克，炒白术10克，炙甘草10克，橘红10克，法半夏12克，砂仁（后下）10克，党参20克，制附子10克，炮姜10克。

患者先后服用数十剂，口渴愈，便成形。嘱其常服附子理中丸，少食猪肉及寒性瓜果。

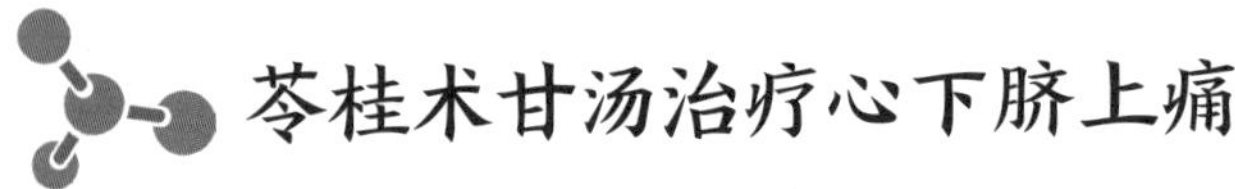

苓桂术甘汤治疗心下脐上痛

临床上腹痛很常见，其中有一种腹痛，民间称为“凉积”。此种腹痛，一来识者不多，二来能识者不一定会治，三来会治者并非能治得好。余父匠心独具，一生运用苓桂术甘汤加味治疗此类腹痛无算，每获良效，特介绍如下。

案　王某，女，41岁，芮城县人，农民。

素有“凉积”夙疾。少时得患，成年后较少发作。近年来一受凉即发作，发时即觉腹中有“一股子”跳着疼，寝食难安。

初诊：1985年6月14日。

患者形体中等，面色黄中透白、青气隐隐。时值6月中旬，仍着绒裤、棉背心，喉中憋、拘，自觉气上不来，已10余天。畏寒肢冷，伴见带下量多，色白质黏。曾在县医院行血常规、血沉、心电图及胸透检查均无异常发现。腹诊：沿腹主动脉脐上段及脐下左右分支处触之搏动剧烈，压痛明显。舌淡红，苔薄白滑，脉细弦。

茯苓30克，桂枝20克，炒白术10克，炙甘草10克，五灵脂12克，制乳没各10克，炒山药30克，炒扁豆15克，炒芡实15克，金樱子15克，炒薏苡仁30克。

3剂。每日1剂，水煎两次兑匀，均分早、中、晚3次温服。

二诊：腹痛显减，喉中憋、拘几除，带下亦减，仍觉气短。腹诊：沿腹主动脉脐上段及脐下左右分支处压痛减轻，搏动程度有减。舌苔薄白，脉细。

处以一诊方加黄芪15克、党参15克。

3剂。每日1剂，水煎两次兑匀，均分，早、晚温服。

三诊：9月20日。

经以上二诊治疗后，腹痛解除，畏寒肢冷好转。20天前行输卵管结扎术后腹痛又作，自谓“凉积”又犯了。既往腹痛仅在脐上，本次小腹亦痛，且疲乏无力，短气懒言。带下绵绵，色白质黏。腹诊：沿腹主动脉脐上段及脐下左右分支处压痛明显，以左下分支为甚。舌淡，苔白滑，脉弦细。

茯苓30克，桂枝20克，白术10克，炙甘草10克，五灵脂10克，制乳没各6克，黄芪40克，党参20克，吴茱萸5克（滚水洗3遍），小茴香5克，炒山药30克，金樱子15克，芡实15克。

3剂。每日1剂，水煎两次兑匀，均分早、中、晚温服。

药后患者未曾复诊，而后其托来我处求诊之邻里告知“凉积”已愈。

按：“凉积”系芮城当地民间之称谓，意为寒凉之气久积，所引发之脐腹疼痛。“凉积”一症，与《黄帝内经》《难经》所载之“伏梁”相类，多由气血结滞而成，其状脘腹痞满，如有肿块。伏梁所指有二：一为冲脉病之伏梁，病位在少腹，其状少腹痞块硬满，甚则环脐而痛。二为手少阴心经病之伏梁，病位在心下，其所结之块能上下移动，可伴有肘部筋痛。依临床所见，患者常诉“胸口痛”、脐周“痛”或“跳痛”。“胸口痛”之“胸口”为剑突下至两肋缘连线之间区域。此处之痛在腹部前正中线上，或稍偏左处。可为自发痛，多伴有局部压痛。脐周“痛”或“跳痛”：“脐周痛”多在肚脐之上，相当于“水分穴”处，多同时在脐左下、脐右下处亦有压痛。所按压之处皆有搏动感，有痛感者即为搏动性疼痛。此处之“跳”曰“悸”，而“痛”则有症状与体征之别。有仅觉跳动而不觉疼痛者，但在局部按压时有疼痛；尚有未觉“跳”与“痛”，而局部有压痛者。临床少有搏动明显而无压痛者。

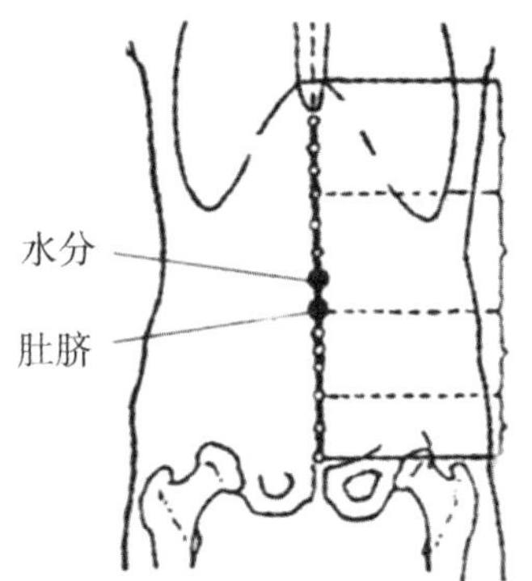

“悸”，有心悸、心下悸、脐下悸之分：心悸谓心脏部之搏动。“虚里动亢”指心悸亢进。曰心下悸、脐下悸、水分动、肾间动者，腹部大动脉搏动显著，极易以手触知，且多伴触痛。

正常人诸般搏动多沉静在腹中，以手按之，几乎不能触知。水分动者，指脐中上1寸部位之动悸；肾间动者，乃肚脐部位（即神阙穴）之跃动。凡诸般部位之动悸亢进，皆为虚证。但非仅动悸，且有疼痛者则为虚实夹杂，其病机多为饮邪所作，或饮瘀互结。饮在心下、脐上、脐下则动悸，且多与寒邪相兼。治用之方，多为茯苓、龙骨、牡蛎、桂枝、甘草等配伍之剂。

治饮邪当以温药，治伏梁病当温通化瘀。《金匮要略》苓桂术甘汤相关条文提出："心下有痰饮，胸胁支满，目眩，苓桂术甘汤主之""夫短气有微饮，当从小便去之，苓桂术甘汤主之，肾气丸亦主之。"

临床治疗此等病候时，余父常用苓桂术甘汤加制乳没、五灵脂、醋制延胡索等以温散饮邪，化瘀止痛。寒证显者，即用此方；寒热夹杂者，以茯苓桂枝五味甘草汤加制乳没、五灵脂、醋制延胡索治之，此取五味子与甘草酸甘化阴之意。

临床所见之伏梁病以女性为多。余曾治3例男性，2例为年轻人，1例为中年人。一丁姓男子，年方18，芮城县人，因其外祖母染疾住某医院，念及其外孙常腹痛，故令之一并入住，在医院经治一周不效。患者身形瘦长，脐上及脐左下、右下腹主动脉处均有明显压痛，触之有强烈搏动感，治用苓桂术甘汤加五灵脂、乳没、延胡索，两诊四剂即愈。一喻姓男子，

28岁，新婚燕尔，某日夜间突发腹痛，多方求治不效。此男形体矮壮，唯腹痛令其夜寐不安，心中烦闷，用治丁姓男之方亦愈。另一中年男性，自谓芮城县人，持某院住院证而来，住院证预付款项标明1000元，因资费之故，来余处求治。当时腹诊其脐上及脐左下、右下腹主动脉处压痛明显，搏动甚剧，即予苓桂术甘汤加味，两诊共服药6剂即愈。其人谓：原来此疾无需多少费用亦可治愈。

有“凉积”疾者，可能与遗传有关。一患者谓其年幼时，常为其母亲掐“凉积”。何谓“掐凉积”？时年其母亲一旦因犯“凉积”即急呼其名，其即见母亲以手握拳抵腹、表情痛苦。“掐凉积”时，母亲仰卧于炕上，其跪在母亲一侧，一手握拳，抵压在母亲腹痛处，时年因年幼力弱，其另一手遂叠加在拳头上，借上半身之力抵压在其母腹部。该患者谓，记得当时按压时，感觉其母亲腹部有筷子样粗的“一股”（方言）搏动有力。每当按压至此，其母亲即谓：哦，正当此处！用力，压住莫动，切勿松劲儿……大约持续按压1分钟，随其母亲矢气，所按之处搏动感渐减弱，其母亲之腹痛亦减轻，继续按压至腹痛消除，就表明“凉积”缓解了。工作期间，该患者随县上文艺宣传队下乡演出。某日晚饭后，于即将登台之际突觉腹痛，遂蹲于地上，弯腰以手抵腹，痛苦异常。此时，村中一老者来到后台化妆间，先令其仰卧于板凳之上，按压其腹部后说：“这娃凉积犯了。”遂即令其俯卧在凳子上，撩起上衣，露出背部，老者两手手指在其背部脊柱一侧上下寻觅之际，猛然用力横向拨动了一下，其觉得腹中忽然一热，腹痛立止。今特录于此，望能助同行悟道。

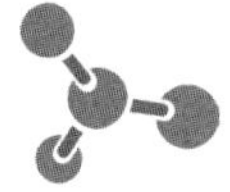

《止园医话》方治疗头痛

案1 张某，男，23岁，芮城县人，农民。

初诊： 1986 年 1 月 23 日。

头痛 3 天，时轻时重。头痛位于前额，伴左耳痛，头拘、头闷。口中有怪味。脉率 90 次 / 分。舌红，苔白薄，脉弦数。证系风热头痛，治当祛风散热，方选《止园医话》方加味。

桑叶 10 克，菊花 10 克，连翘 6 克，黄芩 10 克，白茅根 12 克，夏枯草 12 克，薄荷（后下）6 克，荷叶 10 克，藁本 6 克，苦丁茶 10 克，白芷 6 克，柏子仁 10 克，合欢皮 15 克，夜交藤 24 克，炒酸枣仁 15 克。

2 剂。每日 1 剂，水煎两次兑匀，均分，早、晚温服。

二诊： 1 月 25 日。

口中已不觉有怪味，头痛、耳痛均减，寐安。脉率 90 次 / 分，脉弦数。

初诊方既效，当不更方，继服 2 剂。煎服法同初诊。

三诊： 4 月 27 日。

服二诊药后前额头痛及左耳痛全止。

然近日出现两颞侧及眉棱骨上方痛。脉率88次/分。脉弦数。证属风热，仍以《止园医话》方增损。

桑叶15克，菊花15克，连翘10克，黄芩10克，白茅根20克，夏枯草15克，薄荷（后下）6克，苦丁茶10克，白芷10克，藁本6克，生龙牡（先煎15分钟）各24克，合欢皮15克，生酸枣仁15克，夜交藤24克。

3剂。每日1剂，水煎两次兑匀，均分，早、晚温服。

按：1986年5月，患者介绍其邻里好友前来治头痛，得知其药后两颞侧、眉棱骨痛均痊愈，在田间及家中忙碌不停。

案2　李某，女，36岁，芮城县人，农民。

初诊：1986年1月12日。

头顶痛5年，病初见于忙碌中不知不觉间，其痛有自愈之时，渐至有时头一痛即一晌，初服索米痛片之类尚有效，现今痛作时服两三片亦少效。但还离不开索米痛片，一句话："上瘾了。"现如今一晒太阳即头痛或痛增，有时头闷，一遇天热即常头痛，且呈搏动性，伴心烦急躁。舌尖红，脉弦数有力，脉率105次/分。证属风热，治当祛风散热，方选《止园医话》方加味。因值经期第二天，为防血分寒滞，减少黄芩用量。

桑叶10克，菊花10克，连翘10克，黄芩6克，白茅根12克，夏枯草12克，薄荷（后下）6克，荷叶10克，苦丁茶

10克，藁本10克，白芷6克，柏子仁10克，合欢皮15克，夜交藤25克，炒酸枣仁15克，生龙牡（先煎15分钟）各15克。

2剂。每日1剂，水煎两次兑匀，均分，早、晚温服。

二诊：1月18日。

头顶痛有减，因慨然长叹道：若早知服中药有效，何苦受此5年之痛。脉弦数有力。脉率96次/分。经行过后，脉仍弦数，足见其风热之甚，继服上方，黄芩加量。

桑叶10克，菊花10克，连翘10克，黄芩10克，白茅根12克，夏枯草12克，薄荷（后下）6克，荷叶10克，苦丁茶10克，藁本10克，白芷6克，柏子仁10克，合欢皮15克，夜交藤25克，炒酸枣仁15克，生龙牡（先煎15分钟）各15克。

2剂。每日1剂，煎服法同初诊。

三诊：1月25日。

药后头痛全止，因自觉上方有效，将药渣煎后再煎，以至所煎药液几为清水、药味全无，方舍得丢弃。因家中事务繁忙，今趁其邻里因病前来求治，故千叮咛、万嘱咐，一定要按照上次药方再来两剂，以防头痛再犯，这还真是头痛痛怕了。

两年后其妯娌因病前来，得知其头顶痛再未发作。

案3　李某，男，18岁，芮城县人，学生。

初诊：1986年4月19日。

因前额痛1年，以致不能正常上课，但喜欢上体育课，因上课时多不在室内。严重时一进教室即头痛，班主任以为其偷懒厌学，家长以为是学校管理太严厉，患者亦常因之郁郁寡欢，常伴失眠、口苦、纳差。舌红，脉数。脉率91次/分。证属风热，治当祛风清热，方选《止园医话》方加味。

桑叶10克，菊花12克，连翘10克，黄芩10克，白茅根12克，夏枯草10克，薄荷（后下）6克，藁本6克，苦丁茶10克，白芷10克，生龙牡（先煎15分钟）各15克，柏子仁10克，合欢皮15克，夜交藤20克，炒酸枣仁20克。

2剂。每日1剂，水煎两次兑匀，均分，早、晚温服。

二诊：4月20日。

患者欲使头痛早好，竟一日服药两剂。头痛显减，失眠、口苦亦见好转。舌质红，苔薄白。脉率80次/分。诸症悉减，纳食仍差，初诊方去苦寒之黄芩、碍胃之柏子仁，加生麦芽、陈皮以生发调和胃气。

桑叶10克，菊花12克，连翘10克，白茅根12克，夏枯草10克，薄荷（后下）6克，藁本6克，生龙牡（先煎15分钟）各15克，苦丁茶10克，白芷6克，生麦芽12克，陈皮6克，合欢皮15克，夜交藤20克，炒酸枣仁20克。

2剂。每日1剂，煎服法同初诊。

三诊：进得诊室，即见患者喜形于色，询知其头痛明显减轻，纳食有增，睡眠改善，家长请求再细细诊之，以绝头痛于永远。遂于二诊方加减予之，嘱再进3剂，每日半剂，连续服用，不可懈怠。

按： 青年学子，正值求学长进好年华，奈何因头痛令其愿不遂。依余父之见，大凡年轻人，性格外向者，尤其是青年女性之头痛，应用罗氏头痛方之概率多多，愿与同道共享。

案4 陈某，女，23岁，芮城县人，农民。

初诊： 1986年5月26日。

经行头痛年余。头痛均位于前额及两颞侧，呈发作性、搏动性疼痛。本次经行第2天，头痛伴失眠、烦躁。舌红润，苔白，脉弦数。脉率96次/分。证属风热上攻，心神不宁。治当祛风清热，宁心安神。

桑叶10克，菊花10克，连翘10克，黄芩10克，白茅根12克，夏枯草12克，薄荷（后下）6克，苦丁茶10克，藁本6克，白芷6克，柏子仁10克，合欢皮15克，炒酸枣仁20克，夜交藤20克，生龙牡（先煎15分钟）各15克。

3剂。每日1剂，水煎两次兑匀，均分，早、晚温服。

二诊： 5月29日。

前额及两颞侧痛显减，舌尖红，脉细弦数。

桑叶10克，菊花10克，连翘10克，黄芩10克，白茅根30克，夏枯草12克，薄荷（后下）6克，苦丁茶10克，藁本6克，白芷6克，生龙牡（先煎15分钟）各15克。

3剂。每日1剂，煎服法同初诊。

三诊：9月5日。

服以上两诊方后，经行之时头不痛。数日前与他人发生口角后，头有些胀，但不痛。9月3日经至，开始头顶痛胀，头昏，身软无力，舌尖红，苔白，脉细弦数。脉率92次/分。治当祛风清热，兼以平肝。

桑叶10克，菊花10克，连翘10克，黄芩10克，白茅根12克，夏枯草12克，薄荷（后下）6克，苦丁茶10克，藁本6克，白芷6克，炒白芍10克，柏子仁10克，合欢皮15克，夜交藤25克，生龙牡（先煎15分钟）各15克。

3剂。每日1剂，水煎两次兑匀，均分，早、晚温服。

按：陈某素来性情急躁，又属阳盛之体，故其经行头痛与肝体肝用更相关，阳刚之脏治当平柔，故于散风清热之时，又予以平肝之治。

案5 兰某，女，22岁，芮城县人，农民。

初诊：1985年10月31日。

头痛3月余。满头痛，有时呈搏动性疼痛，时轻时重，痛甚近似钻痛，由太阳穴开始痛至全头。苔薄白，后根黄，脉数有力。

桑叶10克，菊花10克，连翘10克，黄芩10克，白茅根12克，夏枯草10克，荷叶10克，薄荷（后下）6克，苦丁茶10克，藁本6克，白芷6克，合欢皮16克，夜交藤25克，炒酸枣仁15克，生龙牡（先煎15分钟）各15克。

2剂。每日1剂，水煎两次兑匀，均分，早、晚温服。

二诊：11月5日。

患者甚喜，3个月来之头痛服药2剂后已基本不痛，嘱上方再服2剂，以资巩固。

按：民谚有云，千方易得，一效难求。风热头痛使用罗氏头痛方效佳价廉，实乃患者之大幸，医者之利器。

案6　张某，女，34岁，芮城县人，机械厂工人。

初诊：1986年3月2日。

后头部疼痛3天，伴鼻内干痛，出气热烧，舌尖红，脉弦数。患者既往无类似病痛，去冬至刻诊食羊肉较多，逢春日阳升之际，内热与风热上攻。治以罗氏头痛方增损。

桑叶10克，菊花10克，生地黄15克，生石膏20克，连翘10克，黄芩10克，白茅根30克，夏枯草15克，薄荷（后下）6克，荷叶10克，苦丁茶10克，藁本6克，白芷6克。

2剂。每日1剂，水煎两次兑匀，均分，早、晚温服。

二诊：3月6日。

药进2剂，头痛显减，嘱上方再服2剂。

按：《止园医话》方所治头痛属风热在气分，因患者鼻内干痛，出气热烧，除热在阳明气分外，有犯血分之虞，故加用生石膏清阳明之热，增添善清血分热之生地，此亦即温病学家“先安未受邪之地”之谓也。

《止园医话》中所载头痛方之治，与现代医学血管神经性头痛相类。此种头痛女性多见，临床分两种：①偏头痛。又称偏头痛性血管性头痛，乃由血管舒缩功能障碍引起的发作性头痛，可伴有视幻觉、偏盲等脑功能短暂障碍之先兆。头痛发作时，常有恶心、呕吐等自主神经功能紊乱的表现。常于清晨睡醒时或白天发病。典型的偏头痛发作，首现于由颈内动脉分支暂时性痉挛引起的脑局部缺血症状，例如眼前有“火星”或“五彩光”，或有“飞蚊”闪动等感觉后，继而出现口唇麻刺感或轻度失语等。此种先兆经 10～20 分钟后消退，则又开始出现一侧性头痛。此种头痛常自颞部、眼眶或前额部，扩展至半侧头或全头，疼痛性质常为跳痛、钻痛、刺痛或钝痛，继约 1 小时达高峰。头痛剧烈时常伴有恶心，呕吐，便秘或腹泻，畏光，每次疼痛可达数小时，有时可达 1～2 天，部分女性疼痛发作与月经周期有密切关系。男性有时也发生“群集性头痛”，又称“偏头痛性神经痛”，多于中年发病，常在夜间入睡后发作。②非偏头痛性血管性头痛。多数由于脑动脉扩张引起，呈现弥漫性、深在的两侧性钝痛与跳痛。

中医认为，头居阳位，唯风可至。头面为诸阳之大会，风与热相合则上冲头面，引发头痛较为多见。《止园医话》中所载头痛方药之治，其病机为风热上攻。《岳美中医案集》中曾提及本方，其女每遇感冒，即出现剧烈的头痛，面红发热，服止疼药及用中药发散，仅能取效一时，不能根除，颇为烦恼，其后岳老翻阅《止园医话》，见书中载有罗氏自制一方为：连翘、菊花、霜桑叶、黄芩各 9 克，苏薄荷 3 克，苦丁茶 6 克，夏枯草 12 克，藁本、白芷各 3 克，荷叶边半张，鲜白茅根 12 克。计十一味，并云："治偏头痛极灵，屡试屡验也。"遂录原方投之，三剂而愈。此后，罗氏此一治头痛方广为流传。该方中所用药物清灵透散，治疗风热上攻之偏正头痛效果颇佳。方中连翘轻浮散结，为解热清气分之妙品；菊花、苏薄荷清利头目，乃消散上焦风热之佳味；霜桑叶搜肝络之风热；黄芩除中上焦之火邪；苦丁茶散风热、清头目、可除烦渴；夏枯草清肝热、散结肿，亦能明目；荷叶边清香升散，可疏散邪热，有活络之效；鲜白茅根甘寒清热，可凉血止血，有止渴之能。其组方精妙之处更在于：使以白芷通窍散发表邪，引以藁本上升直达巅顶，二味以辛温之性，反佐于辛凉剂中，大有调和阴阳之妙用。全方共成祛风清热之方，以治风热上攻之偏正头痛，效果颇佳。

余父在应用本方时，若遇头痛甚或伴失眠、烦躁者，常加用合欢皮、夜交藤、炒酸枣仁、生龙骨、生牡蛎，可增强疗效。所加之味与原方相合，则可称为凉肝安神法，或清肝安神法，可用于木失条达、肝郁化热所致之内伤头痛。此类头痛之特点为情志变化易引发头痛，且多以侧头部为主，或伴以后头、颈部窜痛，甚则因痛而颈项僵硬，睡眠不佳，或伴头晕、易于激动、月经不调等。余父曾以之治疗数例三叉神经痛患者，均获显效。如蔡某，女，38岁，患右侧三叉神经痛，着急、生气均发作，伴喉拘。诊得其舌尖红，脉弦数有力。以桑叶10克，菊花10克，连翘10克，黄芩10克，白茅根15克，夏枯草15克，薄荷10克，荷叶10克，藁本6克，白芷10克，柏子仁10克，合欢皮20克，夜交藤25克，炒酸枣仁20克，生龙牡各30克。3剂后疼痛即显减，以后每发作予本方即可缓解。

若遇以眉棱骨痛不可忍之者，余父常加用《兰室秘藏》选奇汤（炙甘草、羌活、防风、酒黄芩）和生石膏，每获良效。

附：选奇汤

选奇汤（李杲《兰室秘藏》卷上）：炙甘草（夏月生用）、羌活、防风各三钱，酒黄芩一钱（冬月不用。如能食是热痛，倍加之）。

上㕮咀。每服五钱，以水二盏，煎至一盏，去滓，食后服。主治风热夹痰上壅，头痛眩晕，眉棱骨痛。

千金苇茎汤辨治肺热痰嗽

案1　黄某，女，51岁，芮城县人，农民。

初诊： 1986 年 6 月 25 日。

患者清瘦，满面疲惫，但目睛光亮尚有神，言谈之中短气不足以息，尚可闻及喉中痰鸣声。经家属配合问诊后，得知患者咳嗽发热已 5 个月，近两月每每咳吐多量黄痰。

病发于 1986 年 1 月 29 日，患者晨起感觉咽干口燥，上腭干甚，伴恶寒身热。农村有喝“杂巴子水”的习惯，即将带须葱头、生姜、白萝卜、柿皮、梨皮等煎汤趁热服下，捂被发汗治“感冒”。初服似有减轻，翌日再服，至第三天服后无寸效，又增咳嗽。家人心急火燎，恰逢春节将至，家中诸事纷扰，一年一度的大扫除尚未实施，于是便急忙找村医治疗。一番检查下来，体温 38.5℃，不算高热，村医遂开中西药等嘱其服用。又 3 天后找村医复诊，体温仍不正常，咳嗽加重，痰不多但难咳，食欲不佳（村里人认为此时的不想吃饭都不打紧，一般多认为是“闻到年味了”，故如此）。斟酌再三，村医开始为其输液治疗，所用药物患者一概不知，但认为比较有效。如此一来二去，年关至，新年始，为了图个吉利，也不给村医添麻烦，遂决定停止治疗，虽体温仍不正常，但也不大烧，咳嗽好转，身体能顶得住了，心想：说不定让“年气儿”冲冲病就好了。谁料正月初五刚过，患者还是顶不住了，病情又见加重，发热，咳嗽不停，昼夜不休，经在村医处治疗效不佳，后又转镇医院治疗。如此辗转村卫生室、镇医院多处治疗，病情总算明显减轻，但落了个病根：慢烧，咳嗽。病初痰不多，后来不但痰增多而且还难咳，初为白痰，后来夹有黄痰，近两月尽为黄痰，且以晨起为甚。并戏谑问道：不知何故黄痰如此之多，好像身体有个生产队专门生产痰似的。患者性情急躁，快人快语，沟通中得知，去冬来了个“冬令进补”：一姻亲宰杀绵羊一只食用，将一半送至患者家中，去冬全家隔三差五食用之。至此，患者病由昭然若揭。

冬令进补无可厚非，但中医之三因制宜非常重要。春夏宜养阳，秋冬当养阴，患者阴虚多热之体，冬令又食性热之羊肉，二热相并，无异于火上浇油、火花四溅；加之春节期间家家多了些膏粱厚味，稍有不慎极易积食生热；火热炎上，肺为清肃之脏，又居高位，热邪伤肺则为热为痰。此非羊肉之过，乃用量失度。若其冬天仅食一次有此患否？曾遇一患者家属，因患者病愈，不欲服用所余之人参，家属不忍丢弃，水煎自服后致使其面红目赤，口唇肿胀，牙龈肿痛，大便干结，经服用白萝卜水和“下火”药方罢。此人参之罪乎？非也。非宜之用，必生祸患，此时人参亦类砒霜。

鉴于患者咳嗽发热已5个月，近两月咳吐大量黄痰。体重减轻，口中干黏，大便干结。脉率94次/分。六脉细滑数，舌红碎裂，苔少乏津。体温37.8℃。阳明之治有“急下存阴”，而此患者刻下肺热壅盛，病类肺痈。热邪耗伤阴津，痈脓助纣为虐，故急当“清肺热以存阴”，速排痈脓。

苇茎30克，生薏苡仁30克，桃仁10克，冬瓜子30克，桔梗10克，甘草20克，浙贝母10克，橘皮10克，败酱草30克，桑白皮12克，当归6克，生地黄12克，葶苈子10克，金银花30克。

3剂。每日1剂，水煎两次兑匀，均分早、中、晚3次温服。

二诊：6月29日。

黄痰减少，热已退清。仍觉口黏，大便干。舌红，苔少，碎裂。

苇茎30克，生薏苡仁30克，桃仁10克，冬瓜子30克，桔梗10克，甘草20克，浙贝母10克，橘皮10克，败酱草30克，桑白皮12克，当归6克，生地黄12克，金银花24克，葶苈子10克，地骨皮10克。

3剂。每日1剂，煎服法同初诊。

三诊：黄痰大减，体温正常。精气神有所好转，唯食欲欠佳，便少干燥，舌红、碎裂，少苔，脉细弱。值此病去正衰之际，治宜养阴益气、固护中焦，佐以清解肺热。

生山药30克，太子参10克，生白术6克，扁豆10克，麦冬10克，玉竹10克，石斛10克，山楂10克，麦芽10克，桑白皮10克，生地黄12克，金银花20克，地骨皮10克，佛手6克，炙甘草3克。

3剂。每日1剂，煎服法同二诊。

按：经以上治疗，患者逐渐康复。养阴益气扶正之治，使治疗完美收功。嘱患者加强营养，明白阴虚体质之特点，宜在秋冬注重保养，平日注意蛋白质食物之摄入。

案2　王某，男，69岁，芮城县人，农民。

初诊：1984年6月16日。

患者6月4日恶寒发热，头痛身困，无汗，咳嗽痰少。夏收时节，农活多多，劳动之余抽空在村卫生室用中西药治疗。数日后，效果平平，咳嗽加重，并咳吐黄痰，伴见右侧胸痛。故急赴县里医院，经检查确诊为“右肺大叶性肺炎”。次日，体温升至39.5℃，咳嗽咳出少量褐色痰，胸痛加剧。住院治疗1周后，体温降至38℃，此时痰转为脓性，量多，较易咳出，伴见精神萎靡，多欲眠睡，自觉短气，动则为甚；全身微似汗出，口干饮少。

其亲友中有知余父医名者，遂以回家将养为由出院来诊。

其证尚见大便干结，数日未解，小便短黄，舌红，苔黄厚，脉弱而数。

余父谓，此为痰热壅肺、气阴两虚之候，治宜清解扶正并举。

苇茎30克，生薏苡仁30克，桃仁10克，冬瓜子30克，桔梗10克，金银花30克，败酱草30克，麦冬15克，半夏15克，生石膏20克，人参（另煎）10克，甘草5克。

2剂后热退，脓痰亦减，大便通，溲渐长，气力渐增。

依病情再按上方增减4剂后，继以竹叶石膏汤调养数日而安。

按：患者既有咳吐脓痰等痰热壅肺之证，亦有肺失肃降，大肠传导失司之大便干结，以及膀胱水道失司之小便短黄，更有精神萎靡，但欲眠睡，自觉短气，口干饮少之气阴两虚之候。其证虚实兼杂，若但仅清热涤痰，则气阴更伤；如仅补益气阴，则痰热难平。余父将千金苇茎汤、生脉散与麦门冬汤熔为一炉，攻补兼施而收效。

人参养荣汤治疗心肌炎

案　张某，女，18岁，芮城县人。

初诊：1985 年 7 月 23 日（大暑）。

今天一位老同学随同父母陪其小妹来诊，同时将病历及相关检查报告单递了过来。县医院诊为病毒性心肌炎，姑娘芳龄18，却因病未参加今年高考，住院治疗一个多月有好转，近日又觉苦痛难耐。细询病史，得知患者半年前出现活动后心跳气短，休息后好转，未曾介意。因家在农村，求学在县城，情况特殊，老师特批不上早操，同时也免上体育课。长此以往，老师虑其健康，便催促其去医院检查治疗。医院得知患者半年前，大约元旦前后曾发热“感冒”过，且当时“感冒”病情较以往为重。此后，逐渐出现活动后胸闷、心悸、气短，总以为病后初愈，调养一段时间便可，岂料病情越来越重。医院诊为病毒性心肌炎，经住院治疗后好转，最近又因此事令全家不安，且不说上学，病疾难愈，将来婚嫁亦成问题，家长的担心全写在了脸上。

细审其证：面色黄白少泽，喜静恶动，神疲乏力，动则易胸闷、气短、心悸，常因突然声响而悸动难耐，亦常于睡梦中惊醒。动则易汗，经水稀少，舌淡苔白，脉细数无力。脉率120次/分。证属气血双亏，心失所养。治宜气血双补，方宗人参养荣汤加减。

党参15克，五味子6克，陈皮6克，远志6克，当归10克，黄芪15克，桂枝10克，白术10克，茯苓10克，熟地黄10克，炒白芍10克，炙甘草3克，灵磁石（先煎15分钟）30克，生姜3片，大枣（擘）3枚。

3剂。每日1剂，水煎两次兑匀，均分，早、晚温服。

二诊：1985年7月26日。

疲乏气短好转，时觉心悸，近日未在睡梦中惊醒。行走稍快即胸闷伴明显心悸，纳食尚可，既往便溏，近日更甚，每日二行。舌质淡红，苔白稍厚，脉细数无力。脉率112次/分。脾虚之体，适逢夏至阴生之际，难化养血药之滋腻，当调整前方续服。

党参15克，五味子6克，陈皮6克，炒远志6克，土炒当归6克，黄芪15克，桂枝10克，土炒白术12克，茯苓12克，熟地黄6克拌砂仁3克（共捣），炒白芍6克，炙甘草3克，灵磁石（先煎15分钟）15克，炒山药15克，干姜6克，生姜3片，大枣（擘）3枚。

3剂。每日1剂，煎服法同初诊。

三诊：1985 年 7 月 29 日。

初诊方服后，虽仍便溏，但质地稍稠，余症均有轻减。脉率 102 次 / 分。既往天气越热肚子越觉凉，近来亦如此。

处以二诊方加高良姜 6 克、荜澄茄 3 克。

3 剂。每日 1 剂，煎服法同二诊。

患者经以上治疗，至 8 月中旬，原有不适症状基本消失，脉率由 120 次 / 分降为 76 次 / 分。为巩固疗效，改善体质，嘱服人参养荣丸及附子理中丸。次年随访，患者健康状态良好，并继续参加高中学习，准备高考。

按：心肌炎为儿童及青壮年之常见病，其发病率逐年增高，病情重者可危及生命。属中医之心悸、怔忡、虚劳、胸痹等范畴。其病位在心，慢性期或恢复期多为气血（阴）两虚证。“心悸”之名出自《伤寒论·辨太阳病脉证并治》，简称“悸”，其重者中医称为“怔忡”。心悸多因气血虚弱、痰饮内停、气滞血瘀等所致。本案患者心跳心慌伴胸闷，并有善惊易恐，夜寐欠安。中医辨治之时，眼中虽有“心肌炎”，心中仅有“气血两虚证之心悸”，方随心出，以人参养荣汤加减治之而瘥。

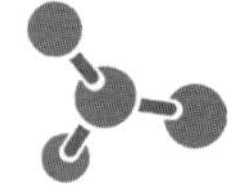

人参养荣汤治疗心悸与心动过速

案1　谷某，42岁，芮城县人。

初诊： 1986 年 6 月 13 日。

是日，一位面黄虚浮、步态艰涩的中年女性颤颤巍巍地走进诊室。问及陪侍者，诉说患者近几年流年不利，病魔缠身云云。休息数分钟后，患者方可断断续续诉说病情：别人都是过节哩，我这是过“关”哩。前几天是端午节，节前周余即觉全身很难受（细问得知，近年来，每逢“节气”前后总觉病情加重，身体状况差。端午节前一周为芒种，故如此）想来看病又来不了。身上这儿抽一下，那儿抽一下，时不时就头晕、耳朵响，一会儿觉得身上冷嗖嗖的，一会儿又觉得凉丝丝的，最要命的是心慌、心跳加快，一旦犯起来，就觉得床都在摇晃，真的连想死的心都有了（诉说的同时，患者眼中已满含泪花）。病一发作，医生说心率每分钟有 160～200 次。发作过后，又不要紧了。越劳累、越疲乏则越容易发作，轻的时候一个多月犯一次，重的时候一天犯几次。住院看过，在医院还不发作了！你说怪不怪？这病还怕医生？她带来的检查结果示：心电图显示阵发性室上性心动过速；化验单显示中度贫血，血小板减少；妇科检查有多发性子宫肌瘤。

患者育有3胎，曾人流1次。面色萎黄，呈贫血面容，口唇色淡，牙齿上有血迹（齿衄），全身散在出血点。叩诊未见心界扩大，听诊未闻及杂音，心率82次/分。舌质淡暗，舌苔白薄，六脉细弱、略数。证属气虚血亏兼血瘀，致心失所养。治宜先益气养血，宁心安神。方选人参养荣汤加减。

党参15克，白术10克，茯苓10克，炙甘草3克，当归6克，熟地黄15克，炒赤白芍各10克，炙黄芪30克，桂枝10克，陈皮10克，远志10克，五味子6克，生姜3片，大枣（擘）3枚，仙鹤草100克。

3剂。每日1剂，先将仙鹤草水煎两次，再用其药汁煎煮余药，均分早、中、晚分服。

二诊：6月16日。

今天患者进诊室，精力有所好转，叙述病情时语声间歇少了，心慌、心跳加快又犯了一次，但持续时间缩短了。头晕有减，有时头昏，起立时眼前发黑，口干索饮不多，欲饮热，大便干燥，努责费力，有时可努出眼泪。近两天牙龈出血减少，纳食仍少。舌质淡、紫暗，脉率86次/分。脉细略数。治宜仍宗前法，稍事增减。

太子参15克，生白术10克，茯苓10克，炙甘草6克，当归 15 克，生地黄 25 克，赤白芍各 15 克，炙黄芪 30 克，桂枝 10 克，陈皮 6 克，远志 10 克，五味子 6 克，肉苁蓉 30 克，生姜 3 片，大枣（擘）3 枚，仙鹤草 100 克。

3 剂。每日 1 剂，煎服法同初诊。

三诊：6 月 19 日。

患者虽仍面黄，但有些光泽。精神好转，纳食增加，心慌、心跳加快于排便努责时又犯了一次，但持续时间更短了。近日牙龈未见出血，口干、便干均好转，仍有起立时眼前发黑的情况，但已减轻，偶尔还有脑鸣。舌质淡暗，脉细缓。脉率 82 次 / 分。治宜仍宗前法。

方 1：太子参 15 克，生白术 10 克，茯苓 10 克，炙甘草 6 克，当归 15 克，生地黄 25 克，炒白芍 15 克，炙黄芪 30 克，桂枝 10 克，陈皮 6 克，远志 10 克，五味子 6 克，丹参 15 克，肉苁蓉 30 克，仙鹤草 100 克，生姜 3 片，大枣（擘）3 枚。

3 剂。每日 1 剂，煎服法同初诊。

方 2：嘱出血现象消失并稳定后，配服桂枝茯苓丸，尽量多食海带，以助消除子宫肌瘤。

四诊：6 月 22 日。

心慌、心跳加快近日未发作。因家境所限，患者未能按医嘱做相关检查。言谈中方知今日是夏至节（患者很在意节气，而节气于她而言就像是天气预报一样准确），这次节前未出现特别不舒服的感觉，这在以前是不可能的，感激之情溢于言表。患者面黄转淡，显有光泽。精神好转，屡屡发作之心慌、心跳加快亦未发作。牙龈未见出血，晚上偶觉口干，便干好转，起立时眼前发黑尚未现，但有时觉有一股气从前胸上窜至肩背及头部，瞬时消退。舌质暗有减，脉细缓。脉搏 78 次 / 分。

太子参 10 克，茯苓 10 克，生白术 10 克，炙甘草 6 克，当归 12 克，生地黄 24 克，赤白芍各 15 克，炙黄芪 30 克，桂枝 10 克，陈皮 6 克，远志 10 克，五味子 6 克，肉苁蓉 30 克，生龙牡（先煎 15 分钟）各 15 克，仙鹤草 30 克，生姜 3 片，大枣（擘）3 枚。

3 剂。每日 1 剂，水煎两次兑匀，均分，早、晚温服。

按：四诊过后该患者断断续续又来诊数次，每次都有好转。半年后失联。隔年后问及其介绍来的同村就诊者，得知患者自诊后精神转佳，整天里里外外忙碌不停，不像是有病之人。可惜未做相关检查，贫血及血小板减少情况亦不明。

案2　薛某，女，49岁，芮城县人。

初诊：1985 年 3 月 22 日。

患者体态丰腴，脸圆肤白，语速较慢，言谈数句即需歇上一歇，虽声微絮叨，仍可闻及。交谈不多时，面额即见细密汗珠，待倾听完毕后将患者病情归纳如下。

患者育有 2 胎，患风湿性心脏瓣膜病（确诊医院与医生均不详）10 余年，经常气短、心跳加快，不耐劳作，时有心跳停顿感。3年前因子宫肌瘤在县里医院（患者印象当时医生并未谈及心脏病问题）行子宫全切术后心悸加重，发作频繁，劳作则心悸、心律不齐发作。叩诊：未见心界扩大。听诊：心率92次/分，心律不齐，各瓣膜未闻及杂音（余父当即告知病患并无风心病）。血压120/70mmHg。舌体淡嫩，被薄白苔。六脉数而弱，时有间歇。证属气血不足，心失所养。治宜益气养血，宁心安神。方选人参养荣汤。

党参12克，炒白术10克，茯苓10克，炙甘草3克，当归6克，熟地黄12克，炒白芍10克，五味子6克，陈皮6克，远志6克，炙黄芪30克，桂枝10克，生姜3片，大枣（擘）3枚。

3剂。每日1剂，水煎两次兑匀，均分早、中、晚3次温服。

二诊：1985年3月25日。

药进3剂，感觉良好，尤其是摘掉“风心病”帽子后心情大悦，精神大好，诉说病情时有滔滔不绝之感。近日身体感觉较轻松，仍觉心悸，既往之时有烘热感似有增多，一烘热就冒汗，汗落后又觉背凉。脉率82次/分，律不齐，六脉细弦。

党参12克，炒白术10克，茯苓10克，炙甘草3克，当归6克，熟地黄12克，炒白芍10克，五味子6克，陈皮6克，远志6克，炙黄芪30克，桂枝10克，生龙牡（先煎15分钟）各15克，生姜3片，大枣（擘）3枚。

3剂。每日1剂，煎服法同初诊。

三诊：1985年3月28日。

续服3剂，病情又有好转，语声有力，音量增大，面部似有红色，烘热感仍有，不觉心悸。唯入夜轻微口干，睡眠不稳。脉率76次/分，律偶不齐，脉缓，略弦。

处以二诊方加合欢皮15克、炒酸枣仁12克、仙茅6克、仙灵脾10克。

3剂。每日1剂，煎服法同初诊。

按：患者被戴上“风心病”帽子10余年，一经确诊，欣喜之情溢于言表。然其心律不齐的确存在，但大多患者不愿做相关检查，该患者起码应该进行心脏X线片、心脏彩超、心电图等检查，因受限于经济条件，故只好找自己信得过的医生诊治。

心悸指患者自觉心中悸动，甚或不能自主的一类症状。发病时，患者自觉心跳快而强，并可伴有心前区不适感，属祖国医学的“惊悸”和“怔忡”范畴。本病证可见于多种疾病过程中，多与失眠、健忘、眩晕、耳鸣等并存，凡各种原因引起的心脏搏动之频率、节律发生异常，均可导致心悸。西医学中多种疾病如冠心病、风湿性心脏病、高血压性心脏病、肺源性心脏病、各种心律失常，以及贫血、低钾血症、心脏神经官能症等均可出现心悸，均可按照中医的心悸辨证治疗。在临床过程中，也常遇到一些患者，主诉胸闷、心慌、胸痛，自认为患有“心脏病”，忧心忡忡地去医院就诊，但大多数病人经X线片、心电图及超声心动图等检查后，提示均正常。此并非器质性心脏病，乃属以心系症状为主的功能失调性的心脏神经官能症，即心脏自主神经功能紊乱症。按中医的心悸辨证施治，可收佳效。

“心悸”之名出自《伤寒论·辨太阳病脉证并治》，简称“悸”。其重者中医称为怔忡。心悸多因气血虚弱、痰饮内停、气滞血瘀等所致。余父临床首抓主症，而心悸主症为自觉心跳加快、心慌，时作时息，并有善惊易恐，坐卧不安，甚则不能自主。有此主症，再辨治心悸：①兼见惊惕不宁，突然发作，时作时止，甚则心跳欲厥，脉滑大，为痰郁扰心，治宜涤痰定悸，用温胆汤。②兼见气短神疲，惊悸不安，舌淡苔薄，脉细数，为心胆虚怯，用十四味温胆汤。③兼见心下空虚，头晕目眩，纳差乏力，失眠多梦，舌淡，脉细弱，为心脾两虚，用人参养荣汤。④兼见面色无华，舌淡脉细者为阴血不足，血不养心，方用炙甘草汤。⑤兼见心烦少寐，头晕目眩，耳鸣腰酸，遗精盗汗，舌红，脉细数，为阴虚火旺，方用天王补心丹。⑥兼见胸脘痞满，头晕恶心，小便短少，苔白，脉弦，治宜通阳化饮，用苓桂术甘汤。⑦兼见胸闷短气，形寒肢冷，下肢浮肿，舌淡，脉沉细，为水气凌心，方用真武汤。⑧兼见心痛时作，胸闷咳痰，舌暗，脉沉细或结代，为心脉瘀阻。方用桃红四物汤合桂枝甘草龙骨牡蛎汤。⑨兼见气短乏力，脉虚弱，为气虚血瘀者，可用补阳还五汤。⑩兼见短气喘息，胸闷，胸膺疼痛，舌色紫暗，脉结代，为气滞血瘀，治宜活血理气，方选血府逐瘀汤。

余父认为，依据辨证结论，临床使用相应的治疗方药均有疗效，但最常见的证型当属心脾两虚，而最常用的方药还是人参养荣汤。以上两例，均用人参养荣汤治疗，余父常用此方加减治疗诸多心悸患者，包括西医诊为器质性心脏病者，以及心脏神经官能症患者。案 1 谷 ××，患阵发性室上性心动过速数年，并有中度贫血和血小板减少；妇科检查还有多发性子宫肌瘤。经过人参养荣汤治疗，前后不过数诊，用药仅 20 余剂，取得较好临床效果。本案用 100 克仙鹤草先煎取汁再煎诸药，在较短的时间内，让患者的出血症状明显好转。仙鹤草又名脱力草，性平味苦涩，其功在“三止二强一抗”：即止血、止汗、止泻、强壮、强心、抗肿瘤。其补气收敛止血之功，可治疗各种出血及脱力劳伤。或问曰：仙鹤草因何需另煎？因其质轻蓬松，体积庞大，大剂量使用一则煮药器皿难以承载，二则因其体积过大，其过强的渗透力有吸纳其他药物药力之嫌，故大剂量使用时以先煎或单煎为佳。用其煎好的药汁再煎煮人参养荣汤中之诸味中药，则药味易煎出。本例在治疗过程中，出现阴伤之口干、便干，故将方药及时调整，易党参为太子参，白术由炒制改为生用，熟地黄改为生地黄，以更适合病情。案 2 薛姓主妇，因心悸、心律不齐懵懵懂懂患上“风湿性心脏瓣膜病”10余年，经薛老诊断排除此病，摘掉了不该戴的“病帽”，精神焕然一新，对疾病之恢复亦有重要作用，而人参养荣汤的正确应用，更令患者病情较快改善。因有烘热汗出，故于方中加用生龙骨、生牡蛎，又因汗出后背部畏寒，故加用仙茅、仙灵脾。

小结

关于人参养荣汤临床应用经验

临床应用人参养荣汤治疗心悸时，其辨治要点可归纳为以下四点：

1. 自觉心悸，心率或脉率快，大多超过100次/分，律齐或不齐。多伴气短，乏力，脉数或促，均细弱。而其伴发症状形形色色：有的患者心悸呈阵发性，发作则心急、身热、出汗，发作过后诸症可缓解；有的患者畏寒，不思食，心悸心急出汗，舌尖红苔薄净；有的患者心悸，口干，便秘如山羊粪，脉促；亦有患者曾因煤气中毒，足麻失敏，自觉心跳快，脉促而细。

2. 自觉心悸而心率不快，大多在80次/分左右，律齐或不齐，脉缓或结。心悸或受惊吓后加重或出现，呈持续性、发作性，同时出现喉部拘紧感（有的并见头痛）、颈部拘紧感，有人在心悸的同时，还感觉在胸骨柄上窝处憋、同时觉剑突下顶、有紧缩感，但体弱无明显热证者。有的患者心悸呈阵发性，伴胸部隐痛、疲乏、颈部拘紧、胸口顶；有的患者疲乏无力，纳食尚可，但时觉恶心，偶觉心悸；有的患者双手麻木，恶心纳少，心悸气短，脉弱；有的患者呈发作性心前区不适，夜间常发作，偶有心跳过快。

3. 不觉心悸，但脉数，大多超过 100 次 / 分。体质虚弱，无明显热证者。有的患者表现为头晕、头痛，疲劳乏力，多饮多尿，腰困腰痛，脉弦细数；有的患者头昏、头痛，畏寒纳差，舌黯，脉促；有的患者嘈杂吞酸，舌尖红，脉促；有的患者疲乏无力，身麻不适，纳差脉促；有的患者因痛经来诊，但脉促细，尺脉沉弱；有的患者系复发性口疮发作期，头晕，曾昏仆跌倒后昏迷，来诊时心率快，脉促；有的患者突发性心里不好活（当地农村妇女常有此说道，她们常说的“心里”，指的是鸠尾穴至中脘之间的上腹部，类似于《伤寒论》中所谓的“心下”部位），或阵发性头痛、心悸动速。

4. 身体他处动悸，伴面色不华，疲乏无力，少气懒言，脉促细数者。一村妇来诊时诉说发作性脐上悸动不宁，否认心悸、心慌，过度劳累时多发，常伴短气，休息后可缓，同时白带多且伴阴痒，以人参养荣汤加味治疗后很快好转。

应用人参养荣汤时，要注意随症加减：如有脑鸣、口干、舌尖红，于人参养荣汤中加枸杞子、菊花；有口干、头晕、手心烧及身上烧，疲乏甚，头晕头痛，听力减退，舌尖边红者，用人参养荣汤加麦冬、玉竹，或将原方中熟地黄改用生地黄；若面色㿠白，心悸常作，夜寐欠安，疲乏纳差，小腹隐痛，白带多、色淡黄，用人参养荣汤加芡实、金樱子、柏子仁、酸枣仁；妊娠心悸，白带多，舌淡，有齿印，脉数尺弱，人参养荣汤加续断、升麻、杜仲、砂仁。凡此种种，随症治之，多可中的。

总之，紧盯“悸、数”，把握一“弱”，思过半矣。

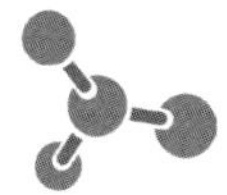

四逆汤合当归四逆汤治疗股骨头病变

案　佟某，女，25岁，万荣县人。

左侧髋关节疼痛4月余。曾煤气中毒3次。去年于怀孕5个月时出现视力障碍，某眼科医院诊为“葡萄膜炎”，用激素治疗10个月后，视力恢复正常。葡萄膜炎治愈后不久，即出现左侧髋关节痛，活动后加重，不能左侧卧位，常于睡梦中痛醒。在运城市某医院经CT检查，诊为左侧股骨头及其颈部水肿，左髋关节部位有少量积液。经用丹参注射液及血塞通注射液输液治疗后稍有好转。刻诊：面色青灰少泽，消瘦神疲，畏寒肢冷，左下肢直立屈髋约为70度。纳食一般，二便正常，舌淡红，苔薄白，六脉沉细无力。处以四逆汤合当归四逆汤加减。

制附子10克，干姜10克，炙甘草10克，当归15克，桂枝15克，炒白芍15克，细辛（后下）15克，通草10克，大枣（擘）8枚。

6剂。每日1剂，水煎两次兑匀，分早、中、晚温服，

二诊：药后无进退，四末仍冰冷，舌、脉象同前。

初诊方加鸡血藤 15 克、人参（另炖）3 克。

6 剂。每日 1 剂，煎服法同初诊。

三诊：服药期间恶心，纳差。身体对疼痛较敏感，尤其是左下肢，稍碰即痛。不过，蹲位时髋关节疼痛有减。便头硬，排便难。舌淡红，苔薄白，脉缓。

人参（另炖）4 克，生白术 15 克，炙甘草 6 克，干姜 10 克，当归 10 克，桂枝 10 克，制附子 10 克，大枣（擘）4 枚。

6 剂。每日 1 剂，煎服法同初诊。

四诊：三诊完毕回家时，因挤大巴导致双髋关节剧烈疼痛，并因之而哭泣。面色虽不灰暗，但仍有青色，髋关节疼痛变化较明显，原为蹲厕所后起立时痛甚，现已明显减轻，静坐或行走时转为隐痛。腹部不适，纳差，晨起恶心，便溏。舌淡红，苔薄白，脉缓。

炒白术 10 克，干姜 10 克，炙甘草 5 克，人参（另炖）3 克，制附子 10 克，生姜 10 克，大枣（擘）4 枚，穿山龙 15 克，徐长卿 15 克。

6 剂。每日 1 剂，煎服法同初诊。

五诊：髋关节疼痛明显减轻，但左侧卧位时疼痛仍较明显。纳则汗出（以前少有），大便成形。昨日又有些恶心，并呕吐一次。脉舌同前。

四诊方去穿山龙、徐长卿，加当归 10 克、川芎 6 克。

6剂。每日1剂，煎服法同初诊。

六诊：面色略红。精神较好，睡眠改善，可左侧卧位，左髋关节处皮肤瘙痒，但无皮损，大便正常。脉较有力。

五诊方加炒白芍20克（先煎30分钟）。

6剂。每日1剂，煎服法同初诊。

七诊：左髋关节处皮肤瘙痒有减，仍为溏便，伴腹胀、纳差。近日因劳作，髋关节疼痛有增，但可左侧卧位。舌淡红，苔薄白，脉较有力。

炒白术10克，干姜10克，炙甘草5克，人参（另炖）3克，制附子10克，生姜10克，大枣（擘）4枚，当归10克，川芎6克。

6剂。每日1剂，煎服法同初诊。

八诊：纳佳便常，精力较发病前还好，睡眠安稳，髋关节不痛不痒，但左侧卧位时间久则有些煎熬。脉象有力，面色转红。

七诊方继服6剂。每日1剂，煎服法同初诊。

九诊：近日虽活动较多髋关节也不痛，有时觉局部皮肤痒。畏寒肢冷好转。双手背皮色潮红，触之凉。精力旺盛，脉象有力。

七诊方加桂枝10克、赤芍10克、桃仁10克。

9剂。每日1剂，服三天，歇两天。

十诊：经市某医院CT检查，左侧股骨头及其颈部水肿消失，左髋关节部位未见积液。患者喜形于色，诉除阴雨天髋关节微觉不适外，一切正常。嘱上方继服，服法同前。

按：股骨头及股骨颈部水肿病变，为股骨头坏死之前期征象，临床治疗较为棘手。本例治疗两月余，临床症状消失，效果较为满意。总结本例病案，有如下体会：

1. 顾护脾胃至关重要。本例病患在治疗过程中，多次反复出现腹胀、便溏、纳差，虽与其素体中焦虚寒有关，但与用药也不无关系，如穿山龙、徐长卿和较大剂量的炒白芍、细辛之使用，无论医者之主观意愿如何，所用方药只要于脾胃有损，即非善方。任何一种治疗方法，任何一个方药，只要用后有损患者脾胃功能，必须及时修正。脾胃乃后天之本，一旦损伤此“本”，难获好疗效。

2. 在辨证论治过程中，应当避免与西医西药有关的杂念。如本例之六诊，鉴于患者之疼痛，本意为欲增强方药止痛之力，处方中加用炒白芍20克，虽然让该药先煎30分钟，无奈脾虚便溏之人仍无法耐受。当时因为联想到西药“白芍总苷”治疗“强直性脊柱炎”之止痛效果而试用白芍。结果表明，如此则有违中医辨证论治精神。西药“白芍总苷”与中药“白芍”在临床上绝非同一个概念，中医处方用药要时刻遵循中医理法方药，才能取得较好临床疗效。

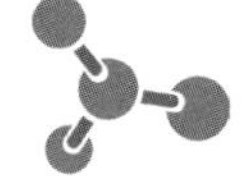

四逆汤合潜阳丹治疗咽痛

案1　王某，女，29岁，某保险公司职员。

初诊：1990年6月10日。

患者咽痛数日，咳吐黄白黏痰，无明显恶寒发热。平日食辛辣即上火，有时食炒瓜子亦然。夏季畏空调，平日畏生冷。现背部恶寒，咽红略暗，扁桃体Ⅰ度大，色暗红。舌体虽不大，但舌印较多，苔白薄润，六脉细弱。指甲半月痕十缺其七。

制附子（先煎1小时）30克，肉桂（后下）6克，木蝴蝶10克，黄柏9克，砂仁（后下）8克，骨碎补8克，松节8克，怀牛膝8克，炙甘草3克，炮姜12克。

3剂。每日1剂，水煎两次兑匀，早、中、晚均分3次温服。

二诊：6月14日。

咽痛显减，痰量减少，痰色不黄，背部恶寒亦减。

效不更方，嘱再服一诊方3剂，后痊愈。至此，再食以前易上火之食物亦可随心所欲，开心异常。

案2 张某，男，27岁，厨师。

初诊：1989年6月18日。

咽痛2日，吞咽时加重。无痰，身无寒热，近日便溏。虽年纪轻轻，但易感冒咽痛，常需打针输液治疗，重则需一日输液两次，所用药物无非大剂量抗生素及糖皮质激素。观其咽部略红，扁桃体不大。舌体大，有小齿痕，苔白薄润，六脉缓弱。

制附子（先煎1小时）30克，肉桂（后下）6克，木蝴蝶10克，黄柏9克，砂仁（后下）8克，骨碎补8克，松节8克，怀牛膝8克，炙甘草3克，炒白术10克，炮姜12克。

3剂。每日1剂，水煎两次兑匀，早、中、晚均分3次温服。

二诊：6月22日。

咽已不痛，脉缓。嘱继服一诊方3剂，以资巩固。

至此，感冒明显减少，即使感冒服数剂中药即愈，再无须输液，身体素质亦较前提高。

按：临床上因上呼吸道感染而咽痛者屡见不鲜，但其治疗却有时不易。以上两例患者均为医院之“常客”，经常感冒不断，输液不停，且体质日渐变差，感冒愈来愈频繁。经长期输液加大量抗生素及糖皮质激素虽效，但体质状况令人担忧。凡此种种，着实令患者痛苦并烦恼。以上两例咽痛患者均用四逆汤合潜阳丹治疗效果尚好，疗程亦较短。尤为重要的是，患者服用中药治疗后，体质增强，咽痛发作明显减少。

谈谈麻黄升麻汤

1979年，一病患之陪侍者患牙龈肿痛三日，昼轻夜重，不得安睡，住院部内科某医为其疏方治疗，其中生石膏一味用量多达150克，服后虽牙痛有减，但出现腹泻，未曾介意。岂料腹泻竟二日不愈，因住院内科床位紧张，晚间为其在病房窗前加一木板为床暂息。因连日泻下，加之夜晚未及关窗，次晨恶寒身痛无汗，手足冰凉，夏日覆被卧床不起，且牙痛复增。陪侍之人反倒沦为病患，为医者情何以堪？原为其治牙痛之医者急诊其脉，发现此时病患脉象与前诊之脉大相径庭，初诊脉洪大，现转沉细，且诊脉时触其手凉，再触及足，竟亦不温，因而疑惑大量生石膏竟有如此“功力”？怎奈牙龈肿痛复作，伴咽干口燥，且恶寒无汗，泻下稀溏，热证乎？寒证乎？虚哉？实哉？如此斟酌，竟成骑虎之势。时恰值余父受聘在医院内科，病家知其名，力邀赐诊。余父详询病患后曰：此麻黄升麻汤证也，疏原方加附子，3剂后诸症大减。依余当年菜鸟级之学积绝无此经验，但余父当时之告诫仍如在耳旁：年迈之人（患者时年60余岁且体弱）纵有洪大之脉，亦乃属全身阳气之奋力一搏，而其体质已属阴阳俱虚之列，纵有阳热之证，用药亦不可过剂，以免犯虚虚之戒。诚哉余父此语，余至今记忆犹新。

按：本案初诊时为牙龈肿痛，是为上热。民谚有曰：寒从脚下起，火自胃中来，用石膏当在情理之中。唯其用量失度，致使病患泻下过度，当属“下寒”。年迈之人本已体弱，加之如此泻下，当为先虚其内。夜间因洞开之户牖而伤风寒，此乃风寒继闭其表。由是可知，“邪之所凑，其气必虚”绝非虚言。表闭则阳气无处宣泄而牙龈肿痛复起，正伤则脉象由洪大转为沉细，证即由阳转阴。如此上热下寒、虚实杂呈之证，终以麻黄升麻汤得解。因何加附子？过寒伤阳故也。

或谓：既因石膏伤阳，因何仍用之？石膏性大寒，过用则伤阳，少用可清热，临证用之重在配伍。龈肿之因在阳明，用石膏则可清其热，伍姜附则可复其阳。

何来麻黄升麻汤神方，竟能解如此上下、内外、寒热繁杂之证？

《伤寒论》第357条中其组成如下：麻黄二两半（去节），升麻一两一分，当归一两一分，知母、黄芩、葳蕤各十八铢，天冬（去心）、芍药、石膏、白术、干姜、桂枝、茯苓、甘草（炙）各六铢。上十四味，以水一斗，先煮麻黄一两沸，去上沫，纳诸药，煮取三升，去滓，分温三服，相去如炊三斗米顷，令尽，汗出愈。

乍看此方，药味多达14味，且集宣、散、清、温、补、泻之品于一方；药量大小悬殊，大者如麻黄用至二两半，小者如石膏仅用六铢。难怪清代柯韵伯、日本丹波元坚，今人叶橘泉、任应秋、胡希恕等疑其非仲圣方。用方遣药之时，任其组成诸般繁杂，若执分析推理之法，则均可解矣。

先细分药量，14味药之用量可分四种：①麻黄二两半，合60铢（六铢为一分，四分为一两）；②升麻、当归各一两一分，合30铢；③知母、黄芩、葳蕤各18铢；④天冬、芍药、石膏、茯苓、桂枝、白术、甘草、干姜各6铢。方中四种药量之比例为10：5：3：1。

再参详本草，以厘其君臣佐使之用：麻黄10份，取其浮散向外之势，外散风寒，且可发越“提阳”、复正气之当欲为，为君；升麻5份，《神农本草经》谓其“甘、平；主解百毒……”；《名医别录》谓其“苦，微寒，无毒，主……风肿诸毒，喉痛、口疮”；《金匮要略》中治阴毒、阳毒皆以之为主药，证则皆有“咽喉痛”，可知此处升麻之用在解毒、治喉咽不利、唾脓血。针对主要兼证，应为臣；当归主“诸恶疮疡”（《神农本草经》）及“温中止痛，除客血内塞”（《名医别录》），亦用至5份，乃因血分已伤，取其和血之用，协升麻共治咽喉之症，亦为臣。此二药主治兼症而不碍君药之发越，但于内郁之邪热尚不能制之而使不炎；知母“苦、寒，主……热中，除邪气”（《神农本草经》）；黄芩“苦，寒，主诸热……

恶疮疽蚀”(《神农本草经》);葳蕤“主中风暴热,不能动摇,跌筋结肉,诸不足”(《神农本草经》)。此三味寒以治热,性皆沉降,可撤上炎之邪热,共为佐。且三味各用3份,多用药味、小制其量,使各味稍显沉降,终不碍君药“提阳”发越之能。其余诸药亦循此法,更是小制其量:天冬、芍药、石膏清中有润,术、姜、桂、苓、草温脾治利。综观全方,外可解太阳寒邪(麻黄、桂枝),内可清阳明之热(知母、黄芩、石膏),下可温太阴之寒(干姜、白术),又配有清养之品(葳蕤、天冬)。如是观之,麻黄升麻汤滋养营血,清上温下,外散表寒,发越郁阳,无顾此失彼之弊。方中药味虽多,杂而不乱,且配伍严谨,药证相符,重点突出。

或谓,此方似有值得争议之处,如脉沉迟则不可与白虎汤,方中石膏、知母之用可谓半个白虎汤,但其用量均较轻;下利不止、洞泄者不宜芍药、黄芩,但与肾着汤(方中用甘、姜、苓、术即为肾着汤)合用,则各行其道,并行不悖。

又,仲圣书中称为“难治”者多不载方,其载方者仅四条:一为《伤寒论》第357条即本方证,一为第377条之四逆汤证,一为《金匮要略·黄疸病脉证并治》之硝石矾石散,一为第178条“脉结代”之炙甘草汤。均为重症,臆其意在掷以孤注、背水一战。

本方之服法,亦与他方不同。方后云:“分温三服,相去如炊三斗米顷令尽。”即在短时内服完三服药,使药力持续。

麻黄升麻汤方药组成及各药所治既明，其方证何如？

《伤寒论》第357条："伤寒六七日，大下后，寸脉沉而迟，手足厥逆，下部脉不至，咽喉不利，唾脓血，泄利不止者，为难治。麻黄升麻汤主之。"

细析原方证，计三组脉证：

一者，"咽喉不利，唾脓血"。为火热在上，血败肉腐。二者，"泻利不止"。乃中阳大伤，泻下无度。伤寒六七日，是过经向愈之时，阳气当自复而生发为用。此时大下之，中阳受损，重挫阳气向外之势。三者，"寸脉沉而迟，手足厥逆，下部脉不至"。伤寒六七日，阴液已伤，复经大下，阴津重竭，下后阳气陷于阴中，而阴气亦复衰竭，故寸脉沉而迟，阳气既已下陷，将随下利而衰，故下部脉不至。阳气不能生发外达，则寸脉沉而迟、手足厥逆。

本方证为伤寒误下致变，邪传厥阴，上热下寒，阴阳错杂，表里相混之证。用此方治此证者，前有清代张璐玉之治某妇咳嗽泄利，继有民国陈逊斋之治李子喉痰泄利，后有吴棹仙之治某军人唾脓血泄利。诸案言之凿凿，均效如桴鼓。

余父所治住院病患之侍者，先患牙龈肿痛，因寒凉过剂而致泻下不止，复因起居失节而感寒，咽干口燥，脉象由阳转阴，且手足厥逆，如此上热下寒、虚实错杂、阴阳俱损之证，虽与伤寒下后自利不同，而寒热错杂则一，遂与麻黄升麻汤而效。

如此妙方，临证如何使用?

本证以外寒郁阳，上热下寒为病机关键，以阳郁不达之手足厥冷、上热灼津之咽喉不利、唾脓血、脾寒于下之泄利不止为审证要点。若有胸热咽干，两足冰凉，即可考虑使用；若再兼上热如痰黄带血丝，下寒如溲清、寒泻频，证即全概，加之脉象沉细，即可使用麻黄升麻汤原方，一般无须加减，但当依病情斟酌药量：内热重者，石膏、知母加量；表寒重者，麻黄加量；阴虚重者，天冬、玉竹、知母加量。至于他药，用一般剂量即可。

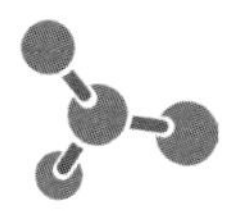

桃仁承气汤加味治疗结肠曲综合征——痞胀截断方简介

案1　梁某，男，48岁，农民。

初诊：1985年4月29日。

左侧腹胀、腹痛年余，时轻时重，辗转多处求治未显大效。腹胀、腹痛多于纳后甚，有时不进食亦胀痛。大便偏硬，小便偏黄。矢气后较舒适，且所矢之气较臭。腹诊：脾曲叩响增强，呈金属音调。舌红，苔白，苔中心偏厚而黄，脉弦。

川楝子30克，炒白芍30克，桃仁30克，冬瓜子30克，小茴香30克，炒莱菔子15克，大黄（后下）6克，芒硝（分冲）6克。

2剂。每日1剂，水煎两次兑匀，均分，早、晚温服。

二诊：5月1日。

药后腹胀痛有减，大便通利。脾曲叩响范围缩小。舌红，苔白中心偏厚，脉弦。

乌药10克，陈皮10克，厚朴10克，炙甘草6克，郁金

10克，砂仁（后下）5克，延胡索10克，木香10克，香附10克，郁李仁10克，炒白芍10克。

3剂。每日1剂，煎服法同初诊。

三诊：5月6日。

腹胀痛继减，晚上口干。大便初硬，舌边尖红，苔中心略黄，脉弦有力。

天花粉30克，川楝子12克，炒白芍12克，桃仁12克，冬瓜子12克，小茴香12克，黄连3克，炒莱菔子12克，山药15克。

2剂。每日1剂，煎服法同初诊。

按：此人经三诊后腹胀痛显著减轻，然限于条件，未再治疗。三诊时因有“晚上口干，舌边尖红”，知其阴分已显耗伤，故加天花粉，既与行气之品少碍，又可清燥通便。

案2 杨某，男，52岁，农民。

初诊：1984年12月28日。

左侧腹痛月余，午后及晚上疼痛加重。腹诊：脾曲叩响增强，呈金属音调，沿腹主动脉脐上段有压痛。舌红，苔薄白，脉弦。

茯苓30克，桂枝20克，生白术10克，炙甘草10克，乌药10克，陈皮10克，厚朴10克，郁金5克，砂仁（后下）3克，延胡索10克，香附10克，木香6克，五灵脂10克，没药10克。

3剂。每日1剂，水煎两次兑匀，均分，早、晚温服。

二诊： 1985年1月2日。

腹痛显减，但觉腹胀甚。口干、黏，便秘。腹部叩诊：结肠脾曲明显充气。舌红，脉弦数有力。

川楝子30克，桃仁30克，炒白芍30克，冬瓜子30克，小茴香30克，大黄（后下）6克，延胡索10克，芒硝（分冲）6克，生甘草3克，生白萝卜1千克。

2剂。每日1剂，先将白萝卜擦成丝后煎汤，用其汤汁代水煎药。共煎2次兑匀，均分，早、晚温服。

三诊： 1月6日。

药后矢气频频，腹胀遂显减。口干，大便较软，舌尖红，苔薄白，脉弦细有力。

生甘草10克，天花粉20克，厚朴10克，枳实10克，青皮10克，木香10克，炒白芍10克，蜂蜜（分冲）30克。

2剂。每日1剂，煎服法同初诊。

按： 初诊时，患者有"左侧腹痛月余，午后及晚上疼痛加重"，腹诊除"脾曲叩响增强，呈金属音调"外，且"沿腹主动脉脐上段有压痛"，此种腹痛在《苓桂术甘汤治疗心下、脐上痛》一文中有验案详述。本案此种腹痛因与结肠曲综合征并存，故其治疗以苓桂术甘汤合桃仁承气汤加味治之。临床若既有腹胀痛，又有口干伤阴之象，行气则伤阴津，补阴又碍气行，此时，本案三诊方药可法。

案3 左某，男，35岁，工人。

初诊： 1985年1月4日。

右12肋游离部胀痛15年。现觉腰腹憋困，小腹拘胀。大便干稀不一，排便不利。腹诊：胃界上移，肝脾曲充气。舌暗红，苔白厚，脉弦，右关缓。

焦丹参60克，川楝子24克，冬瓜子24克，白芍24克，小茴香24克，桃仁24克，大黄（后下）6克，制附子6克，厚朴10克，木香6克，香附10克，生甘草3克，生白萝卜1千克。

1剂。先将白萝卜擦成丝后煎汤，用其汤汁代水煎药。共煎2次兑匀，均分，早、晚温服。

二诊： 1月6日。

药后矢气多且响亮，多年来仅近日右腰腹觉轻松。腰仍困，上腹拘胀，双膝以下困乏。腹诊：肝脾曲充气。大便转溏，舌红，苔白有纵裂纹，脉细弦，右关及两尺弱。

茯苓15克，苏子5克，苍白术各5克，陈皮10克，半夏6克，炒山药15克，党参10克，大腹皮12克，乌药6克，香附6克，炒杜仲10克，续断12克，怀牛膝12克，炙甘草3克。

3剂。每日1剂，水煎两次兑匀，均分，早、晚温服。

三诊： 1月10日。

腹胀显减。便溏，每日两三行，排便通利。乙状结肠处腹部触有不适感，脐左下有压痛。舌红，苔薄白腻，脉缓尺弱。

炒山药30克，党参20克，苍术10克，茯苓30克，桂枝20克，炒白术10克，炙甘草10克，乌药10克，砂仁（后下）3克，木香3克，厚朴10克，香附10克，陈皮10克。

3剂。每日1剂，煎服法同初诊。

四诊： 1月15日。

腹微胀，仍便溏，每日一二行。上方继服。

正月初，左某前来拜年，得知其腹胀已除，唯消化力仍弱，大便先硬后溏，嘱其节日期间少油腻，慎饥饱，避生冷，待立夏后再做调理。

案4　杨某，男，20岁，农民。

初诊： 1984年11月28日。

腹胀半年，由夏月于田间夜晚看小麦受寒受湿所致。胀甚则影响呼吸，午后为甚。腹诊：肝脾曲均充气，叩响增强，似金属音，尤以脾曲为甚。纳食尚可，大便不利。舌红，苔薄白，中心厚，脉右缓、左弦。急则治标，先行滞气。

川楝子30克，生白芍30克，冬瓜子30克，桃仁30克，小茴香30克，大黄（后下）6克，制附子6克，芒硝（分冲）5克，高良姜6克，神曲15克。

2剂。每日1剂，每日用生白萝卜1千克擦丝后煎汤，用其汤汁代水煎煮他药，共煎2次兑匀，均分，早、晚温服。

二诊：12月2日。

药后腹胀显减，大便通利，唯午后仍有腹胀。舌红，中心厚苔已退。缓则治本，宜健脾理气。

党参10克，炒白术6克，高良姜6克，乌药10克，砂仁（后下）6克，木香10克，香附6克，炙甘草3克，郁金5克，陈皮10克，厚朴10克。

3剂。每日1剂，水煎两次兑匀，均分，早、晚温服。

按：以上两案患者之腹胀，初诊之时标证偏急，首当治其标。标证缓后，继以健脾理气方药治其本，先后次第井然。

小结

肝脾曲综合征又称结肠曲综合征，系指结肠肝曲或脾曲由于积气过多而致腹痛、腹胀、胸闷等症候群，其可为胀痛、隐痛、刺痛，直至剧烈的绞痛。类似于中医之气瘕、馨气（《金匮要略》）、息积（《黄帝内经·素问》）和腹痛、胁痛、腹胀、胃脘痛，西医则有癔症性肠梗阻之诊。

本病的一般治疗，主要为调整心态，消除紧张情绪，少食产气食物，养成良好的排便习惯，排便困难可予胃肠动力药。腹胀可做腹部按摩和/或热敷。

根据肝脾曲综合征的临床症状，且经嗳气、矢气和排便后可缓解，中医认为其基本病机为气机失调。而在气机失调之中，又以气滞、气逆、气陷为主。其所涉脏腑经络为肝、脾、肠、胃，尤以脾胃为主。当患者胁肋、腹胸胀痛不足以息，欲矢气而不得，欲排便而不能、不利之时，行气排便治其标则当为首务。当此之时，余父先以经验方——痞胀截断方治之，病缓之后，再辨证施治。

【痞胀截断方组成】

川楝子 30 克，桃仁 30 克，炒白芍 30 克，冬瓜子 30 克，小茴香 30 克，大黄（后下）6 克，延胡索 10 克，芒硝（分冲）6 克，生甘草 3 克，生白萝卜 1 千克（煎汤取汁代水煎药）。

【方义】

白萝卜，古称莱菔。生用辛凉，熟用甘温。煎汤则醒脾气，化痰涎，解酒消食，利五脏而和中。与甘草相伍，大可坐镇中州，助他药行气宽中；川楝子苦寒性降，荡热止痛；延胡索辛能散结. 温能行血。古方金铃子散，以金铃子降火逆，以延胡索散结血，功胜失笑散。桃仁苦甘性平，善破血行瘀，润燥滑肠；冬瓜子甘凉，可化痰消痈。二味共主腹内结聚，肠胃内壅。白芍苦酸性凉，能泻能散，能补能收，善治胸腹胁肋疼痛；甘草，味甘气平，有“国老”之称。二味均可升可降，寓芍药甘草汤之义；芒硝、大黄苦寒，气味俱降。二味功善荡涤肠胃，推陈致新。

方中大黄、桃仁、冬瓜子、芒硝四味，若再加牡丹皮即为大黄牡丹汤，具泻热破瘀、散结消肿之力。小茴香味辛性温，温暖肝肾，行气止痛，可治脘腹胁痛。其辛温之性与方中寒凉之味相伍，寒降温散，其性相互制约，其力相互激荡，斡旋中州，以雷霆之势，总以胃肠气机下行为要务，浊降则清升，清升则浊降，以复脾胃升降之常。

然，此方药力较胜，体壮、症急者可首选，须注意中病即止，以防伤及正气。

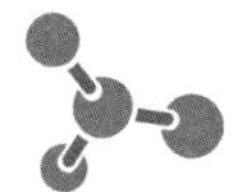

五子导痰汤治疗咳嗽痰多难咳

案1　董某，男，49岁，芮城县人，农民。

初诊：1985年2月12日。

患者经常感冒，家人曾戏谑道："若感冒是项运动，俺家老董铁定是运动健将。"10余天来又是感冒不愈，今日恰逢"小年"，因民间有"病疾欠账不过年"之风俗，认为欠账过年不应该，带病过年不吉利，来年身体肯定不好。现如今年尽春将至，感冒日久不愈，不免心中焦急，在亲友一再催促下匆匆来诊。刻诊：恶寒，背部尤甚，虽身着棉背心，但仍觉不适；鼻塞涕稠浊，其色黄白相兼，言语中鼻音重浊，伴头闷痛；紧要时发为咳嗽，白天尚可耐受，夜间犹觉难耐，咳甚则背部汗出溱溱。尤其是近日吃大餐（农村红白喜事聚餐）之后，痰多、色白、质黏稠，难以咳出，夜咳甚则常需起坐咳吐，家人亦频频受扰。舌质红，苔厚略黄。脉右寸浮，关滑利，左脉缓。中风家多虚，右寸仍浮，此鼓邪外出尚有能，刻下痰热作祟为重，拟以五子导痰汤加减祛之。

苏子10克，炒莱菔子10克，葶苈子10克，白芥子3克，牛蒡子10克，胆南星6克，半夏10克，陈皮10克，茯苓10克，桑白皮12克，黄芩10克，苍耳子12克，辛夷6克，黄连6克，杏仁10克。

2剂。每日1剂，水煎两次兑匀，均分，早、晚温服。

二诊：2月15日。

咳嗽程度及痰量均轻减，浊涕减少，夜间可安卧5～6个小时。恶风，心急。舌苔薄些，色白略黄，脉右寸缓，关弦，左脉缓弱。当此邪退正虚之时，当扶正与祛邪并举，以期速决。

生黄芪15克，防风6克，苍术10克，桂枝10克，炒白芍10克，苏子10克，炒莱菔子10克，葶苈子10克，白芥子3克，牛蒡子10克，胆南星6克，半夏10克，陈皮10克，茯苓10克，桑白皮12克，黄芩10克，苍耳子12克，辛夷6克，黄连6克，浙贝母10克。

2剂。每日1剂，煎服法同初诊。

此后患者又曾来诊，戏称咳嗽不能与其共度年关了，遂予以补益为主方药调理，意在扶正气，强体质。

案2　李某，女，47岁，芮城县人，农民。

初诊：1985年1月14日。

患者生于战乱年间，随双亲颠沛流离，自幼缺衣少食，虽得以生存，但体质较差。成年后婚育生子，家里、田间里外操持，瘦弱之躯难以胜任。月经经常先后不定期。近月余咳嗽不止，痰多色白，质稠欠利，涕白稠。易口干，不贪水。舌尖边红，舌中心苔略厚、色夹黄，脉右寸浮，关滑，尺沉弱，左脉细弱。患者阴分有亏，痰热亦盛，刻下之计，宜导痰清热为先，兼以养阴。

苏子10克，炒莱菔子10克，白芥子3克，葶苈子10克，牛蒡子10克，胆南星6克，半夏10克，陈皮10克，茯苓10克，沙参15克，玉竹10克，地骨皮12克，白芍10克，当归10克，桔梗6克，炙甘草3克。

2剂。每日1剂，水煎两次兑匀，均分，早、晚温服。

二诊：1月17日。

咳嗽有减，痰仍多，白稠欠利。口干舌燥。舌红，苔薄中心黄，脉弱而数。予以麦门冬汤合五子导痰汤加减。

麦冬60克，半夏10克，炙甘草4克，生石膏10克，苏子10克，炒莱菔子10克，牛蒡子10克，胆南星6克，沙参15克，玉竹10克，地骨皮12克，粳米30克，大枣（擘）3枚。

2剂。每日1剂，以水2000毫升，先将诸药浸泡30分钟后，再以中火煮取1200毫升，去滓，加入粳米再煎，至粳米煮熟，去米，煎取600毫升，1日均分早、中、晚3次温服。

三诊：1月21日。

药后咳吐多量黏痰，初曾夹黄，后均白黏。痰液咳出后，自觉气匀身轻，唯觉疲乏口干，食欲欠佳，舌红，苔薄中略黄，脉细数。

以二诊方增损小其制，再 2 剂而安。

按： 五子导痰汤来自《时氏处方学》，作者为时逸人，乃余父在川至医专求学时之中医处方学教师。余从早年学医始，父亲即令余背诵此方汤头歌：新订五子导痰汤，苏菔葶芥牛子商，星夏陈苓并枳壳，导痰宽胸满闷尝。

五子导痰汤组成：苏子，莱菔子，葶苈子，白芥子，牛蒡子，南星，半夏，陈皮，茯苓，枳壳，甘草，生姜。

从药物组成看，此方即导痰汤（二陈汤加南星、枳壳）加五子。而五子之中坚为三子养亲汤：苏子，白芥子，莱菔子。此方见于明代韩懋之《韩氏医通》，方中三子乃消食化痰之妙方，痰湿为患者必用，用之必效。尤其是现今之人，多食少动，少动易生阴，多食则生痰，痰湿乃阴浊之邪，当以温药通之、导之，三子养亲汤正当其用。牛蒡子与葶苈子之药性均为辛苦寒，功在疏散风热、利咽散结、宣肺透疹、解毒消肿；葶苈子功擅祛痰平喘、泻肺降气、利水消肿。二味之寒配伍其余三子之温，相互监制，药性平和，临床可依据证情酌情增减药量使用，入药均宜炒用，尤其是莱菔子与白芥子，生用刺激性极强，伤胃损脾。炒莱菔子每服 30 克，用于便秘效佳，宜清晨空腹以淡盐水送服，老幼易食滞，用之更宜。导痰汤主治一切痰厥，头目眩晕，或痰饮，留食不散，胸膈痞塞，胁肋胀满，头痛吐逆，喘急痰漱，涕唾稠黏，坐卧不安，饮食少思。余父临床喜用五子导痰汤治疗一切痰多难咳之咳嗽，每获良效，愿与同道共享。

现今三子养亲汤之用，临床报道较多，除了治疗痰多黏稠咳嗽外，与顽痰胶固之疾相关之现代疾病，亦每多用之。诸如类风湿性关节炎、高脂血症、肥胖症、脂肪瘤、皮下赘瘤、痰核等，只要病机相合，用之即效。有学者认为，三子养亲汤是现今人们的“去污剂”，既形象又贴切。中医认为，大凡人体之病理产物无非痰、湿、瘀，而中医临床又有“怪病多痰”“百病多兼痰”之谓，痰又与湿与瘀常常互结胶缠，致使病情更加繁杂多变，但均可伍用三子养亲汤治疗。

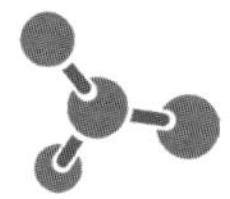

旋覆代赭汤合栀子厚朴汤治疗失眠

案　王某，女，42岁，医护人员。

失眠半月余，每天需服强力安眠剂方可睡 4~5 个小时，伴腹胀，嗳气，心烦，大便不利。观其舌，质红，苔薄白乏津；按其脉，寸关弦大而尺脉弱小。证属胃气上逆，热扰胸膈。

代赭石 6 克，旋覆花 15 克，法半夏 30 克，生薏苡仁 30 克，焦栀子 10 克，厚朴 10 克，知母 20 克，生甘草 4 克。

3 剂。水煎服，每日 1 剂，水煎两次兑匀，均分，早、晚温服。

二诊： 服药 3 剂，患者喜告曰：近日睡眠特好（未服安眠药），余症亦均除，脉象平和，遂停药。

按：《伤寒论》第 161 条云："伤寒发汗，若吐，若下，解后，心下痞硬，噫气不除者，旋覆代赭汤主之。"第 79 条云："伤寒下后，心烦腹满，卧起不安者，栀子厚朴汤主之。"

患者心烦、失眠为热扰胸膈，心神不宁；腹胀为气机不畅。《黄帝内经》云：胃不和则卧不安。患者嗳气、腹胀，乃胃气上逆之候，故以旋覆代赭汤合栀子厚朴汤加减治之。

方中焦栀子清心中郁热，厚朴消腹中胀满。旋覆花、代赭石镇逆气之上冲；法半夏降胃气之上逆，伍生薏苡仁乃治失眠之佳配。知母秉秋金之气，清润而降泄，故药后诸症皆愈。本案失眠之治，表面上不治失眠而失眠自愈，如此在军事上可称为“迂回战术”，中医称为“治病求本”。

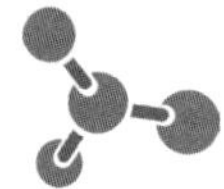

验方山药丸临床应用举隅

案1　淡某，女，56岁，芮城县人，农民。

初诊：1985年1月19日。

患者发作性腹部动悸4月余。发作时，动悸自左下腹、上腹向上，最后患者感觉嘴巴紧紧硬硬的，张口困难。如此持续数秒钟后，动悸、口紧、口硬均可自行缓解，但仍觉胸口似有物顶着样难受。初为数日一发，渐增至一日数度发作。心电图示：心率88次/分，窦性心律，供血不足。大便干燥，数日一行。口干苦，不欲饮，舌红少津，脉细弦数。证属少阳阳明合病并冲气上逆。

柴胡15克，半夏6克，党参10克，黄芩6克，炙甘草6克，桂枝20克，茯苓15克，大黄（后下）5克，生龙牡（先煎15分钟）各15克，沙参15克，小麦50克，大枣（擘）5枚。

3剂。每日1剂，水煎两次兑匀，均分，早、晚温服。

二诊：1月29日。

服以上方药后诸症均有减轻，大便转软，纳食有增，口苦虽罢，仍觉口干。腹部虽仍有动悸发作，但已无口紧、口硬之感。舌红少津，脉细弦数。治当着力益气养阴和胃，处以验方山药丸方。

生山药30克，太子参12克，生白术7克，生麦芽10克，神曲10克，山楂10克，莲子10克，炒扁豆12克，石斛10克，玉竹10克，麦冬12克，柴胡3克，炙升麻3克，干姜3克，五味子6克，生龙牡（先煎15分钟）各15克，桂枝20克，炙甘草10克。

3剂。每日1剂，煎服法同上诊。

三诊：2月12日。

服二诊方后腹部动悸本已消失，胸口亦不顶。近因心境欠佳，初则嗳气、矢气频频，继则腹胀，腹部动悸又作（自述“肚子那一股子又开始跳了”），晚上12点以后口干。心肺听诊无异常；沿腹主动脉脐左下分歧处、脐上段有压痛，触之搏动明显。舌红，苔净，脉细弦。

橘皮6克，竹茹5克，代赭石6克，旋覆花15克，党参15克，麦冬10克，茯苓10克，桂枝10克，五味子6克，炙甘草6克，玉竹10克，石斛10克，白芍12克，佛手10克，炒三仙各10克，生姜2片。

3剂。每日1剂，煎服法同上诊。

按：本案腹部动悸，且循经上扰，当为冲脉病。所用方药，乃余父验方——山药丸之变方，原方本为脾胃气阴两伤而设。初诊时，证属少阳阳明合病并冲气上逆，故于方中加大柴胡用量，并加芩、夏，以治少阳；加大黄以治阳明。因患者有冲气上逆，故加桂枝、炙甘草平冲降逆。二诊、三诊因少阳证罢，故以山药丸合桂枝甘草汤加减治之。

案2　闫某，女，30岁，芮城县人，农民。

初诊： 1985年1月10日。

去年七八月份，患者于操持家务时突觉有一股（方言）从腹部上至于头，致使“脑子不清”，但无昏迷，因其紧靠操作台故未跌仆。半年来，又先后发作过三四次，均为身体颤抖，并无“脑子不清”，数秒钟后自解。平日常感疲乏无力，劳则短气不足以息。其人清瘦，目光流转常多言，性情急躁易烦躁；观其舌，色红少苔，舌面乏津；诊其脉，细弦稍数。此为阴虚液燥，冲脉失滋，冲气上扰之候，当以滋养濡润为先，勿忘平冲、益气护脾。

生山药30克，太子参15克，白术6克，扁豆10克，石斛10克，玉竹10克，麦冬10克，莲子10克，白芍15克，山楂10克，神曲10克，生麦芽10克，桂枝20克，炙甘草10克。

3剂。每日1剂，水煎两次兑匀，早、晚均分温服。

二诊： 1月19日。

药后未再现身颤。但觉头晕，双目热烧，无眵。纳食偏少，口干乏力。舌红少苔，脉细弦。

生山药30克，太子参15克，白术6克，扁豆10克，薏苡仁10克，石斛10克，玉竹10克，莲子10克，白芍15克，山楂10克，神曲10克，生麦芽10克，麦冬10克，菊花（后下）10克，肉桂（后下）2克，炙甘草3克，生龙牡（先煎15分钟）各15克。

3剂。每日1剂，煎服法同上诊。

三诊：1月26日。

今日值“破五”后第一天。在邻村走完亲戚后来诊，告知身颤未作，头亦不晕，双目热烧显减。舌仍红，苔薄净。

嘱服山药丸20丸，早晚各1丸，温开水送服。

按：患者“突觉有一股由腹部上至于头，致使脑子不清”，其后虽未再见此症，但发则身颤，亦当属冲脉病无疑，然其致病之由，依据临床症状则气阴两虚昭然，故治之之法，首当养阴益气，镇冲降逆，此亦标本兼顾之法，治之即愈。盖冲脉病者，乃冲脉及其相关脏腑或奇恒之腑等之病证，有冲脉气逆、冲脉虚衰、冲脉气结之分。

冲脉之循行，上至于头，下至于足，贯穿全身，为总领诸经气血之要冲。冲脉起于胞中，其上行支之前行者，沿腹腔前壁夹脐（脐旁五分）上行，散布于胸中，再上行，经咽喉，环绕口唇。冲脉调节十二经气血，其气机升降失司而气逆，则气从少腹上冲，可见腹内拘急疼痛，胸脘攻痛，上冲犯脑。本案闫某即如此，因证属气阴两虚，虚则当补，故初诊用山药丸方滋阴益气；因又有冲气上逆，故合用桂枝、炙甘草平冲降之。二诊时虽逆气上冲不甚，但脾阴亏、脾气虚明显，以致有阳亢之势，故以山药丸方为主，加龙牡以制其上亢。

案3 肖某，女，58岁，芮城县人，农民。

初诊：1985年1月13日。

胃内烧痛月余。若晚上进食较硬食物后，烧灼感可自食管向下流行至胃。平日常觉口干，乏力纳差，胸口有时刺痛，饱食后易出现。腹诊：肝右叶触诊不满意，肝区叩痛不明显；肝左叶在剑突下6cm，边缘钝，触之较硬，略有触痛。舌红少苔，舌面乏津，脉细弦数。阴津亏乏之体，运化腔道失滋，为今之计，当先滋养、顾护后天。

生山药30克，太子参15克，生白术6克，扁豆12克，炙甘草5克，干姜3克，生薏苡仁15克，玉竹10克，石斛10克，莲子10克，白芍10克，生三仙各10克，炙升麻2克，柴胡3克，麦冬15克，黄连3克，大枣（擘）3枚。

3剂。每日1剂，水煎两次兑匀，早、晚均分温服。

二诊：1月18日。

胃内烧灼感有减，已不觉有痛感，黎明前（四时许）自觉烧甚。失眠，口干，双下肢常觉冰凉。肝左叶在剑突下6cm，边缘钝，触之较硬，略有触痛。曾在北京某医院所做脑血流图示：脑动脉硬化。舌红少苔，六脉细而略数。

生山药30克，生白术6克，太子参15克，扁豆10克，炙甘草3克，熟地黄12克，肉桂（后下）2克，玉竹10克，石斛10克，天、麦冬各10克，白芍10克，生酸枣仁12克，柏子仁10克，远志6克，合欢皮15克。

3剂。每日1剂，煎服法同初诊。

三诊：1月22日。

胸口烧、憋均继减，自觉烧灼向下流行的感觉消失，胸口不痛，亦无刺痛，可入睡，但早醒。舌红，苔少、乏津。脉细。

二诊方续服3剂。每日1剂，煎服法同初诊。

四诊：3月8日。

胸口烧、憋显减。口干，胸口胀，平日便燥，舌红少津，六脉细，双尺弱。

生山药30克，太子参15克，生白术6克，生山楂10克，生麦芽10克，莲子10克，生薏苡仁10克，扁豆10克，石斛10克，玉竹10克，麦冬10克，天冬10克，佛手10克，柴胡3克，升麻2克。

3剂。每日1剂，煎服法同初诊。

五诊：4月7日。

胸口不烧、不痛。便秘，数日一行，粪呈球状。口干，舌红少苔。六脉细，尺弱。

沙参 15 克，生何首乌 30 克，生当归 30 克，生白芍 30 克，火麻仁 15 克，肉苁蓉 15 克，佛手 6 克，炙甘草 10 克，生白术 5 克，玉竹 10 克。

3 剂。每日 1 剂，煎服法同初诊。

按：患者虽“肝左叶在剑突下 6cm，边缘钝，触之较硬，略有触痛”，但因碍于生计之艰辛，未配合做相关检查。因徒说无益，为医者余亦爱莫能助，故本案从第三诊开始便不再记录肝脏触诊情况。

关于胸口烧，余之故里所谓之“胸口”，在胸骨剑突正下方，中医将剑突称为“护心骨”，其下亦即中医所谓之“上脘”。胸口烧与胸口烧相同。胸口在两侧肋弓交界处，依西医解剖得知，胸口之后是膈肌、食管与胃交界处和横结肠，偏左侧是胃，偏右侧是胆囊。若胸口烧且疼痛，要注意是否为冠心病；若胸口偏左处烧痛，当虑是否有贲门病变；若胸口偏右处烧痛，应虑是否有胆囊炎和胆结石。胸口烧或曰“胸口烧”，即指胃上部烧，多为胃酸分泌过多、反流性食管炎或胆汁反流。需注意禁食酸辣、易产生胃酸之食物（如红薯），忌烟酒。

案4 李某，女，16岁，学生。

初诊：1984 年 10 月 16 日。

花季少女，青涩清瘦。左肩不自觉间断抽动月余，呈发作性，重则波及双下肢，甚则伴有全身颤抖。发作前有先兆（患者表述不清，但发作前可预知）。平日两手易发绀，遇冷则甚，多眠睡。舌有齿痕，苔白，脉细弱。

熟地黄30克，麻黄3克，白芥子6克，肉桂（后下）3克，炮姜炭2克，制附子6克，炙甘草3克，黄芪60克，党参15克，当归6克，桂枝10克，石斛6克，白芍15克，小麦30克，大枣（擘）10枚。

3剂。每日1剂，水煎两次兑匀，早、晚均分温服。

二诊：10月19日。

药后诸症有减。

初诊方继服3剂。每日1剂，煎服法同初诊。

三诊：10月26日。

左肩抽3天未作。双手发绀好转，但触之仍冰凉。

初诊方继服3剂。每日1剂，煎服法同初诊。

四诊：1985年1月3日。

左肩抽，身颤，经以上三诊9剂药后约3月未犯，昨晚又作，可能与用冷水洗衣有关。

熟地黄30克，麻黄3克，白芥子6克，肉桂（后下）3克，炮姜炭2克，制附子3克，炙甘草3克，黄芪60克，党参10克，山药30克，白术6克，白芍15克，石斛10克，玉竹10克，神曲12克，菟丝子12克。

3剂。每日1剂，煎服法同初诊。

五诊：1月6日。

左肩抽，全身颤呈小发作，时间短且程度轻。双手发绀较往年此时为轻。口干，舌嫩红，有齿痕，苔净。脉细。迭进温阳益气为主方药，阴分有亏，依气阴两虚论治。

炒山药30克，党参15克，白术7克，扁豆12克，薏苡仁15克，制何首乌10克，白芍15克，玉竹10克，莲子10克，麦冬15克，山楂12克，神曲10克，生麦芽12克，干姜5克，柴胡5克，升麻2克。

3剂。每日1剂，煎服法同初诊。

六诊：1月10日。

服五诊方后肩抽、身颤未发作。口干减，舌嫩红，苔薄白。脉缓。

炒山药30克，党参15克，白术7克，扁豆12克，薏苡仁15克，制何首乌10克，白芍15克，玉竹10克，莲子10克，麦冬15克，干姜5克，柴胡5克，升麻5克，香附6克。

3剂。每日1剂，煎服法同初诊。

新年过后，他村遇其父，得知其女旧恙已瘥，双手发绀虽未愈，但已明显好转。

按：气虚乃阳虚之渐，阳虚为气虚之甚，阳虚者其气必虚。该女病初为阳虚血寒而弱，故左肩抽，重则波及下肢，甚则全身颤，双手发绀。以阳和汤加味治疗后，诸症均减，且曾有停止发作之时。后因以冷水洗衣又作，然其证已由阳虚转为气虚，依脉证又现阴分亏虚之象，故改用益气养阴之法。血属阴，女子以血为本。尤其是青少年女性，在用温阳剂时，当注意病机转换，以免伤及阴血。

山药丸方系余父常用验方，其组成为：山药30克，太子参10克，生白术7克，生白芍10克，生麦芽10克，生山楂10克，神曲10克，莲子10克，薏苡仁10克，炒白扁豆10克，麦冬10克，玉竹10克，石斛10克，柴胡3克，炙升麻3克，干姜3克，炙甘草3克。

脾胃为后天之本，气血营卫生化之源，故方中重用山药健脾为主。山药功擅补益脾胃，并益肺肾，气虚便溏者炒用，阴虚便燥者生用；太子参、生白术、干姜益气补中；生白芍、麦冬、玉竹、石斛滋脾养阴；莲子、薏苡仁、炒白扁豆健脾调中；柴胡、升麻升清，使脾气、脾阴得升；麦芽、生山楂、神曲消谷，使胃气得降，如此脾升胃降以复中焦升降之机。干姜、炙甘草辛甘化阳，于大队养阴药中使用之，更显阴阳生化之妙。

此17味药组成之方，看似平淡无奇，以养阴为主，益气为辅，既蕴中焦升降之机，又含阴阳化生之妙。余父临床每用于消瘦纳差、舌红乏津之人，而兼有晕、麻、抽、颤者亦每获良效。曾治县南村一老妪，卧床月余，全身各部肌肉呈游走性、不自主抽动，以面部、双手为甚，有时因频繁抽动而不能进食。为尽人事，家人请余往诊。老妪平卧床上，语言极无力，消瘦，舌红无苔而燥，诊脉时即见其面部、双手时时不自主微微颤动，遂用山药丸方，令其煎汤频服。此方药味甘淡平和，易为患者受用。后其家人又来邀诊，得知服药3剂后肌肉抽动明显减轻，且食欲有增。1985年9月10日一常姓患者，因使用农药中毒后，恶心，呕吐，腹内热烧，且有热气上下走窜，一吃辣椒肚子就烧，伴四肢肌肉煎熬难受，口干不欲饮。舌红少苔，六脉细数。用验方山药丸方3剂即瘥。祖国医学博大精深，平淡之间常寓神奇。

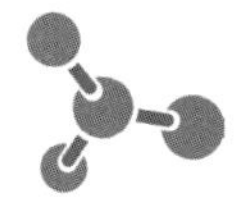

阳和汤治疗阴性肿块及脊柱结核

案1　王某，女，44岁，芮城县人。

初诊：1986年1月26日。

患者左腹股沟肿块年余，10余天来明显增大。去冬11月曾在河南某地温泉泡洗期间，无意间发现左腹股沟内上侧皮下有一圆形结块，大约2分钱硬币大小，不痛不痒，表面皮色正常，除此之外，精神饮食起居均属正常，故早已忘却此事。忙忙碌碌一年之后，10余天前发现之前的结块增大了不少，不过好在不影响劳作及眠食，仍不甚在意，在亲友的再三催促之下，求治于余父。因患者极不愿做进一步检查，更不愿去医院（怕外科做手术），余父只得暂以中医中药治疗。左腹股沟内上侧皮下有一4cm×5cm大小之圆形突起，高出表皮约2cm，表面皮色与周围皮肤相同，质地中等，表面平滑，无压痛。患者素体畏寒，着衣特厚，体态营养中等，面色白中夹淡青，手冰凉，舌体大，有齿痕，舌质淡，舌被白色湿厚苔。六脉细弱。脉率66次/分。余父以阴证肿块为诊，并谓此乃痰瘀寒湿胶黏聚合而成，治以阳和汤加味。

熟地黄20克，鹿角霜10克，炮姜3克，肉桂（后下）2克，麻黄3克，白芥子10克，炙甘草5克，干姜5克，制附子5克，三棱10克，莪术10克，皂角刺10克，穿山甲（分冲）3克（注意使用替代品）。

3剂。每日1剂，水煎两次兑匀，均分早、中、晚3次温服。

二诊：1月30日。

服初诊方有效，除全身症状改善外，虽肿块大小变化不明显，但触之较前变软。效不更方，初诊方继服3剂，煎服法同初诊。

按：该患者在两个多月的时间里，服用阳和汤加减方药累计30剂左右后，左侧腹股沟肿块完全消失。经量增多，阳虚诸症状明显改善，精神面貌焕然一新。

案2　程某，男，32岁，曲沃县人，干部。

患者于1964年1月12日住运城地区医院传染科。有肺结核史，入院前三月，见有消瘦，食欲差，乏力，午后潮热，盗汗，腰痛，活动受限，脊凸有压痛及叩击痛，拾物试验阳性。X线片示椎体边缘密度不匀、不齐，有死骨和空洞，椎间隙狭窄，腰大肌阴影增宽。经用链霉素、异烟肼等抗结核药治疗无效，奄奄一息。住院部医生给写好死亡通知书夹在病历内，被余父巡诊时发现，告以脊柱结核不一定会死。余父查患者舌淡，有齿印，苔白厚，脉沉细，似有似无，辨为阳虚。以阳和汤治之。

熟地黄30克，白芥子6克，鹿角胶10克，肉桂3克，炮姜炭20克，麻黄1.5克，生甘草3克，当归10克，黄芪30克。

每日1剂，水煎服。

迨1周后巡诊时，患者已能稍进食，并能回答问题。2周后能下地活动，1月后形体充实。其父接到病危通知书来医院探视时，已能外出与其父出城散步矣。后痊愈出院，恢复工作。以后余父用阳和汤治腰椎结核多例，肾阳偏虚者均效。

按：脊柱结核在全身骨关节结核中排首位，其中绝大多数为椎体结核，以腰椎发病率最高，依次为胸椎、胸腰段，病变常累及两个以上椎体，甚至多个椎体。脊柱由于承重大、劳损多，以及椎体主要为松质骨、血运丰富等特点，故脊柱结核在骨关节结核中发病率最高。在整个脊柱中又以腰椎的发病率最高，胸椎次之，颈椎较少。颈椎和胸椎结核还可压迫脊髓而引起截瘫。

脊柱结核是由结核杆菌侵入骨或关节而引发的化脓性、破坏性病变。其病因多为正气虚弱，筋骨局部伤损。属中医之“骨痨”范畴，由于正气虚亏，筋骨伤损，气血失和，蓄结瘀聚，化为痰浊，流注骨骼关节而发。由此形成寒性脓肿，可到处流窜，破溃后久不敛口，经常流出稀薄如痰的脓液，生在腰椎两侧的叫肾俞虚痰，生在环跳部位的叫附骨痰，生在膝部的称鹤膝痰，生在踝部的为穿踝痰等。该例之脊柱结核即为阴疽，又称“寒性脓疡”，用阳和汤治疗后较快恢复健康，足证阳和汤实乃治阴疽之良方。

小结

阳和汤出自清代王洪绪之《外科全生集》，原为阳虚寒凝，血滞痰阻而设。其所体现之治法为温阳通滞法。王洪绪及其后学以此方治疗一切阴疽、附骨疽、流注、鹤膝风等症，卓有良效。

阳和汤原方组成及用法：熟地（一两），肉桂（一钱，去皮，研粉），麻黄（五分），鹿角胶（三钱），白芥子（二钱），姜炭（五分），生甘草（一钱），水煎服。

此方治阴证肿块（包括阴疽），无出其右，用之得当，可应手而愈。阴疽发于筋骨，以患部漫肿无头，皮色不变，也不发热为特征，病机为少阴阳虚，寒凝血滞，痰湿内阻。少阴心肾，一主血脉，一主水液，阳虚不能温煦血脉、化气行水，若遇邪侵，则邪从寒化，着于筋骨、血脉、腠理，遂致血滞痰阻，成为阴疽。

治疗阳虚寒凝、血滞痰阻而致之阴证肿块，法当和阳通滞；此证病程较长，日久不愈，水谷精微多不化生为血而凝结成痰，不仅需要和阳通滞，亦需补血滋阴。故本方重用熟地黄以滋阴补血，填精补髓；鹿角胶补血益精，温肾助阳。二药相伍，则鹿角胶得补阴之熟地黄而阴生充足，熟地黄得补阳之鹿角胶则阳化旺盛，此乃阳中求阴、阴中求阳之生动体现。肉桂擅长温肾助阳，通利血脉，化气行水，血得此而温和流畅，津得此而气化蒸腾，不致血郁津凝，则阴证肿块之病根可拔！姜炭温运脾阳即所以温煦肌肉，白芥子祛皮里膜外之痰即所以宣通腠理，麻黄宣通阳气亦即宣通毛窍。诸药相伍，由筋骨至血脉，从血脉到肌肉，再由肌肉到腠理，最后从腠理到皮毛，均有温药层层温煦，处处宣通，阴凝化而阳和布。阳气布护，阴血宣畅，水津无阻，则阴证肿块可愈。鹿角胶与熟地黄重在补虚，肉桂、姜炭、白芥子、麻黄着眼于通滞。方中补虚之品得宣通则补益而不滞，通滞之药得滋补则宣发而不伤正；阳得温而不偏亢，阴得补而不滋腻，伍生甘草则可解毒调和诸药。

临床变通：方中熟地黄宜重用，意在滋阴养血，脾虚便溏者可加砂仁。鹿角胶亦可易为鹿角霜，中焦素虚或虚不受补者可用之。麻黄之用不在解表发汗而在通阳，用量宜轻。肉桂亦可改为桂枝，虽温阳之力稍逊，但温通血脉之力较盛。

对于本方的临证应用，余父不仅继承前人经验，用于症见患部不红、不热，但见漫肿、酸痛、脉细之一切阴疽、附骨疽、鹤膝风等病变，而且还用本方治疗阴证结节、无脉症及寒性脓疡，丰富了本方的临床应用。

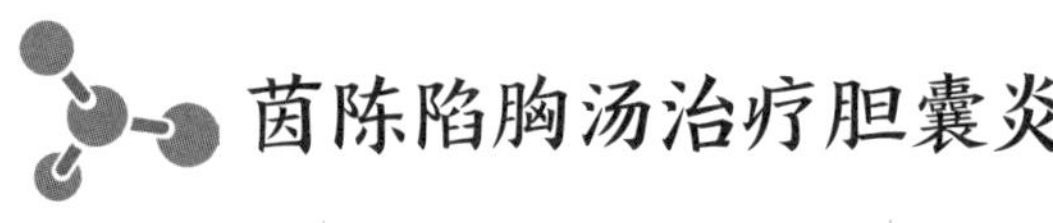

茵陈陷胸汤治疗胆囊炎

案1 高某，女，50岁，芮城县人，农民。

初诊：1984 年 10 月 3 日。

患者面色黄白，体态中等，性格内向。身为长嫂，常为小叔子们制衣缝补，数年后妯娌们相继过门，虽少了往日之操劳辛苦，但多了现今之明争暗斗，内心常怀忧郁之情。高某一向木讷，长此以往便郁气暗结，常善太息。初则胁肋不适，胸口撑胀，日久则心烦口苦，右胁痛胀，县医院诊为胆囊炎。平日手足易冷，大便偏硬，数日一行。近日纳食显减，口苦口干，呕吐苦水，舌色红，舌苔薄黄。脉象沉弦。

茵陈 12 克，郁金 10 克，焦栀子 10 克，全瓜蒌 15 克，半夏 10 克，枳实 10 克，大黄（后下）9 克，炮附子 10 克，柴胡 12 克，厚朴 6 克，神曲 10 克，干姜 6 克。

2 剂。每日 1 剂，水煎两次兑匀，均分，早、晚温服。

二诊：10 月 5 日。

诸症悉减，未曾呕吐，食纳稍增，大便转软，右胁仍有胀痛，短气，舌苔转白，脉沉细弦。

茵陈12克，郁金10克，焦栀子6克，全瓜蒌30克，半夏10克，枳实6克，大黄（后下）6克，炮附子10克，延胡索12克，川楝子10克，小茴香15克，干姜5克，党参20克。

2剂。每日1剂，煎服法同初诊。

三诊：1985年5月19日。

去年两次服药共4剂，病见大好。今春清明节与人发生口角后，故疾又作。近月余右胁胀痛，纳差口苦。胆囊区有叩击浊音与叩击痛。舌暗红，苔黄白相兼，脉细弦有力。

茵陈12克，郁金10克，焦栀子6克，全瓜蒌15克，枳实10克，半夏10克，炮附子6克，大黄（后下）6克，芒硝（分冲）5克，桃仁10克，神曲10克，制乳香6克，制没药6克，五灵脂10克，茯神10克。

2剂。每日1剂，煎服法同初诊。

四诊：5月24日。

胆囊区不痛，但觉困顿不适。大便通利，纳食有增。疲乏，头晕。脉细弦。

茵陈12克，郁金10克，焦栀子6克，全瓜蒌24克，枳实10克，半夏10克，炮附子6克，党参12克，黄芪15克，白术6克，五灵脂12克，川楝子6克。

2剂。每日1剂，煎服法同初诊。

五诊：5月29日。

右胁仍有些许困。胆囊区叩击浊音不明显，叩击痛几除。气力有增，头晕显减。

继服四诊方 2 剂。每日 1 剂，煎服法同初诊。

六诊: 1986 年 6 月 2 日。

胆囊炎年余未犯，心中不免暗自窃喜。不料因牙痛数日，寝食难安，又见胆囊区胀痛。舌暗红，苔黄白，脉弦尺弱。

茵陈 20 克，郁金 12 克，焦栀子 10 克，全瓜蒌 12 克，枳实 10 克，半夏 10 克，炮附子 5 克，大黄（后下）6 克，神曲 12 克，制乳香 6 克，制没药 6 克，五灵脂 12 克。

2 剂。每日 1 剂，煎服法同初诊。

按: 百病气为先。初病在气，久病入血，慢性胆囊炎属肝胆郁滞、气机不畅者比比皆是。验之于临床，慢性胆囊炎因肝胆气滞，气机不能调达，故有胸闷、右上腹疼痛；气机久滞则血瘀，可致疼痛加剧，痛涉肩背；气滞日久，脾胃运化失调，则脘腹胀满，食欲减退；气机阻滞而胃失和降，则嗳气呃逆、恶心欲吐。气机久郁则生热化火，素体脾虚湿盛之人，一旦化火则为湿为热。治之之法，当针对病机，以疏通为大法，疏肝必理气，疏肝须利胆，主在疏通气血、通导腑气、清化湿热，尤其在胆区疼痛较甚或反复不已之时，必须疏通相合，病久则须注意扶助正气。

案2　李某，男，52岁，芮城县人，农民。

初诊：1985 年 2 月 6 日。

“胃脘痛”月余，缘于一月前吃肉包子后。疼痛呈发作性加剧，吐出食物及解大便后缓解。此后，每次饮食不节即犯病。曾按冠心病治疗，心电图正常。在某医院诊为慢性胆囊炎，疑有胆石症。腹诊：右侧腹直肌紧张，右侧第 9 肋联合处有叩击痛，肋下触痛明显，叩击时有局限性浊音。肝未触及。现觉上中腹、右胁胀痛，纳呆。无便溏，舌红，苔白夹黄而厚，脉弦。

患者脾胃素弱，虽病胆囊炎，但表现为“胃脘痛”，治当疏肝利胆，兼顾脾胃。

绵茵陈 12 克，郁金 10 克，焦栀子 6 克，全瓜蒌 15 克，炒枳实 10 克，法半夏 10 克，制附子 6 克，生大黄（后下）6 克，厚朴 10 克，淡干姜 6 克，炙甘草 3 克，炒神曲 10 克，石菖蒲 10 克。

2 剂。每日 1 剂，水煎两次兑匀，均分，早、晚温服。

二诊：3 月 3 日。

右侧第 9 肋下仍痛。感觉心里不畅快，常头晕、头闷，舌苔仍厚，脉虚弦。

初诊方加苍术 10 克、茯苓 15 克、党参 15 克。

3 剂。每日 1 剂，水煎两次兑匀，均分早、中、晚 3 次温服。

三诊：3月12日。

右上腹胀痛，遇冷则甚，遇热即缓。苔厚有减，脉左弦、右缓。

绵茵陈10克，郁金10克，焦栀子6克，全瓜蒌12克，炒枳实10克，半夏10克，制附子10克，炒苍术10克，茯苓15克，党参10克，高良姜6克，炒神曲10克，醋延胡索12克。

3剂。每日1剂，煎服法同初诊。

四诊：3月17日。

药后右上腹胀痛减轻，纳食有增，仍觉疲乏、头晕。舌红，苔白，脉缓。

三诊方党参增至20克，加砂仁（后下）6克。

3剂。每日1剂，煎服法同初诊。

五诊：3月31日。

胆囊区仍有微痛，心下痞，口苦。舌胖大，苔薄白，脉浮大无力。

半夏10克，黄连3克，黄芩6克，干姜9克，党参20克，炙甘草3克，桂枝10克，炒白芍20克，枳实6克，茯苓10克，砂仁（后下）3克，生姜5片，大枣（擘）3枚。

3剂。每日1剂，水煎两次兑匀，均分早、中、晚3次温服。

六诊：7 月 13 日。

服五诊方后，胆囊区未再疼痛。近来农活繁忙，加之饮食失节，又觉疲乏、头晕，腹胀，便溏。舌体大，苔白腻，脉缓。

茯苓 12 克，苏子 6 克，苍白术各 5 克，枳实 6 克，厚朴 6 克，大腹皮 10 克，干姜 10 克，炙甘草 6 克，党参 20 克，黄芪 30 克，砂仁（后下）5 克，生姜 5 片，大枣（擘）3 枚。

3 剂。每日 1 剂，煎服法同五诊。

按：六腑以通为顺。肝胆湿热滞气，当以通、疏为要。若无便溏，必用大黄，务使每日大便保持在 2~3 次，有益于胆腑疏泄。该患者中焦素虚，脾胃虚寒，初诊虽有湿有热，治用清疏之品后，脾虚之本立现，其余数诊，于清疏之中着力顾护脾胃，直至病安。

案3　王某，女，60岁，芮城县人，农民。

初诊：1985 年 5 月 8 日。

患者面红体胖，性情开朗，快人快语，能吃能干。因胆区痛 3 年余，在本县县医院诊为慢性胆囊炎。近来邻里喜事多多，忙碌中难免烦劳，聚餐时食易饱。某日食炸糕后稍觉恶心，不曾介意，傍晚胆囊区隐隐作痛，上腹微胀，次日诸症均加重。口干，大便稀溏。素有黎明泻，无腹痛，每日 1~2 次。胆囊区有压痛。舌红，苔白夹黄，脉弦有力。

绵茵陈12克，郁金12克，焦栀子6克，全瓜蒌15克，枳实6克，半夏10克，制附子5克，干姜6克，炒白术6克，制乳香10克，制没药10克，五灵脂12克，炙甘草3克。

2剂。每日1剂，水煎两次兑匀，均分早、中、晚3次温服。

二诊：5月10日。

患者右胁痛及腹胀均减轻，仍有便溏，每日2次。苔转薄，脉弦。

初诊方加茯苓12克、炒扁豆15克。

2剂。每日1剂，水煎两次兑匀，均分，早、晚温服。

三诊：6月1日。

服二诊方后，基本安好。近因田间劳作，饥饱失节，又现胆囊区痛，上腹胀满。黎明泻宿疾加重，肠鸣辘辘，便溏带沫，每日2~3次，无腹痛。腹诊：腹软，上腹及结肠曲叩响增强，回盲部触有不适感。舌尖红，苔白夹黄，脉弦。证属寒热夹杂，拟半夏泻心汤加减。

柴胡15克，枳壳15克，半夏10克，黄连3克，黄芩6克，干姜10克，炙甘草5克，党参10克，白术6克，制附子3克，补骨脂10克，炒山药15克，炒薏苡仁30克，高良姜6克。

3剂。每日1剂，煎服法同初诊。

四诊：11月14日。

约半年胆病未犯，近日又作。右季肋部痛，胆囊区压痛。舌不红，苔黄白，脉数右尺弱。

茵陈 12 克，郁金 10 克，焦栀子 6 克，全瓜蒌 20 克，枳实 10 克，半夏 10 克，附子 6 克，大黄（后下）2 克，高良姜 5 克，炙甘草 3 克，金钱草 20 克。

3 剂。每日 1 剂，煎服法同初诊。

五诊：1986 年 1 月 13 日。

冬季农村多婚庆，寒热失节，劳碌多食，胆囊区又觉不适。腹诊：胆囊区有压痛。舌红，苔黄厚，脉数有力。

茵陈 12 克，郁金 12 克，焦栀子 10 克，全瓜蒌 25 克，枳实 15 克，半夏 12 克，生大黄（后下）3 克，金钱草 20 克，制附子 3 克，生甘草 3 克，炒神曲 10 克。

3 剂。每日 1 剂，煎服法同初诊。

六诊：1 月 18 日。

胆囊区痛减，腹部热烧痛，走窜。舌根苔黄，脉沉细数。胆汁有反流之势，当兼用镇肝降逆之法。

茵陈 15 克，郁金 12 克，焦栀子 6 克，全瓜蒌 20 克，枳实 15 克，半夏 15 克，生大黄（后下）2 克，木香 10 克，代赭石（先煎 15 分钟）30 克，神曲 10 克，生甘草 3 克。

3 剂。每日 1 剂，煎服法同初诊。

七诊：1 月 24 日。

诸症均减，处以六诊方 3 剂。

每日1剂，煎服法同二诊。

按： 时年农家多劳碌少财资，患病不易根治。然本案所用方药，虽寥寥数剂，然确实有效。若能坚持治疗，多能痊愈。

案4 孙某，女，61岁，农民。

初诊： 1986年4月9日。

患慢性胆囊炎数年，症情时缓时急。肝郁之体，常生闷气。清明节间，兄弟妯娌因故失和，恼怒忿郁之际，胆囊炎又作。超声示：胆囊壁增厚、毛糙，胆囊积液，胆囊炎。血检肝功正常。腹诊：右侧第9肋下有一6cm×8cm大小的圆形实体，有触痛。右侧肾区亦有触痛。右胁胀痛，因之失眠，口干苦涩，小便黄赤，大便不利。舌暗红，舌中心苔色黑糙乏津，脉左沉细数，右缓弱无力。

茵陈10克，焦栀子6克，全瓜蒌15克，枳实10克，半夏10克，郁金12克，制附子3克，生大黄（后下）3克，北沙参10克，生白术6克，厚朴3克，麦冬25克，五味子6克，炙甘草3克。

2剂。每日1剂，水煎两次兑匀，均分早、中、晚3次温服。

二诊： 4月11日。

药进2剂，症情有缓，胆区痛稍减。有时恶心，大便不利，入夜胸口烧，睡眠仍不安，脉率85次/分。舌中心色黑、干燥，脉沉细数。病疾转慢性者，必有正气不足。本案尚有瘀热互结，舌中心色黑而燥，为邪热伤阴使然，为今之治，于遵前法之时，当泻下存阴，兼化瘀降逆。

金钱草30克，茵陈10克，郁金10克，枳实10克，木香6克，柴胡20克，黄芩10克，赤芍10克，全瓜蒌30克，半夏10克，生大黄（后下）6克，代赭石（先煎）30克，延胡索12克，五灵脂10克，制乳没各5克，芒硝粉（分冲）6克。

1剂。水煎两次兑匀，均分，早、晚温服。

三诊：4月12日。

今日得知，患者数年前因吃元宵与炒馍花引发胆囊炎，至今共有四次较大发作，初用青霉素有效。本次发作为第四次，用青霉素无效。昨日得畅便两次，晚上胸口烧有减，夜间醒睡交替。右胁痛继减，不觉恶心，小便仍黄。腹诊：胆囊触之小些。脉率90次/分。苔黑不燥，脉促有力。年老体衰，曾患脑梗死。泻下之法以便通邪去为度，当时刻顾护胃气。

1. 北沙参10克，生白术6克，炒扁豆10克，生薏苡仁30克，砂仁（后下）3克，莲子10克，旋覆花15克，代赭石（先煎15分钟）20克，半夏10克，大枣（擘）2枚，生姜3片，茵陈30克，焦栀子6克，炙甘草3克。

1剂。水煎两次兑匀，均分早、中、晚3次温服。

2. 芒硝、海金沙、郁金各3克，共研细末，每日3次，每次3克，冲服。

四诊：4月13日。

胸口烧痛继减，夜寐渐安。日有软便1次，黑苔转薄，不燥。前法继进。

1. 北沙参10克，生白术6克，扁豆10克，薏苡仁30克，砂仁（后下）3克，莲子10克，代赭石（先煎15分钟）20克，旋覆花15克，半夏10克，大枣（擘）2枚，生姜3片，茵陈30克，焦栀子6克，炙甘草3克。

1剂。煎服法同三诊。

2. 芒硝、海金沙、郁金各3克，共研细末，每日3次，每次3克，冲服。

五诊：4月14日。

胸口不烧，夜寐较安。右胁痛继减，口干纳差。舌暗红，仍有黑苔。脉细数无力。

1. 生山药30克，太子参10克，生白术7克，扁豆10克，炙甘草3克，干姜3克，生薏苡仁10克，玉竹10克，石斛10克，莲子10克，白芍10克，生三仙各10克，炙升麻3克，柴胡3克，麦冬10克，丹参20克。

1剂。水煎两次兑匀，均分早、中、晚3次温服。

2. 芒硝、海金沙、郁金各3克，共研细末，每日3次，每次3克，冲服。

六诊：4月15日。

症情大减，右胁仍有微痛。腹诊：胆囊可触及边缘，有触痛。纳食有增，食之知味。

治疗已1周，急于归里，嘱上2方再各服5剂。

按：本案之初，伤津明显，适时急下以存阴，直折病势。芒硝、海金沙、郁金为方，即二金一硝散，为余父常用方。若体实之人可依例加大剂量。唯须关注者，克伐之品，犹虎狼之药，当须中病即止，不可过剂，以免耗伤正气而变证蜂起。

案5　蔡某，女，34岁，芮城县人，农民。

初诊：1984年8月25日。

患胆囊炎两年。体胖多脂，面红丰满。近来右胁下隐隐胀痛，嘈杂易饥，但食即脘腹胀满，嗳气频作，口干口苦，喜温饮，大便偏溏，小便微黄，苔黄干涩乏津，舌质红，脉左弦，右关缓。证属上热下寒，虚实夹杂，当施酸甘辛苦法，仿乌梅丸法加减。

茵陈10克，枳实10克，郁金10克，乌梅30克，川椒5克，党参10克，干姜6克，半夏10克，黄连6克，炒白芍10克，川楝子10克，炒延胡索10克，代赭石（先煎15分钟）20克，炙甘草5克。

3剂。每日1剂，水煎两次兑匀，均分早、中、晚3次温服。

二诊：8月30日。

诸症悉减，腹胀，大便每日二行，质软溏薄。初诊方加炒白术10克。

3剂。每日1剂，水煎两次兑匀，均分，早、晚温服。

三诊：9月4日。

右胁下胀痛大减，偶有嗳气，口不苦仍干。疲乏，喜温饮，仍便溏，舌偏红，苔渐净。脉转缓。二诊方增损，小其制。

茵陈10克，枳实6克，郁金6克，乌梅10克，川椒3克，党参10克，干姜10克，炒白术10克，姜半夏10克，黄连6克，炒白芍10克，川楝子6克，炒延胡索6克，党参10克，当归6克，炙甘草5克。

3剂。每日1剂，煎服法同第二诊。

四诊：9月13日。

胁痛除，口易干，便仍溏，乏力，舌偏红，苔净。脉细缓。治以补脾为主，仿参苓白术散法。

炒山药30克，党参15克，炒白术10克，茯苓10克，陈皮5克，炒扁豆10克，桂枝6克，炒白芍6克，炙甘草5克。

3剂。每日1剂，煎服法同第二诊。

按：患者年轻，病程较短，经以上治疗，追访两年，胆囊炎未再发作。

乌梅丸为治疗寒热错杂、上热下寒厥阴病之主方，其组方特点为酸甘辛苦复合法，重用酸以平肝，寒热刚柔同用。余父认为，乌梅丸酸甘化阴，辛苦通降，辛甘为阳，酸苦为阴，为治厥阴、防少阳、护阳明之全剂。

本案特点为上热下寒、虚实夹杂。胃气逆于上，脾气寒于中。故方用黄连、川楝子重在清降肝热，清火于上，降逆于中；而去桂枝、附子、细辛刚性温下之品，加入半夏，合干姜、黄连，有辛开苦降之意。患者症见嗳气频频、脘腹胀满，乃湿阻气逆，故加重镇逆气之要药代赭石。舌苔糙、舌质红，乃因疏泄太过，损伤肝阴，故用乌梅、炒白芍、炙甘草酸甘化阴，平肝治本。右胁隐痛而胀，仍以茵陈、枳实、郁金疏利肝胆。待邪退正虚后，以健脾为主收功。

胆囊炎属中医之“胁痛”“胃脘痛”范畴。茵陈陷胸汤为余父之经验方，余父在其医学笔记中有云：病胆囊炎者，论其病因，在我国北方，急性胆囊炎常由胆道蛔虫症引起；其典型症状为右胁下时常作痛，伴舌苔糙垢，质红且干，脉多弦滑而数。大便干结，尿少色赤。中医辨证：少阳病。

治法 1：清泄胆热，疏调气机，活血化瘀。

柴胡 6 克，黄芩 10 克，旋覆花 10 克，郁金 10 克，姜黄 6 克，杏仁 10 克，苏子 10 克，苏梗 10 克，焦山楂 10 克，神曲 10 克，麦芽 10 克，槟榔 10 克，鸡内金 10 克。.

临床权变：疏肝宜选加养阴柔肝药当归、白芍、生地黄；透肝胆湿热加用青蒿、黄芩。

治法 2：清热利胆。方用小柴胡汤加减。

苦参 15 克，柴胡 20 克，黄芩 8 克，半夏 10 克，竹茹

10 克，陈皮 10 克，枳实 10 克，白芍 10 克，郁金 10 克，茵陈 20 克，碧玉散 15 克。

临床权变：便秘加大黄、芒硝，黄疸加栀子、大黄，胆绞痛加延胡索、川楝子，蛔虫梗塞加川椒、乌梅。

【验方】茵陈陷胸汤

茵陈 15～100 克，郁金 6～12 克，栀子 6～15 克，瓜蒌 10～30 克，枳实 6～15 克，半夏 10～15 克，制附子 6～10 克，大黄 6～15 克，神曲 10 克，山楂 10 克，麦芽 10 克，五灵脂 12 克，乳香 6～10 克，没药 6～10 克，威灵仙 30～100 克，炒丹参 30 克，金钱草 30～60 克。

又及：在胆囊炎之治程中，《金匮要略》大黄附子汤善治胁下偏痛；《伤寒论》小陷胸汤善治心下按之痛，而四逆散善治剑突下及胁下胀痛，请注意选用。

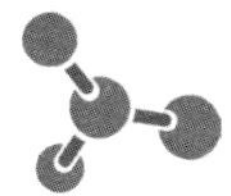

治痹验方治疗关节痛及坐骨神经痛

案1　薛某，男，33岁，芮城县人，农民。

初诊： 1986 年 7 月 15 日。

患者右腿困麻痛月余，病前春月，因突发事宜，需南渡河南，岂料当船行至离岸数十米处时搁浅，因急于赶路，无奈之下只得涉水而渡。当时仅觉下肢冰凉而已，事后亦无明显不适。一月前，于后半夜翻身时觉右腿微麻，自以为因睡姿而使身体受压之故，未曾介意。后于昼日亦觉右腿麻，渐至伴右腿困痛，且逐渐加重，以致夜间难以转侧，现已月余。

患者体态中等，面色偏白，夏月仍着春月衣裤。行走艰难，就座时右臀不能受力，否则自觉有“一股”（方言）沿腿后侧向下放散，麻痛抽至小腿。体检：沿右侧坐骨神经通路压痛明显，直腿抬高试验阳性。拟诊：原发性坐骨神经痛。右腿畏风冷，喜温暖，已两周不能正常工作。舌尖红，苔薄白，脉细弦紧。

证属风寒湿痹，治当祛风散寒、除湿通痹。以经验方合芍药甘草汤加减治之。

生熟地黄各15克，制川草乌（先煎40分钟）各12克，羌活5克，独活10克，延胡索12克，白术20克，当归10克，地龙12克，制没药10克，五灵脂12克，威灵仙30克，炒白芍30克，炙甘草10克，川牛膝15克，生姜5片，大枣（擘）4枚。

3剂。每日1剂，水煎两次兑匀，均分早、中、晚3次温服。

二诊：7月20日。

药后初见成效，右腿麻困抽痛均减，右臀仍不能全力就座，行走仍显艰难。舌边尖红，苔白、中心厚，脉右寸弱。

初诊方去熟地黄，生地黄加至30克，加生黄芪30克、苍术12克、厚朴10克，改生姜3片、大枣（擘）3枚。

3剂。每日1剂，煎服法同初诊。

三诊：7月28日。

右腿麻困抽痛显减，可全力就座，下肢仍畏寒，但已减轻许多，已开始工作。舌红，苔薄白，脉缓，右寸略弱。

嘱二诊方再进3剂，必要时可续服。每日1剂，煎服法同初诊。

8月中旬，与患者相见于村中，见其身着夏装，步态矫健，询知其二诊方共连服6剂后痊愈。嘱其慎劳作，远风寒，以防再发。

按：中药热敷对病情改善有帮助，有畏服中药者，单用热敷法亦可取效。该患者自始至终遵余父所嘱，将煎后之药渣趁热敷于患侧臀部、腘窝及腓肠肌处，所敷之处再加暖水袋以保温、增温，热敷后即觉舒适。

案2　丁某，女，53岁，芮城县人，农民。

初诊：1985年3月9日。

患者绝经13年。曾有青光眼病史。患慢性腰腿痛两年余。西医诊为腰椎间盘突出症，继发性坐骨神经痛。曾服吡氧噻嗪片、索米痛片，以及壮腰健肾丸等效果欠佳。体态瘦弱，面呈浅咖色，少泽。病初为腰痛，后及左腿，腰腿痛而凉，喜温暖。行走艰难，额上有汗，舌尖略红，舌苔薄白，脉弦有力。证属寒痹。病程长，体质弱，肝肾亏虚，经水早绝，治当祛寒除痹，兼顾肝肾。治以验方增损。

熟地黄30克，制川草乌（先煎40分钟）各12克，羌活8克，独活10克，延胡索12克，五灵脂12克，制没药10克，生白术30克，当归10克，地龙12克，威灵仙12克，怀牛膝10克，仙灵脾10克，枸杞子10克，炒杜仲10克，炙甘草5克。

2剂。每日1剂，水煎两次兑匀，均分早、中、晚3次温服。

二诊：3月12日。

诸症稍有好转，腿凉较甚。初诊方加制附子 15 克、鸡血藤 15 克。

2 剂。每日 1 剂，煎服法同初诊。

三诊： 3 月 15 日。

左腿冷痛及腰痛渐好转。左腓肠肌处困痛，行远则痛增。40 岁绝经，肝肾亏虚早显踪迹。

方 1： 二诊方加菟丝子 12 克、黄芪 15 克。3 剂。每日 1 剂，水煎两次兑匀，均分，早、晚温服。

方 2： 甲睾酮 5 毫克 ×10 片，每日早、晚各 1 片；乙蔗酚 1 毫克 ×10 片，每次 1/4 片，早、晚各 1 次。均于饭后服，与汤药间隔 1 小时以上。

四诊： 3 月 19 日。

腰痛好转，左腿冷痛以腓肠肌处为主，远行仍觉不适。舌尖红，口干不欲饮，脉由弦转缓，两尺沉弱。

经水早绝，体质瘦弱，加之舌红口干，治当兼顾阴血。

生地黄 30 克，制川草乌（先煎 40 分钟）各 10 克，羌活 3 克，独活 6 克，延胡索 12 克，五灵脂 12 克，制没药 10 克，生白术 30 克，当归 10 克，地龙 12 克，威灵仙 12 克，怀牛膝 10 克，仙灵脾 10 克，枸杞子 10 克，炒杜仲 10 克，菟丝子 12 克，炒白芍 30 克，炙甘草 10 克。

3 剂。每日 1 剂，煎服法同第三诊。

四诊方增损连服 6 剂，腰腿痛基本痊愈，行远时偶觉腓肠肌处困顿不适。

善后：授其穴位按摩法，强化腰肌肌力锻炼，以保护腰脊；嘱服桂附八味丸，每次2丸，早、晚各1次，温淡盐水送服。

按：该例患者体质瘦弱，经水早绝，肝肾早亏，易招致外邪。验方中加用补益之品意在补肝肾、扶正气。此案所述，着眼点一则在于脉之弦与紧，二则在于性激素之应用。余父认为，所谓脉之弦与紧，重在以表证之有无而区分。同一手感之脉象，有表证者为“紧”，无表证者为“弦”。初诊时患者脉弦有力，局部畏寒肢冷，此时之弦脉，为紧为弦不打紧，但病性为寒、病位夹表显然。解表之法，甚为重要，临床诸多疾病即因有表而不得解，招致病情加重、迁延。本案患者虽为肝肾不足瘦弱之体，亦用气味雄烈之羌活、独活，意在解表祛寒，而荆防温柔之味则力有不逮。诚所谓乱世用重典，重病用烈味，否则病重药轻，延误病情。但须切记，待病情缓解后，即刻减量，以防伤正之弊。至于性激素在本案之用，确有增效之益，其机理请参见《补肾法配合丙酸睾酮素治疗骨质增生症》一文，此处不再赘述。

案3　荆某，女，64岁，芮城县人，农民。

初诊：1986年7月18日。

患者双膝及足底痛年余。活动时双膝关节有声响，由静至动时痛较甚，需先缓缓活动片刻，方可慢慢行走。肤白体丰，行走艰难，双膝畏寒，以右膝为甚，右髌骨内上方有一小结节，触痛不著。足底触地即痛，行多则甚。自觉短气，多动则短气不足以息。舌红，苔薄白，脉缓，右尺沉弱。此为寒痹，肾元亏虚，仍以验方加减治之。

制草乌（先煎30分钟）12克，羌活3克，独活12克，延胡索12克，生白术20克，当归6克，地龙12克，制没药10克，五灵脂12克，威灵仙12克，熟地黄30克，枸杞子12克，菟丝子15克，补骨脂12克，黄芪30克，炙甘草3克。

3剂。每日1剂，水煎两次兑匀，均分早、中、晚3次温服。

二诊：7月23日。

服药后，左足底及膝关节疼痛均减轻，唯动则气喘，进食即腹痛。脉右尺弱。形盛气弱之人，当注意兼顾中焦。

初诊方加党参12克、砂仁（后下）5克、生姜5片、大枣（擘）3枚。

3剂。每日1剂，煎服法同初诊。

五诊：8月12日。

先后治疗约两周，膝关节虽仍有声响，但已基本不痛。足底痛明显减轻，行远仍觉难受。嘱服桂附地黄丸，每次两丸，早晚各服1次，温淡盐水送服。

案4　侯某，女，27岁，农民。

初诊：1986年4月25日。

患者右髋关节痛，始于产后第10天。现产后80天，奶水充足。体态中等，面白虚浮。口干，易汗，右胯觉凉，沿坐骨神经右髋关节压痛点压痛（+），腘窝点压痛（±）。舌偏红，苔薄白，脉虚弦。此痹痛乃产后气血亏虚，当以扶正为先。

生黄芪30克，当归10克，知母6克，防风6克，生白术20克，桂枝10克，炒白芍15克，制附子（先煎30分钟）12克，怀牛膝10克，炙甘草5克，生姜3片，大枣（擘）3枚。

3剂。每日1剂，水煎两次兑匀，均分早、中、晚3次温服。

二诊：5月2日。

气力渐增，口不干，汗出减，纳食有增，唯右胯痛少效。舌暗红，苔薄白，脉缓大。气血渐复，治当兼顾祛邪。

生地黄30克，制附子（先煎30分钟）12克，羌活3克，独活10克，延胡索12克，生白术20克，生黄芪30克，当归10克，地龙12克，制没药10克，五灵脂12克，威灵仙12克，炙甘草5克，生姜3片，大枣（擘）3枚。

3剂。每日1剂，煎服法同初诊。

三诊：5月12日。

右胯痛显减，翻身已不困难。又觉口干，纳食减，便艰如算珠。舌红少苔，脉涩细。阴血亏虚若此，确当顾护。

生地黄 60 克，制附子 10 克，羌活 3 克，独活 5 克，延胡索 12 克，生白术 20 克，当归 12 克，地龙 10 克，制没药 10 克，威灵仙 12 克，麦冬 30 克，生麦芽 15 克，炙甘草 5 克，生姜 3 片，大枣（擘）3 枚。

5 剂。每日 1 剂，水煎两次兑匀，均分，早、晚温服。

逾半月，其母亲因病前来诊治，得知患者已痊愈。盖因患者年轻，将息得宜，加以治疗适当，故如此。嘱其母亲告知其女，夏月至，慎风寒，继续加强营养，以增抗邪之力。

按：当时农村妇女营养多失衡，尤以蛋白质食物缺乏为甚，加之虽怀娠亦需劳苦，故有舌红少苔征象。现今之人营养多过剩，舌红少苔者已少见，而舌苔白厚者屡见不鲜。

案5 张某，14岁，芮城县人，学生。

初诊：1985 年 2 月 12 日。

患者家居半山区，校园在县城，需常年努力往返。患者禀赋素弱，身材瘦小，面色黄白少泽。双膝时常疼痛已年余。1 年前初潮，现已停经 5 月。双膝关节轮廓欠清，经诊查系软组织增生，中度积液。局部压痛不著，皮色不红，触之有冷感。双膝喜温暖，佩戴自制护膝。舌暗淡，苔薄白，脉细弱。

此系寒湿痹，首当制动，减轻关节负荷。时值寒假，嘱用荞麦面以淡盐醋水调成糊状，摊于软棉布之上，外敷双膝关节处，干后重敷，每日反复数次，嘱多在家中热炕上躺卧。

治当蠲痹除湿，兼以通经。

生地黄15克，制草乌（先煎30分钟）12克，羌活3克，独活5克，延胡索10克，当归10克，地龙10克，制没药10克，威灵仙10克，茯苓15克，苍术12克，炒薏苡仁30克，川牛膝10克，桃仁6克，红花6克，炙甘草3克。

3剂。每日1剂，水煎两次兑匀，均分早、中、晚3次温服。

二诊：2月15日。

膝关节肿、痛均减，唯敷药处有点状红疹，瘙痒，局部触之微热。舌红，苔薄白，脉缓。服药期间月经来潮。

嘱暂缓外敷药物，待红疹消退后，改以凉开水调敷荞麦面于双膝关节处。年关将至，嘱仍以少活动为宜。

初诊方去桃仁、红花，3剂。每日1剂，煎服法同初诊。

三诊：3月6日。

今日正值上元节，翌日假满开学，由其父背至诊室。诧异之时，得知患者双膝已不肿，痛已除，其父畏其女病疾再作，故有此态，且除夕及过年期间亦未停服汤药。病家遵医嘱若此，其病何患不除？嘱加强营养，减少膝关节负荷，注意保暖，以为善后之资。

附：近年得一验方，来自一上海病友。联想当今治“腰椎间盘突出”及骨质增生、半月板损伤所用主药——氨基葡萄糖，又颇觉神奇。今录之于此，以飨同道。

方药： 螃蟹0.5千克，黄酒适量。

用法： 螃蟹选大个者较好，海蟹最佳，河蟹亦可。用时以木棒将螃蟹捣碎，但忌用铁器！捣碎后放入砂锅内，再倒入适量黄酒，酒量以能将螃蟹淹没为度，再放入蒸锅中蒸50～60分钟后，取出候温，食蟹肉，喝药汤，视消化能力及酒量大小，顿服或分次服用。每周1剂，至愈为度。

方解： 螃蟹本身即有促进血液循环之功，配以黄酒其力更雄。可治疗各种急慢性腰痛。上海一带俚语称："扭伤伤了腰，换个蟹子腰。"螃蟹营养丰富，黄酒可促进血液循环，又可监制螃蟹之寒性。一般约服食3剂，即可治愈。诸多病患应用本方治疗，疗效独特而显著，且有愈后多年未见复发者。

当今治疗"腰椎间盘突出"所致之慢性腰腿痛时，应用氨基葡萄糖为标配，而氨基葡萄糖的原材料即螃蟹及龙虾类的外壳，细思之下是否当即喟然长叹！？民间有高人，验方中富有科学内涵。但因我国北方之人食蟹机会较少，上方以分次服用较佳。螃蟹性寒，若脾胃虚寒之人，可配服附子理中丸。

小结

腰腿痛常见多发，诸多疾病均可导致，常与腰椎间盘突出症、腰椎管狭窄症、腰椎增生性脊柱病、腰部扭伤、腰背肌筋膜炎、第三腰椎横突综合征、臀上皮神经损伤、梨状肌损伤、腰椎滑脱、腰骶部劳损及妇科疾病等相关。

在长期临床实践中，中医对于腰腿痛虽无西医之诸多诊断名称，但经医家治验之腰腿痛，历代中医临床家们积累了丰富的经验，包括服用中药、药物外敷、药物离子导入、推拿按摩、牵引治疗、针灸疗法、针刀疗法、皮针疗法等。其最简易者主要为推拿、牵引、针灸、拔罐疗法。此等传统治法，使许多常见的腰腿痛疾患得以有效改善。

腰腿痛是一种症状（症候群），属于中医学的“痹证”范围。依《黄帝内经》之论，乃因风、寒、湿三气杂至，或滞留关节，或阻滞经络而痛。各种原因致使经脉瘀滞、气血不通，不通则痛，从而引发腰腿痛，久则呈慢性经过。其主要病因病机为：寒湿外侵、湿热留滞、跌仆闪挫、肝肾亏虚。腰为肾之府，多数慢性腰腿痛有肝肾不足之病机。中医之治，一则以散寒祛风、清热除湿、活血化瘀诸法治其实，二则用补肝肾、强筋骨、健脾胃之法治其虚。

余父用其多年治疗慢性腰腿痛之经验方，为诸多患者解除了病痛，以上5案中所用方药，即系余父常用之经验方（生地黄30～90克，制草乌12克，羌活5克，独活10克，延胡索12克，生白术30克，当归10克，地龙12克，没药10克，五灵脂12克，威灵仙15克，炙甘草3～5克）。多年来，以之为主增损，用治此类病患确有佳效。

或问曰：方中所用诸药，生地黄用量独重者何？

痹者闭也，分虚实两端，但邪实为标，正虚为本。邪之所凑，其气必虚，痹者，其本在肝肾，故治痹当注重补益肝肾以扶其正。痹证之病位在筋骨关节，筋骨有赖肝肾精血之充养。故治痹之时，补益肝肾之品必不可少。生地黄用量独重者，其义有二：一者，生地黄可滋阴润络，凉血清营，补益肝肾。据《神农本草经》所载，生地黄有“逐血痹”“除寒热积聚”“除痹”之功。地黄之除痹作用，生者尤良。风、寒、湿三痹中，行痹需以散风为主，佐以祛寒理湿。古有“治风先治血，血行风自灭”之论，需参以补血之品，血不足者痹着不行，生地黄补阴养血，气血流通则痹可通矣。二者，治痹方药中，辛温燥烈之品有伤阴耗血之弊，尤其是慢性病患常服中药者，其所服方药中草乌、羌活、威灵仙、独活等皆属之，得大剂生地黄，可缓其燥烈之性。重用生地黄与乌头相伍，治疗反复发作之顽痹可获良效。

又或问曰：依汝如上所言可也，然方中生白术用量亦重者何?

风寒湿侵袭人体，闭阻经络，致气血不通而为痹。“术”在《神农本草经》中列为上品：“味苦温。主风寒湿痹、死肌、痉、疸、止汗、除热、消食。作煎饵，久服轻身延年，不饥。”《神农本草经》无白术之名，只载“术”，至晋代陶弘景在《本草经集注》中开始将术分为白、赤两种，即白术与苍术。故《神农本草经》中所述术之功效，当为二药功效之合。

白术健脾力胜，苍术燥湿功著。邪之所凑，其气必虚。患痹必有虚，体虚则易痹。白术有益气之力，生地黄有养血之能，二者相伍则气旺血充；依《神农本草经》所载，二者又均可治痹，白术温而生地黄寒，其性相制，其功相彰，确为标本同治之佳配，或曰黄金搭档。《金匮要略》中有“湿家身烦疼，可与麻黄加术汤发其汗为宜，慎不可以火攻之”；若见湿热痹证，苍术与黄柏配伍，即二妙散，再配以牛膝，即三妙散，在此基础上加薏苡仁即为四妙散。以上三方均可治疗风湿热痹而见下肢疼痛者。

威灵仙通行十二经络，祛风除湿，通络止痛。羌活、独活气味俱厚，祛风湿止疼痛之力尤强；延胡索、当归、地龙、没药、五灵脂通络止痛，畅行血脉而通痹。

临床加减：

1. 随证加减：行痹加防风 10 克、桂枝 10 克；痛痹加细辛 5 克、制乳香 6 ~ 10 克；着痹加薏苡仁 15 克、茯苓 15 克、苍术 10 克；热痹加知母、黄柏各 10 克，白芍 15 克；若痰湿留滞经络则生地黄减量，酌加白芥子 6 ~ 10 克、海桐皮 15 克；瘀血阻滞经络则可加丹参 15 克、川芎 10 克、桃仁 10 克；肝肾阴虚可加女贞子 12 克、墨旱莲 12 克；肾阳不足可加杜仲 10 克、狗脊 10 克、菟丝子 15 克、续断 10 克。

2. 随部位加减：病在上者酌加桑枝、桂枝，病在下者酌加防己、木通、牛膝。

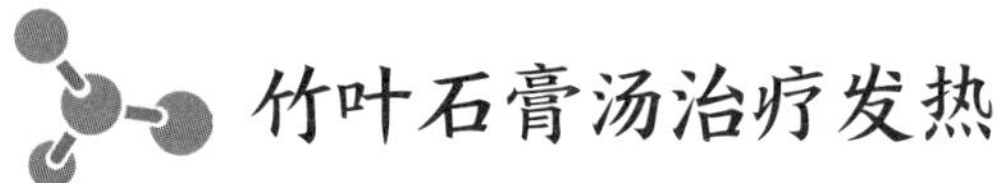

竹叶石膏汤治疗发热

案1　范某，女，50岁，芮城县人，农民。

初诊：1985年3月17日。

患者发热大约半个月。病初觉恶寒、咽痛，全身酸困不适，服用治疗感冒药3天后症情不减。一日下午，因恶寒咽痛加重，体温38.9℃，村医诊为急性扁桃体炎，遂输液消炎治疗。输液后出汗较多，当晚体温曾一度降低，次晨虽仍觉恶寒，但体温不高。经继续输液治疗后，汗出热减，咽痛好转，患者不免心中渐宽。岂料至下午体温又达38.8℃，无奈之下只得服用退热药。如此反复10余天，体温仅能降低，但退不净，每天一到下午3点左右即愁眉不展，但觉身上冷，一查体温就高。刻诊：患者有轻咳，但无痰，疲乏无力，汗出短气，口干饮热，恶心纳少，体温37.4℃（上午10点）。舌胖大，边尖红，苔薄净，脉细弦略数。证属气阴两伤，余热未清，拟益气养阴、清透余热之法，方宗竹叶石膏汤加味。

竹叶10克，生石膏（先煎15分钟）20克，党参10克，知母6克，麦冬12克，半夏10克，炙甘草3克，柴胡15克，黄芩5克，粳米30克，生姜3片。

2剂。每日1剂，水煎两次兑匀，均分早、中、晚3次温服。

二诊： 3月20日。

患者喜诉近来数日未发热，余症有减，嘱初诊方再服2剂，以竟全功。

按： 本案相当于西医之感染后热，有人认为系感染解除后，体温调定点上移所致。无论何种解释，解除患者病痛是硬道理。中医治病以人为本，辨证必先辨人，由于人的体质不同，患病后病机不同，故所用方药不同。但若病机相同，凡属气阴两虚之发热，用竹叶石膏汤即效。

案2　罗某，女，63岁，芮城县人，农民。

初诊： 1985年5月13日。

夜间冷烧发作已数十年。至于最初如何发病、何时发病，患者已无明确记忆，亦未曾查过体温。冷烧发作均在晚上8时以后，先觉恶寒，接着便发热，一过晚上1时许，再出些汗后热即退，次日白天照常生活劳作，天天如此，年复一年，因身体尚好，饮食基本如常，又不影响下地劳作，加之家境贫困，囊中羞涩，故未曾治疗。45岁绝经后，夜间冷烧发作提前到晚上6时，仍为一过晚上1时许即汗出热退。邻里曾有人告之为更年期综合征，过一段时间便可自愈，患者仍竟习以为常。近年常觉疲乏，常无故恶心，纳食有减，白天劳作时易汗。观其舌红，苔少，诊得六脉细弱而数，知其气阴两伤日久，故有此虚热之候。予以竹叶石膏汤加味。

竹叶 10 克，生石膏（先煎 15 分钟）15 克，太子参 10 克，麦冬 15 克，半夏 10 克，知母 10 克，炙甘草 3 克，粳米 30 克，柴胡 12 克，黄芩 6 克，生姜 3 片。

2 剂。每日 1 剂，水煎两次兑匀，均分早、中、晚 3 次温服。

二诊：5 月 15 日。

服药 2 剂后，患者夜间冷烧停止，喜诉数十年来从未如此轻松，并谓：若早知服药可治，何苦硬撑熬过数十载？嘱再服上方 2 剂，以观后效。

月余后，其姻亲来诊，得知其共服药 4 剂，夜间冷烧未再发作。

按：患者夜间先冷后热数十载，并自行汗出而愈，且未曾治疗者，余父慨叹为仅见，且甚以为憾。本案以气阴两虚为辨，而方用竹叶石膏汤益气养阴清热之同时，何故加用柴胡与黄芩？仲圣在《伤寒论》第 96 条云：“伤寒五六日，中风，往来寒热，胸胁苦满，嘿嘿不欲饮食，心烦喜呕，或胸中烦而不呕，或渴，或腹中痛，或胁下痞硬，或心下悸、小便不利，或不渴、身有微热，或咳者，小柴胡汤主之。”余父常谓：“往来寒热”一症，其寒热一日中往来数发者属之，而每日之中冷烧定时发作虽仅一次，但连续日日定时发作者，亦当属“往来寒热”，余细思之豁然。仲圣在《伤寒论》第101条有云：“伤寒中风，有柴胡证，但见一证便是，不必悉具……”故本案夜间冷烧日久，除气阴两虚外，当兼有少阳证，故用竹叶石膏汤合小柴胡汤加减。推而思之，临床常见肠炎、过敏性鼻炎、荨麻疹等疾患，常有患者告之于每年秋冬交接或春季发病，是否可辨为少阳证？虽不可一概而论，但愿同道于诊时细细体会，注意有否少阳证之存在。只有思及于此，临证方能注意辨别。如仲圣在《金匮要略·呕吐哕下利病脉证治第十七》中谓：“下利已瘥，至其年月日时复发者，以病不尽故也，当下之，宜大承气汤。”是否按条文所说皆当下？当下者皆当用大承气汤？亦不尽然，仲圣在示人以法，不可拘泥，临证时必须思及此法才能万全。应谨遵仲圣之训：“观其脉证，知犯何逆，随证治之。”如此则不致有误。

案3　薛某，女，53岁，芮城县人，农民。

初诊：1985年7月5日。

每晚发热、口干似裂，已9天。病发于半月前感冒后，当时恶寒发热，咳嗽流涕，服用西药后基本痊愈。岂料约1周后每到晚上即觉身热，但不恶寒，口干似裂，饮水稍减，凌晨得汗则热解。伴疲乏无力，常常冒虚汗，纳谷欠香。曾服中药不效，服安乃近仅有一时之效，入夜仍发热，曾测体温最高达38.4℃，多在37.8~38.2℃之间。若当日少劳，则入夜发热温度较低。平日血压高，间断服用利血平，发热期间未服此药。刻诊：测得血压160/106mmHg。面白少泽，颧淡红。舌尖边红，苔薄白欠润，脉细数。证属气阴两虚，余热未清。拟予竹叶石膏汤加味。

竹叶10克，生石膏（先煎15分钟）30克，太子参10克，麦冬10克，半夏6克，炙甘草3克，地骨皮10克，白薇10克，粳米50克，生姜3片。

2剂。每日1剂，水煎两次兑匀，均分早、中、晚3次温服。

二诊： 7月7日。

药后当晚发热显减，翌日晚未发热。疲乏无力、头昏懒言及口干均减，但口苦纳少。血压140/94mmHg（未服降压药）。舌尖红，脉弦细。口苦纳少，当责之于少阳，继以前法增损并合小柴胡汤为宜。

竹叶10克，生石膏（先煎15分钟）20克，太子参15克，麦冬10克，半夏6克，柴胡15克，黄芩6克，生姜3片，大枣（擘）3枚，粳米30克。

2剂。每日1剂，水煎两次兑匀，均分，早、晚温服。

服药后口苦减，纳食有增，疲乏改善，夜间未再发热，后以验方山药丸方调理而痊。

按：余父常谓，清虚热药之用，无汗当选粉丹皮，有汗则用地骨皮；白薇善治阴虚发热、骨蒸劳热及产后血虚发热，盖三味性均寒凉，有碍胃之弊，故烧退后于第二诊时即去之。

案4 杨某，男，2岁，芮城县人。

初诊：1985 年 8 月 23 日。

发热半月。患儿禀赋素弱，经常感冒。半月前感冒发热后，打针、服药（西药）出汗后发热能退，停药又发热，一天服药四五次才能维持不发热，如此 3 天后，患儿前半天不发热，一到下午五六点钟即开始发热，至凌晨汗出方退。村卫生室认为是感染性发热，而邻里及家中老人认为是食积发热，于是，消炎药、退热药及泻下消积药轮番使用，但至夜间患儿仍发热。刻诊：上午 10 时体温 37.2℃。面白略红，哭闹惊慌，头汗津津。纳食较少，喜汤水，多眠睡，大便偏干。口唇鲜红，舌红苔净。证属气阴两虚，余热未清，予竹叶石膏汤合小柴胡汤加减。

竹叶 6 克，生石膏（先煎 15 分钟）15 克，党参 10 克，麦冬 10 克，半夏 6 克，炙甘草 3 克，柴胡 10 克，黄芩 3 克，粳米 30 克，生姜 2 片。

2 剂。每日 1 剂，水煎两次兑匀，日夜不拘时频服。

二诊：8 月 25 日。

服 2 剂后热退身凉，刻诊：上午 9 时体温 36.5℃。活泼可爱，纳食有增，大便转软。易汗出，舌边尖红，苔薄白。继用上方，小其制，2剂后全瘥。

按：小儿稚嫩之体，易寒易热，易虚易实，然其脏气清灵，随拨随应。遇有外感发热之小儿，余父常常用柴胡，且用量多在15~20克，每获佳效。在高等中医药院校教材第四版和第五版《中药学》中，关于柴胡的表述均为：对“外感发热”有透表泄热之功，而非其他解表药所表述之“外感风热”或“外感风寒”之发热。临床实践表明，只要是外感发热，用柴胡即有透表泄热之效。本案患儿来诊时，虽发热两周，但仍有少许清涕，且时偎其母怀中，知其有恶寒之症。有一分形寒怕冷，便有一分表证，有表证之发热便可用柴胡。

案5　蔡某，女，21岁，未婚，芮城县人，农民。

初诊：1985年9月11日。

发热月余，病始于暑热天在田间劳作后，初因高热在县医院住院治疗两周，出院后转为低热，白天体温37.5℃，夜间热增，可至37.8℃。手心、脚心与头部发热，体力减退，神疲短气，口唇干红，口干咽燥，恶心纳差，大便略燥，舌红苔少，脉沉细数。证属余热未清，气阴两伤。拟益气养阴，清透余热之法，方宗竹叶石膏汤化裁。

竹叶10克，生石膏（先煎15分钟）20克，知母10克，麦冬15克，太子参15克，半夏10克，炙甘草3克，青蒿

6克，地骨皮10克，白薇10克，粳米30克，生姜3片。

3剂。每日1剂，水煎两次兑匀，均分早、中、晚3次温服。

二诊：9月15日。

药后体温正常，手足心热及头部发热均显减，欣喜之余，患者告以仍疲乏无力，纳谷欠香，易汗出。此热退神衰之常态，当益气养阴，调和脾胃。以验方山药丸方加减治之。

生山药30克，太子参10克，炒白芍10克，生白术6克，莲子10克，薏苡仁10克，扁豆10克，麦冬6克，玉竹6克，石斛6克，干姜3克，生麦芽12克，生山楂12克，柴胡3克，升麻3克。

3剂。每日1剂，煎服法同初诊。

案6　韩某，男，30岁，芮城县人，农民。

初诊：1986年9月23日。

发热3月余。病初以感冒为治，因发热不退在当地某镇医院诊为疟疾，治疗10余天不效；经亲戚介绍，后住运城某医院内科，以慢性胃炎、肝炎为诊，治疗约1月有好转，发热仍未全退，遂愤愤然自行出院归里调养。邻里一老者令其吃西瓜解热，吃后口干尿多，发热依然，且有增高之势，无奈之下又去运城市另一医院诊为伤寒，治疗半月发热仍不见大效，仅高热转为低热。每日体温徘徊在37.5～38℃，甚以为苦。该医院某医知余父之名，遂嘱患者归里求治。刻诊：患者形体消瘦，疲惫乏力，汗出口渴欲饮水，恶心少食，喜汤饮，小溲短赤，便头干硬。舌红，少苔，脉沉细略数。证属邪热久稽耗气伤津，气阴两虚。治宜益气养阴清热，方宗竹叶石膏汤。

竹叶10克，生石膏（先煎15分钟）30克，麦冬15克，党参30克，半夏10克，炙甘草5克，知母10克，粳米30克，生姜两片。

反复住院治疗，钱财大伤，患者仅购药2剂。嘱其每日1剂，水煎两次兑匀，均分早、中、晚3次温服。

二诊：9月25日。

药后前半天不发热，午后体温在37.3～37.6℃，余症亦有所好转。患者信心大增，得亲友邻里资助，复来求治。药继得效，前方继服2剂，煎服遵前法。

三诊：9月28日。

近数日体温正常，患者似心中石头落地样无限轻松。唯仍觉疲乏，纳食渐增，仍有轻微恶心。炉火虽熄，当防灰中有火，前法继用，并增调理脾胃之品。

竹叶6克，生石膏（先煎15分钟）15克，麦冬12克，党参30克，半夏10克，炙甘草5克，知母6克，生山药15克，莲子10克，生麦芽15克，粳米30克，生姜3片。

2剂。每日1剂，水煎两次兑匀，均分，早、晚温服。

按：患者服药后体温正常，体力渐复。追访月余，健康如常。患者病程3月，遍历诸医，终以竹叶石膏汤治愈，且所费药资不多，当时每剂仅一角多钱。无论何种发热，只要辨证为气阴两虚，竹叶石膏汤用之皆效。中医辨证论治之精妙若此，无与伦比。

在《伤寒论》中，竹叶石膏汤主治“伤寒解后，虚羸少气，气逆欲吐”。此证为热病愈后，余热未清，气津两伤而致。“伤寒解后”，乃病邪已解，大病初愈，当形气渐复。然又“虚羸少气，气逆欲吐”。虚羸者，因病而瘦，乃伤其形；少气者，不足以息，为伤其气；气逆欲呕，乃余邪犯胃使然，素体胃弱者更易如此。以方测证，此方证当为余热未尽，诚所谓炉火虽熄，灰中有火，除上述主症之外，尚应有发热、心烦、口干渴等症。治之之法，仅清热而不益气生津，则气液难复；单益气生津而不清热，又恐邪热复炽，而成燎原之势。唯既清热生津，又益气和胃，清补并行，方可两全，故治用竹叶石膏汤。

本方由白虎汤加人参化裁而成，虽然药味不多，但其配伍均有深义。方中竹叶甘寒，清心除烦；石膏大寒，清解余热；人参补元气；麦冬滋阴津；甘草、粳米、生姜和胃气，既助脾胃运化，又防寒凉太过。半夏虽温，然伍于清热生津诸药中，其温燥之性不仅无害，且能助脾气、降逆气，参、麦得其伍，生津而不腻滞，有利无弊。诸药合用，津液生而中气足，虚热解而呕吐平，为病后调理之良方，为治余热之缓剂，不仅常用于治伤寒瘥后之气津两伤、余热不清者，且亦常用于温热病后期见气津两伤而又兼余热不尽者。本方既可清其余热，又可补其体虚，清热而兼和胃，补虚而不恋邪，实乃清补之佳剂，正如《医宗金鉴》曰："（本方是）以大寒之剂，易为清补之方。"由此可见本方与白虎汤之区别。

薛遵化先生简介

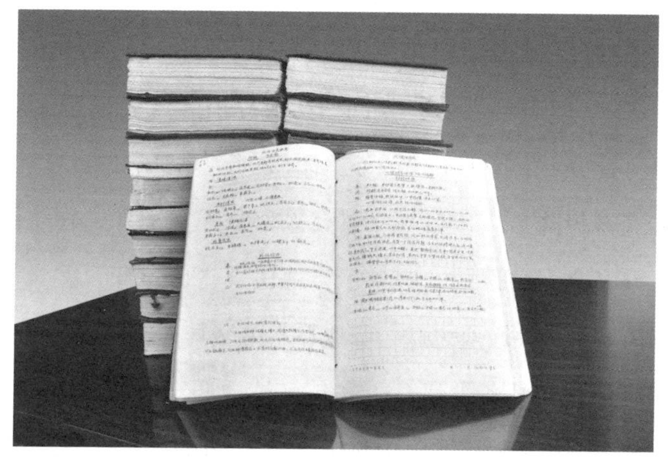

薛遵化先生是我的父亲，他从医60载，学验俱丰。一生勤学苦研，为医学事业奉献终生，兢兢业业为病患除痛解难。在医院工作时期，他是相关学科的带头人，于退休归里期间，他是民众眼中的好医生。

他老人家一生命运多舛，坎坷艰辛。幼失家慈，虽体弱少健，但勤奋好学，聪颖执着。青年时期在校求学期间努力锻炼身体，因积极参与校内篮、排、足、网等球类运动，持有校队之资，并因各门学科成绩优异，而屡获学校多种奖学金，故被同窗好友戏称为“化学脑袋瓜”，亦曾获好友资助，如此得以顺利完成学业。

父亲于1931年自太原市一中毕业后，听闻日本悍然发动了“九一八”事件，目睹了陷入水深火热中的健康堪忧的国人，遂报考医学专业以图报效祖国，于山西川至医学专科学校预科班学习中医，1934年进入山西川至医学专科学校学习西医。1937年7月毕业并取得医师证书后，又值日本全面侵华，当即进入后方医院工作，期间两次放弃出国留学深造的机会，逐渐由看护士成长为中校医务主任，时年30岁。1945年8月，日本宣布投降后，1946年2月父亲坚辞军医之职，在陕西泾阳开办私立秦晋医院，服务于当地民众。1950年，父亲受山西省芮城县人民政府之邀，归里参与芮城县人民医院的组建工作，时任该院医务主任。1952年又被抽调至运城地区人民医院（现运城市人民医院）内科工作，是当时该院在一段时间内唯一有主治医师职称的医务工作者。后于1976年退休归里。

“学无止境”“业精于勤”是父亲的口头禅。他老人家学贯中西，业医期间经常运用中西两法治疗疾病，并取得佳绩，在当时晋南医界及民间颇有医名。他老人家热爱医学事业，一生竭尽所能促进中西医两大医学之结合。

1963年10月26日，新华社记者莎荫与迈南在《人民日报》以“这里有了革命的新常规——一所县医院里的新人新事”为题，报道了山西运城地区人民医院的“大夫和护士把心交给了社会主义，以一个革命医务工作者的高度责任心，帮助每一个病人恢复健康。”并褒扬了父亲精湛的西医物理诊断技术：“经过了半个多小时的详细检查，终于发现这个自称是‘胃病’的病人，却患着远比胃病严重得多的病——心肌梗死和动脉硬化。”

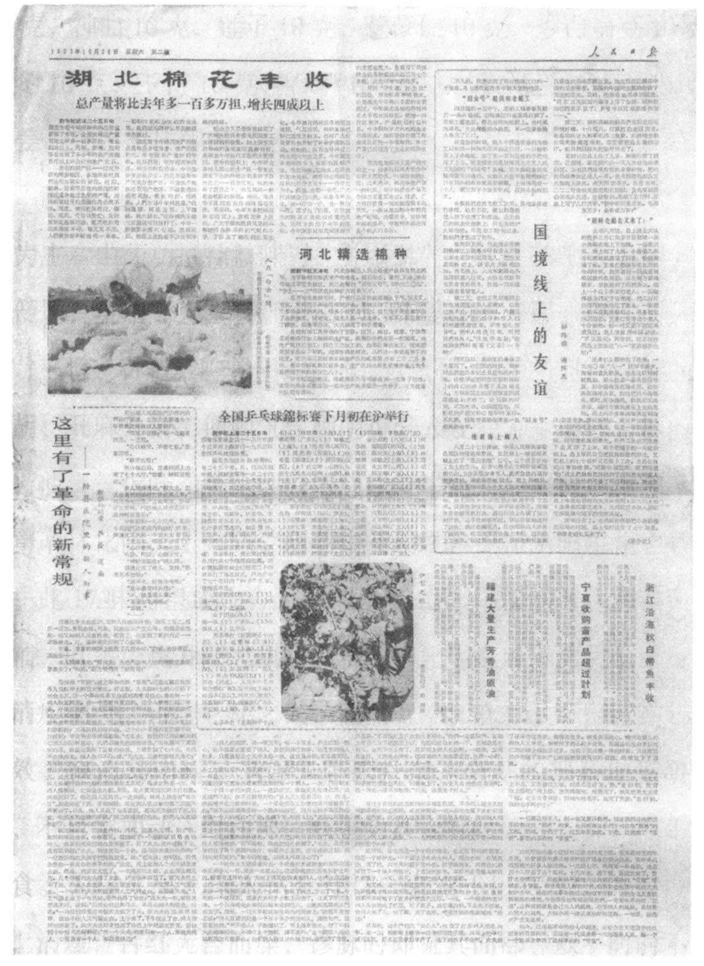

1963年10月26日 星期六 第二版 人民日报

湖北棉花丰收

总产量将比去年多一百多万担，增长四成以上

河北精选棉种

全国乒乓球锦标赛下月初在沪举行

这里有了革命的新常规

——一所县医院党的新人新事

国境线上的友谊

福建大量生产芳香油原料

宁夏收购畜产品超过计划

浙江沿海秋白带鱼丰收

为了探索西医学习中医之路，他老人家在繁忙的诊务之余，坚持学习马列主义经典著作、哲学原理、中国哲学史、辩证逻辑、数理逻辑，此外，还学习了系统论、控制论、信息论，以及当时在国内还不大为人所知的耗散结构论等新的科学方法论。退休后，他老人家依然执着于中西医结合研究，他独辟蹊径，历经辛苦，于 1984 年编著成《医疗逻辑》一书，由山西人民出版社出版。《山西日报》记者杨小中与王义堂于 1984 年 4 月 27 日，以“为了哲学与医学的第二次握手——访《医疗逻辑》的作者薛遵化”为题做了专题报道。他们认为：“哲学和医学的重新结合，是由科学发展的自身规律所决定的。”《医疗逻辑》“为从马克思主义哲学的高度，总结医学科学的新成果提供了可能”。

步入晚年后，他老人家以中医为主为病患服务，面对现代医学的迅猛发展，他认为在进行中西医结合的同时，必须充分发挥中医辨证论治的优势，注重辨证与辨病相结合，不断提高临床疗效，才能使中医立于不败之地。如何加强中医的自身建设？他认为此事迫在眉睫，强调既要继承，又要更新知识，才能开拓视野和启发思路。长期的临床实践和严谨的治学精神，是他医业有成的基础。他主张读书当厚古而不薄今，融汇诸说务明真谛，治病应师其法而不拘其方，变化在我，唯求实效。临床上立意创新，另辟蹊径。在治疗发热性疾病、慢性萎缩性胃炎、病毒性心肌炎后心律失常等方面，匠心独运，屡获佳效。

父亲治学严谨，堪称吾侪楷模，其精神可归纳为一个“勤”字。他老人家勤学，认为学无止境，不学则知识无以积累，亦无以更新。为不断提高自己的医学水平，他向书本学习、向同行学习，相信“三人行必有吾师”。他不仅经常诵习历代医学文献，博览近代医学期刊，并善于带着问题深入钻研古籍，针对疑难及重点问题，进行广泛的搜集和系统的整理，以开拓自己的学识领域。

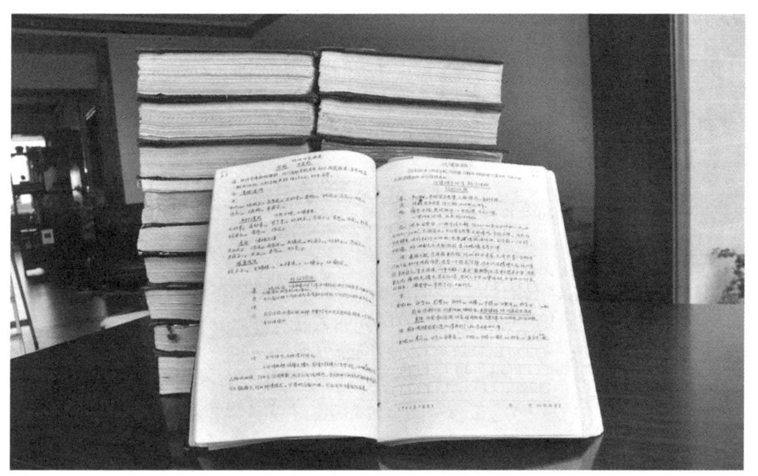

他老人家尤其注重勤写，年逾八旬依然笔耕不辍，把学到的知识技术，读到的文献资料，听到的心得见解，及时写好笔记、文摘，及时总结。在他编著的《中西医结合证治手册》作者简介中写道：“为了学习中医，笔者曾结合临床应用，系统地对《中医内科学》《实用中西医结合临床手册》《中西结合诊

断治疗学》《实用内科学》(第九版)等著作做了1000多万字的学习笔记。但是，在对中医的理解和提高上，尤其是在临床疗效的提高上，收获并不太大。于是，笔者回顾与分析了数十年来学习与实践的经验与教训，以证为纲，以病为目，对每一证的多种西医疾病的临床表现和中医治疗，试行探索，同时应用于临床。这样，先辨证，后中西医结合进行治疗，收效颇大。”于是，壮心不已的他老人家在耄耋之年，开始编写《中西医结合证治手册》，“试以基础、病因、机理、症状、治法、方剂为框架，贯穿存在、特性、关系的逻辑结构，为西医学习中医试探出一条新路”。该《中西医结合证治手册》在他老人家逝世一年后，由山西科学技术出版社出版。

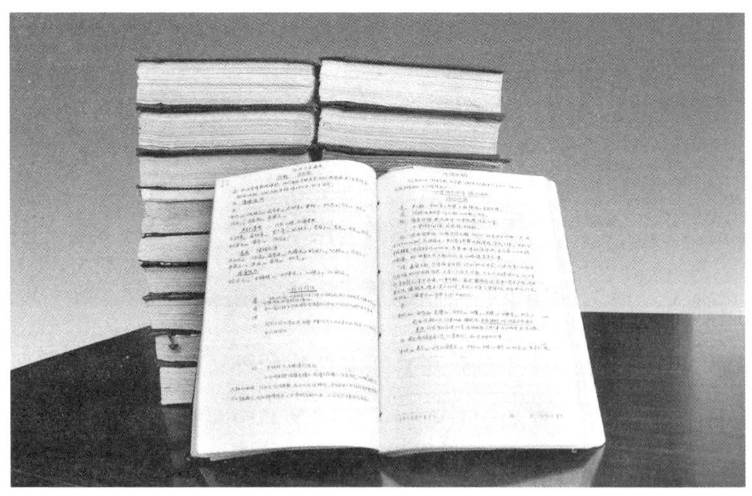

他老人家的“勤”还表现在实践上。理论与实践相结合，是学和用的关系，学以致用，是父亲一贯的治学思想。若在临

床诊治过程中，其处方中体现了新思路或新方药名称，必定是最近又从医学杂志上有了“新发现”，如用苦参治疗心律失常、用紫草治疗女性更年期综合征，以及用穿山龙、豨莶草治痹痛等。他遵循中医理论，借助现代科学手段，探索慢性萎缩性胃炎的病因、病机及辨证论治规律，为此创立了薛氏健脾法，使得临床疗效明显提高。

父亲在临床上诊治疾病力求心中了了。一则先要搞清西医诊断，二则必须辨明中医证型。他认为，辨病需借助现代医学检测手段以弥补中医诊断之所不及。只有辨病与辨证相结合，方能明确诊断，使辨证切合病情，用药针对病源。父亲在20世纪60年代初就开始关注中西医结合，力求辨病与辨证相结合，并痴心于理论探讨，做了大量的笔记（后不幸遗失）。他认为，为医者必须识病辨证，才能做到辨病与辨证相结合。辨证论治是中医的精华，但并不是完美无缺的。他曾举例说，有些病虽然“证”好了，但“病”未愈，而又无证可辨。如慢性肾炎常可见到诸“证”皆愈而“蛋白尿”仍然存在，致使疾病不能彻底治愈；再如冠心病患者，医生得知此病必有冠状动脉供血不足，结合中医所辨之“证”的阴阳属性，此时“病”与“证”同治，常能提高疗效。

他老人家常说：做学问应如金字塔，底部愈宽大，上层则可愈高愈稳固，日后才能发挥自如，治医学之学问尤当如此。他从医60载，学贯中西，博古通今，希望医学尤其是中医学有所发展，有所创新，增强实际疗效。他虽提倡从书本学习未知之学，又尝谓“尽信书则不如无书”。他不愿做被传统观念束缚、不敢越雷池一步的“纯中医”，更不屑当应付临床的中西合璧的“新中医”。他认为，治病不能局限于传统的理法，要敢于创建理外之理、法外之法。他说，如果古人不创新，永远停留在张仲景时代，则中医学亦无如此丰富的内容了。

后　记

前后历时约十年，其中经历了本人数年的健康问题，终于完成了《中医家承传心录》的编写。书中所采纳的病例，大多为 1984 年之后有详细记载者。由于资料庞杂，病例多多，困难重重，幸得亦师亦友亦兄长的薛秦主任医师的鼓励、小妹薛慧英、内子刘随强、同学樊百管相助，余虽不敏，且胸中乏墨，于愧疚之余亦做奋力一搏，挂一漏万地将父亲的部分经验终于聚而成文。

以余之愚钝与浅薄学识，书中难免有谬误不足之处，恳以同道达人指正为盼。

谨以此书慰父灵，并释余心中之挂牵。

薛文运

2023 年 8 月 20 日

参考文献

[1]薛遵化．中西医结合证治手册[M]．太原：山西科学技术出版社，2000．

[2]蔡体强，周东壁．实用内分泌治疗学[M]．上海：上海卫生出版社，1957．

[3]江苏新医学院．中药大辞典[M]．上海：上海科学技术出版社，1986．

[4]大塚敬节．中医诊疗要览[M]．北京：人民卫生出版社，1957．

[5]程门雪著，何时希整理．金匮篇解[M]．北京：人民卫生出版社，1986．